本书由华东师范大学经济与管理学部资助出版

曹艳春　余飞跃　等编著

突发公共卫生事件下
公共政策比较与创新

上海远东出版社

图书在版编目(CIP)数据

突发公共卫生事件下公共政策比较与创新 / 曹艳春
等编著. —上海：上海远东出版社,2021
（华东师范大学公共政策研究中心公共政策研究蓝皮
书系列丛书/钟仁耀总主编）
ISBN 978 - 7 - 5476 - 1692 - 5

Ⅰ.①突… Ⅱ.①曹… Ⅲ.①公共卫生—突发事件—
卫生管理—研究—中国 Ⅳ.①R199.2

中国版本图书馆 CIP 数据核字(2021)第 088087 号

责任编辑 程云琦
封面设计 李 廉

本书由华东师范大学经济与管理学部资助出版

突发公共卫生事件下公共政策比较与创新

曹艳春 余飞跃 等编著

出 版 **上海远东出版社**
　　　（200235 中国上海市钦州南路 81 号）
发 行 上海人民出版社发行中心
印 刷 上海信老印刷厂
开 本 710×1000 1/16
印 张 20.25
字 数 385,000
版 次 2021 年 6 月第 1 版
印 次 2021 年 6 月第 1 次印刷
ISBN 978 - 7 - 5476 - 1692 - 5/F・669
定 价 88.00 元

目　　录

第一章 突发公共卫生事件对我国经济增长、就业和收入的影响分析

第一节 突发公共卫生事件对我国经济增长的影响分析

一、我国历年国内生产总值及其增速分析

（一）改革开放以来国内生产总值增长情况

从改革开放到现在，我国经济迅速发展，国内生产总值实现了质的飞跃，从1978年的3 678.7亿元提高到2019年的990 865亿元，显示了改革开放40年来我国在经济发展上取得的巨大成就。

图1-1显示了我国历年国内生产总值的变化趋势，自1978年后我国国民经济高速发展，且呈现出不断增长的发展趋势。

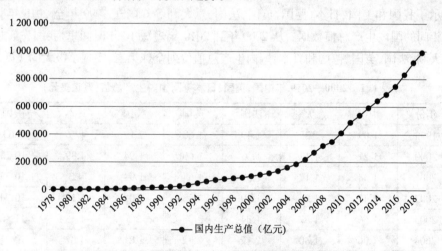

图1-1 我国改革开放以来历年国内生产总值

资料来源：笔者自绘

图1-2显示了我国历年国内生产总值增速的变化趋势，除个别年份外，我国历年国内生产总值增速基本在6%以上，其中1984年、1992年、2007年增速甚至超过14%，但2010年以来增速呈现缓慢下行的趋势。

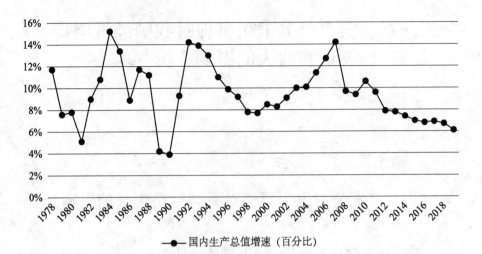

图 1-2　我国改革开放以来历年国内生产总值增速

资料来源：笔者自绘

（二）我国国内生产总值及增速的国际比较

改革开放给我国经济带来飞速发展，具体表现为我国经济生产总值占世界经济生产总值的比重在不断增长，在世界经济中占据越来越重要的位置。经过二十多年的快速增长，进入 2000 年后，我国国内生产总值首次突破 10 万亿元。表 1-1 显示了我国和美国、日本、德国、英国、法国、意大利等 6 国在 1999 年至 2018 年共二十年间的国内生产总值数据。从 2000 年到 2010 年短短 10 年时间里，我国先后超过意大利、法国、英国、德国和日本，国内生产总值位列全球第二，实现了极大的飞跃。

表 1-1　2000—2019 年中国、美国、日本等国国内生产总值（万亿美元）

年份	中国	意大利	法国	英国	德国	日本	美国
1999	1.09	1.25	1.49	1.68	2.19	4.56	9.63
2000	1.21	1.14	1.36	1.66	1.94	4.89	10.25
2001	1.34	1.17	1.38	1.64	1.94	4.3	10.58
2002	1.47	1.27	1.49	1.78	2.07	4.12	10.94
2003	1.66	1.57	1.84	2.05	2.5	4.45	11.46
2004	1.96	1.80	2.12	2.42	2.81	4.82	12.21
2005	2.29	1.86	2.20	2.54	2.85	4.76	13.04
2006	2.75	1.95	2.32	2.71	2.99	4.53	13.82
2007	3.55	2.21	2.66	3.10	3.42	4.52	14.45
2008	4.59	2.4	2.92	2.92	3.73	5.04	14.71
2009	5.10	2.19	2.69	2.41	3.40	5.23	14.45

（续表）

年份	中国	意大利	法国	英国	德国	日本	美国
2010	6.09	2.13	2.64	2.48	3.40	5.70	14.99
2011	7.55	2.29	2.86	2.66	3.74	6.16	15.54
2012	8.53	2.09	2.68	2.70	3.53	6.20	16.20
2013	9.57	2.14	2.81	2.79	3.73	5.16	16.78
2014	10.44	2.16	2.85	3.06	3.88	4.85	17.52
2015	11.02	1.84	2.44	2.93	3.36	4.39	18.22
2016	11.14	1.88	2.47	2.69	3.47	4.93	18.71
2017	12.14	1.96	2.59	2.67	3.66	4.86	19.49
2018	13.61	2.08	2.78	2.86	3.95	4.97	20.54
2019	14.36	2.00	2.71	2.83	3.85	5.09	21.43

资料来源：笔者自制，数据来源于世界银行

　　图 1-3 反映了我国与其他 5 国国内生产总值的变化趋势，日本、德国、英国、法国、意大利等国国内生产总值变化幅度较小，呈现出波动增长的趋势；我国国内生产总值增长远快于这些国家，2010 年后与这些国家迅速拉开差距。截至 2018 年底，我国国内生产总值已经约占美国国内生产总值的 65%。

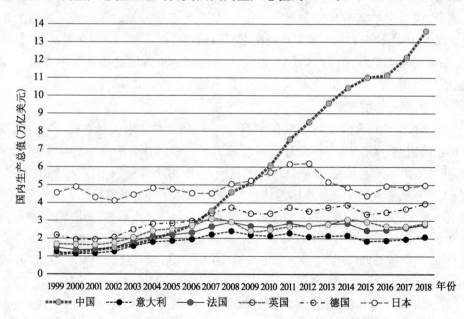

图 1-3　中国和日本、德国、英国、法国、意大利国内生产总值的比较

资料来源：笔者自绘

二、2003 年 SARS 事件对当年经济增速的影响

进入 21 世纪后,我国经济迎来了新的一轮快速增长,经济增速呈现出加快增长的势头。2002 年 12 月,中国广东发现第一例 SARS(重症急性呼吸综合征,又称传染性非典型肺炎,俗称"非典")病例,2003 年 SARS 疫情全面暴发,随后扩散到东南亚并出现在世界其他地方,对我国甚至世界的经济发展产生了深刻影响。

继第一例病例在广东出现,2003 年 2 月,SARS 疫情中心仍在广东地区,地方政府和中国疾病预防控制中心都认为疫情只是局部地区发生,在可控范围内。由于未充分认识到疫情的严重性,2 月在广州地区,旅游景点等人口聚集的活动基本未受到控制。春运时期大量人口流动促进了疫情从广东省向外地扩散。2003 年 3 月,北京和香港陆续出现了 SARS 疫情的小规模暴发,对当地的居民安全、经济发展等造成了严重影响,引发了国家和国际的重视。随后我国采取了一系列措施进行疫情防控,直到 2003 年 6 月我国内地病例基本清零,到 7 月,全球 SARS 疫情基本结束。

SARS 事件是我国进入 21 世纪以来发生的第一起传播范围广泛的重大突发公共卫生事件,无疑对我国经济增长、劳动就业和劳动者收入产生了很大影响。从数据来看,我国 2003 年度经济增长总体情况受 SARS 影响不大,当年国内生产总值增速为 10%,仍然高于 2002 年的 9.1%。SARS 事件从开始的零星病例到后来在多地暴发,中央政府和地方政府从最初未意识到疫情严重性到后期积极抗疫,整个SARS 事件对当年我国国内生产总值的影响也呈现出阶段性特征。下文将呈现SARS 事件对 2003 年我国各季度不同产业国内生产总值增速产生的影响。

(一)第一季度

我国首例 SARS 病例出现在 2002 年 12 月,在当时并未引起重视。之后陆续出现新的病例,直到 2003 年 2 月以前都未引起足够的社会关注。2003 年第一季度,我国国内生产总值增速为 11.1%①,甚至高于 2002 年第四季度 9.1%的增速,SARS 事件的影响在第一季度的总体经济增长上没有明显表现。其中第一产业②同比增速为 2.8%,较上一季度同比增速增加 0.4 个百分点;第二产业同比增速为13.2%,较上一季度增加 3 个百分点,第三产业为 10.5%,较上一季度减少 0.8 个百分点,但仍高于 2002 年第一季度第三产业 10.1%的增速。从产业来看,2003 年疫

---

① 除特别说明外,本章中所指我国国内生产总值季度增速均为同比增速。

② 三次产业分类依据国家统计局 2018 年修订的《三次产业划分规定》。第一产业是指农、林、牧、渔业(不含农、林、牧、渔专业及辅助性活动);第二产业是指采矿业(不含开采专业及辅助性活动),制造业(不含金属制品、机械和设备修理业),电力、热力、燃气及水生产和供应业,建筑业;第三产业即服务业,是指除第一产业、第二产业以外的其他行业。

情尚在早期发展阶段,第一产业和第二产业的发展非但没有减慢反而提速增长。但更容易受到疫情波及的第三产业已经出现一些反应,相较于上一季度,发展速度减慢,但依然比上一年度同季有小幅度增长,对 SARS 事件的反应比较温和。

(二) 第二季度

2003 年 3 月,北京、香港、台湾等地陆续出现了更多病例,香港淘大花园的一座公寓超过 100 人受到感染,SARS 疫情引发社会担忧。2003 年 4 月我国病例快速攀升,中央认识到 SARS 的严重程度,采取疫情"一日一报"、停课、开通"非典"咨询热线、限制旅游等措施防止疫情扩散。第二季度国内生产总值同比增速降到9.1%,相较于第一季度减少了 2 个百分点。由于 3 月开始疫情在部分地区大暴发,第二季度经济增长明显放缓,一、二、三产业的国内生产总值增速均有不同程度的放缓,SARS 事件对第二季度负面的经济影响非常明显。这种影响集中体现在交通运输、仓储和邮政业[①],以及住宿和餐饮业中。2003 年第二季度交通运输、仓储和邮政业同比增速为 2.3%,低于第一季度 7.7% 的同比增速,也低于 2002 年同期 3.9% 的同比增速。住宿和餐饮业在第二季度同比增速为 7.4%,远远低于第一季度以及 2002 年同期 11.3% 的同比增速。

(三) 第三季度

第三季度,SARS 疫情在中国和世界范围逐渐消退,我国国内生产总值增长加快,从第二季度的 9.1% 增加到第三季度的 10%。其中第一产业同比增速达到3.3%,较上个季度上升 1.6 个百分点;第二产业同比增速基本恢复到第一季度的水平,为 13.2%;第三产业同比增速与第二季度基本持平,只有 0.1 个百分点的增加。SARS 疫情基本结束,一、二产业的发展也基本恢复,但疫情对第三产业的影响更加深远。SARS 疫情之后,交通运输、仓储和邮政业迅速恢复,第三季度 7.6% 的同比增速基本与第一季度持平,比第二季度高 5.3 个百分点;住宿和餐饮业更是以极快的速度增长,第三季度 16.9% 的增速远远超过第二季度 7.4% 的增速和第一季度11% 的增速。总体而言疫情基本结束后,除了第三产业,我国 2003 年第三季度国内生产总值增速基本恢复,个别行业在疫情后发展速度甚至大大提升。

(四) 第四季度

到 2003 年第四季度,SARS 事件的影响逐渐消退,我国经济发展水平基本恢复。第四季度我国国内生产总值同比增速为 10%,与第三季度持平。其中第一产业同比增速较前三季度略低,为 1.9%;第二产业同比增速为 13%,基本与第三季度和第一季度持平;第三产业同比增速为 10.1%,基本恢复到第一季度的增长水平。

总体而言,SARS 事件对我国国民经济产生了一定范围的冲击,尤其是第二季

---

① 行业分类采用《国民经济行业分类(GB/T 4754—2017)》。

度和第三季度,其中对第三产业的影响最为长久,在交通运输、仓储和邮政业以及住宿和餐饮业表现最为明显。但这种冲击的影响有限,2003年第二季度国内生产总值增速出现短暂放缓,第三季度后增速恢复增长,并未改变我国经济上行的趋势。

三、新冠肺炎疫情对我国经济的影响

(一)假设没有新冠肺炎疫情的情况下我国经济增长情况预测

2010年后,我国国内生产总值增速跌破10%,经济增长下行趋势明显,2019年降至6.1%,成为1992年以来增速最慢的年度。这是全球经济大环境所致,2019年,全球经济增长率仅为3%,是2008年经济危机以来的最低增长。国际货币基金组织(IMF)将此次经济增长的严重倒退归结于贸易壁垒增加、部分新兴市场经济体的宏观经济压力、发达经济体生产率增长缓慢以及人口老龄化等结构性因素。

尽管2019年全球经济发展不景气,在没有考虑到疫情的可能情况下,在2019年10月《世界经济展望》中,IMF对2020年全球经济发展做出了相对乐观的预测,认为全球经济增长率在2020年将会小幅上升。虽然IMF认为中国出于控制债务和贸易紧张局势经济增长将会放缓,但中国仍然是世界经济的主要引擎之一,预计中国在2020年国内生产总值增速将达到5.8%。2020年1月,新冠肺炎疫情初现端倪之前,国际货币基金组织发布的《世界经济展望》甚至对2020年中国国内生产总值增速的预测上调了0.2个百分点,认为中美"第一阶段"贸易协定中取消部分加征关税的决定可能缓解中国经济的周期性疲软。

在新冠肺炎疫情发生前,中国科学院预测科学研究中心和我国各大金融机构也对我国2020年国内生产总值进行了预测,具体见表1-2。这些机构对我国2020年经济增速的预测处于5.8%至6.2%之间,大多数认为增速会达到6%,意味着金融机构预期2020年我国经济稳定增长,但依然认为经济增速正在缓慢下行。

表1-2 多家机构对我国2020年国内生产总值增速的预测

预测机构	预测值(%)	预测机构	预测值(%)
中国科学院	6.1	申万宏源	6.0
中银国际	6.0	平安证券	5.9
中信建投	5.9	农银国际	5.9
国海证券	5.8	国信证券	6.1
中金公司	5.9	西部证券	6.0
华泰证券	6.2	兴业证券	6.0

（续表）

预测机构	预测值（%）	预测机构	预测值（%）
中信证券	6.0	中原证券	5.8
方正证券	6.0	东北证券	5.9—6.1
浙商证券	6.2	民生银行研究院	6.0

资料来源：笔者自制，数据来源于中国科学院预测科学研究中心、券商研报、苏宁金融研究院

（二）新冠肺炎疫情对我国经济增长影响的预测

1．短期影响

此次新冠肺炎疫情给我国带来了极大的挑战。2019 年 12 月，新型冠状病毒感染的首个病例出现在武汉；进入 2020 年 1 月，伴随春运时期的大规模人口流动，新冠肺炎疫情在国内各地快速传播。为遏制疫情蔓延的趋势，武汉市在除夕前一天（1 月 23 日）关闭了进出武汉市的主要交通，次日湖北省启动重大突发公共卫生事件一级响应，逐步加紧的疫情防控对人们的生产生活乃至国家经济社会运行状态产生深刻影响。

自 2020 年 1 月新冠肺炎疫情出现并快速传播至今，半年内我国经济发展受到疫情的影响非常明显。根据国家统计局发布的数据，2020 年第一季度我国国内生产总值增速同比下降 6.8%，与 2019 年第四季度相比，国内生产总值增速环比下降 9.8%。第一季度，第一产业增速比上年同期下降 3.2%，第三产业同比下降 5.2%，第二产业受疫情影响最大，同比增速降低 9.6%。各个行业均在不同程度上受到疫情的影响，其中影响最大的行业是住宿和餐饮业，对人口聚集场所营业的限制、跨区域交通的限制以及复工时间的推迟等导致相关企业营业额大幅下降。同为突发公共卫生事件，新冠肺炎疫情暴发对我国经济发展的负面影响远远超过 2003 年 SARS 事件产生的影响。SARS 事件暴发前我国经济呈现蓬勃发展的态势，SARS 影响最大的第二季度中，我国国内生产总值同比增速与第一季度相比仅下降 2 个百分点；新冠肺炎疫情暴发之初我国经济已经面临较大的下行压力，新冠肺炎疫情超强的传播能力带来的破坏和防控成本远远超过 SARS，导致在疫情集中暴发的第一季度中，我国国内生产总值同比下降 6.8 个百分点。但相似的是，无论是 SARS 疫情还是新冠肺炎疫情，交通运输、仓储和邮政业以及住宿和餐饮业等都是受到重创的行业。

经济社会发展的需要要求在做好疫情防控的前提下尽快复工复产。2020 年 2 月底以后我国各地区各行业有重点有条件地陆续复工，到第二季度初我国已经开放大部分经济。第二季度我国国内生产总值同比增长速度为 3.2%，尽管第一季度经济受到重创，但复工复产后，我国第二季度的国内生产总值较第一季度增长了

11.5%，三大产业的国内生产总值均比上年同期有所增长，第一产业增速为3.3%，第三产业为1.9%，第二产业增速相对更快，为4.7%。第二季度各行业基本恢复生产，但住宿和餐饮业等仍处于不同程度的减退中。相较于2003年SARS疫情暴发后的疫情快速退却和经济快速回升，新冠肺炎疫情的结束时间和影响规模仍具有高度不确定性，且新冠肺炎疫情的影响强度更大、持续时间更长。SARS疫情最为严重的第二季度过后，第三季度我国国内生产总值加速增长，经济增速甚至超过2002年未发生疫情时的增速。但在新冠肺炎疫情下，尽管第二季度我国疫情已经基本得到控制，但全球诸多国家仍处于疫情暴发期，全球低迷的经济环境和防控疫情的压力使得第二季度我国国内生产总值增长缓慢。

整体而言，2020年上半年我国经济发展受到新冠肺炎疫情的严重影响。尽管第二季度我国国内生产总值实现增长，也无法扭转第一季度经济下滑的负面影响，上半年受疫情影响，我国国内生产总值同比增速下降1.6个百分点。在三大产业中，只有第一产业同比增速相较于上年同期有0.9%的增长，第二产业和第三产业同比增速较上年同期分别有1.9%和1.6%的下降。从行业来看，2020年上半年住宿和餐饮业是下滑最严重的行业，增速较2019年同期下降26.8%，第二季度也没有恢复增长。在多数行业增速下降、少数行业缓慢增长的情况下，信息技术、软件工程服务业发展势头迅猛，同比增速达14.5%。信息行业和技术的发展不仅在疫情期间改变人们的生产生活方式，科技和危机的交汇还可能带来更大的经济发展和机遇。

2. 长期影响预测

新冠肺炎疫情是典型的具有意外性和产生重大影响的"黑天鹅"事件。新冠肺炎疫情的暴发给世界带来了巨大的冲击，完全颠覆了此前国际货币基金组织对2020年世界经济发展情况的预测。目前人类对新冠肺炎仍然知之甚少，新冠肺炎疫情给全球带来的巨大危机仍具有不确定性和不可预测性。IMF认为，2020年全球经济可能会经历"大萧条"以来最严重的衰退。2021年经济可能会实现局部复苏，但经济发展水平仍将低于疫情暴发前的趋势水平，经济回升力度存在相当大的不确定性，经济发展情况有可能比预期糟糕很多。2020年4月，IMF在《世界经济展望》中预测：2020年全球经济预计收缩3%；如果下半年新冠肺炎疫情消退，那么预计2021年经济将增长5.8%。而中国在2020年国内生产总值增速预计会下降至1.2%，2021年会实现9.2%的高速增长。

随着疫情不断扩散和各国应对疫情的政策措施趋于稳定，2020年6月国际货币基金组织对新冠肺炎疫情带来的经济冲击再次进行评估，并对未来世界经济发展情况重新进行预测，发现新冠肺炎疫情对2020年上半年的实际影响比预测中的更加严重，因此将2020年全球增长率下调1.9个百分点，即预计2020年全球增长

率为 - 4.9%。2020 年第一、二季度的经济发展受到疫情影响的经济损失超过预期,基本控制住疫情,重新投入生产发展的国家仍要面临巨大的防疫成本和众多行业发展限制;尚未控制住疫情的国家则要继续面临封锁状态带来的更持久的经济非正常运转。在 6 月《世界经济展望》中 IMF 又一次对中国 2020 年经济增长进行预测,认为增速将会达到 1%,较之前的预测结果少 0.2%;2021 年中国经济增速预计为 8.2%,也比 4 月的预测数据少 1%。

第二节　突发公共卫生事件对我国劳动就业的影响分析

一、2003 年 SARS 事件对当年劳动就业的影响

SARS 事件对当年我国经济增长产生了一定影响,但对我国就业市场的影响远大于对经济发展的影响。2003 年我国已经出现劳动力供求关系紧张的局面,SARS 疫情加重了劳动力就业负担和失业压力,短期内的就业存量减少;在 SARS 疫情基本得到控制后,由于人员流动的控制、劳动者收入下降服务需求减少、受疫情影响的投资和项目恢复需要过渡时间等原因,就业增量受到影响①。

从具体数据来看,SARS 疫情对劳动就业市场的影响十分明显。根据当时的调查数据显示,2003 年第二季度,用人单位共招聘约 177.4 万人,劳动力市场求职人员也达到了 200 万人,两者相较第一季度分别下降了 10.2% 和 12.8%,意味着 SARS 疫情对劳动就业市场的影响超过了 10 个百分点。

SARS 事件后我国劳动力市场恢复较好。根据 2003 年第三季度全国 90 个城市职业供求状况信息,第三季度用人单位招聘约 266.4 万人,较第二季度增加了 50.1%;进入劳动力市场的求职者约 294.9 万人,较第二季度增加了 47.4%。劳动力市场的恢复一方面受到第三季度二、三产业回升的直接影响,两个产业的用人需求分别增加 26.5 万人、60 万人。另一方面,求职的失业人员也有所增加。2003 年第三季度求职人员中失业者增加 61.5 万人,较第二季度增长 52%。到 2003 年底,SARS 疫情完全结束,我国各项经济活动早已恢复正常。在积极的就业政策安排下,2003 年底我国新就业人员超过 800 万人,400 万名下岗失业人员重新上岗,城镇登记失业率也低于 4.5% 的宏观调控目标②。

2004 年我国经济平稳较快发展,整体上缓解了 SARS 疫情后的就业问题,全国

---

① 劳动保障部课题组."非典与就业"研究报告之一——从四方面看非典疫情对就业的影响[J].中国劳动,2003(06):8—10.

② 莫荣.盘点 2003 年展望 2004 年就业趋势[J].中国劳动,2004(01):4—9.

城镇新增就业人员 980 万人，下岗再就业 510 万人。疫情对就业的长期影响比较明显，但整体就业情况呈现出缓慢恢复的趋势。2004 年底全国城镇登记失业人数 827 万人，失业率为 4.2%，比 2003 年底低 0.1 个百分点[①]。到 2005 年我国劳动力市场需求人数和求职人数大幅上涨，我国劳动就业状况回到正常轨道。

（一）SARS 事件对不同行业就业的影响

SARS 疫情暴发后，我国经济发展受到波及，整体经济增长加快的趋势有所放缓，对众多行业的企业产生了很大冲击。据国家统计局统计，2003 年第二季度全国企业景气指数同比下降 10.6 个百分点，侧面印证企业受到疫情的负面影响，但不同行业就业状况受 SARS 影响呈现出差异化特征。劳动密集型产业由于疫情的破坏造成大量劳动力失业。也有一些行业在 SARS 疫情中并未受到明显影响，对就业的影响短期未显现，但对长期就业产生影响。疫情同时催发了少数逆势发展的行业，这些行业未来会形成良好的发展势头并提供更多的就业岗位。

受 SARS 疫情影响最严重的行业集中在劳动密集型行业中，服务业在疫情当期就业岗位损失重大。SARS 疫情严重时期，我国采取了一系列限制人口流动的政策，直接影响了相关行业的就业。以我国服务业为例，其中有很多岗位与人口流动密切相关，如旅游业、客货运输业、商贸业、餐饮业等，其主要的服务对象、服务者也多由流动劳动群体组成。限制人口跨区域流动后对这些行业的发展造成了重大创伤，很多企业停工停产或缩减经营，部分企业为了维持生存不得不裁减员工。交通运输业受到直接打击，2003 年 4 月后铁路、公路、水运、民航旅客运输量全面下降，当月客运量同比下降 6.9%，其中客运量减少最多的民航下降了 25.7%[②]。

相对于服务业，我国制造业就业岗位受到的影响滞后一段时间显现。尽管制造业相对于服务业并不是直接受到冲击的行业，但受疫情影响出现商务活动推迟、外资项目暂停、出口企业订单延迟、对外承包工程和劳务合作受限等不利于制造业发展的现象。SARS 疫情对整体经济环境的影响促使制造业企业采取一系列措施面对未来可能出现的风险，企业的盈利水平和经营成本受到影响，从而波及相关企业的就业岗位。制造业吸纳了我国相当份额的劳动人口，当时对 89 个城市劳动力市场的调查显示，制造业的用人需求占比约为 26.9%，因此疫情对制造业的影响会在一定程度上冲击劳动就业。

SARS 疫情也直接促进了一些医疗相关产业的发展，提供了一定数量的新就业岗位。疫情之后，药品、医疗器械以及新药品的研制和高级医疗用品领域呈现扩张的趋势。但这些领域可增加的就业机会弹性相对较小。一方面是因为其中部分领域属于资本密集型和知识密集型产业，就业门槛高；另一方面在于一些领域不是

---

① 莫荣.2004 年就业环境进一步改善[J].中国劳动，2005(03)；20—22.

② 何振红，黄晓芳.SARS vs GDP：“非典”无损中国经济之本[N].经济日报，2003-05-20.

劳动密集型产业,提高劳动生产率可以增加新的供给,不一定需要增加劳动就业①。除此之外,SARS疫情也为新兴行业提供了发展机遇,如物流行业、电信行业。尽管在短期内这些新兴行业提供的劳动就业岗位有限,但从长期来看,这些行业在未来提供了大量就业岗位。

总体而言,SARS疫情期间我国劳动就业受到的冲击比经济增长受到的冲击更大,不同行业受疫情影响程度不同。受影响严重的服务行业出现大量停工现象,造成相关就业岗位大量缩水,以制造业为主的行业受到长期影响更加明显,同时医疗、物流等行业在疫情期间迎来新的发展机遇并在未来提供更多就业岗位。SARS疫情使当时的就业市场陷入短期困难,但在疫情过去半年后整体情况得到好转,一两年后劳动就业市场恢复稳定发展状态。

(二)SARS事件对不同群体就业的影响

SARS疫情带来了整个社会范围内的就业岗位存量减少以及一定时间范围内就业岗位增量下降,且进入21世纪后我国就业市场本身面临挑战,高校毕业生、下岗失业人员和农民工面临更加突出的就业问题。

高校毕业生是我国就业人群的特殊部分,毕业生就业是从学校向社会输送人才,SARS疫情在很大程度上影响了高校毕业生的就业。2003年毕业季,我国高校毕业生的就业签约率大概只有50%,远远低于专家预测的70%。在疫情暴发的第二季度,大学生校内招聘活动基本停止,与用人单位面对面的面试签约无法进行,很多用人单位甚至不再计划招聘大学毕业生,高校毕业生就业难度大幅增加②。随着SARS疫情逐渐消退,在政府和社会的努力下,到9月高校毕业生就业率达到70%,基本实现了就业率不低于前一年同期的预期就业率③。

下岗失业人员面临再度失业和再就业难度大的双重困境。这类人群的再就业方向集中在小企业,以临时工的身份就业,在疫情发生后,这些岗位的就业需求萎缩,所以就业岗位数量大大缩减。受疫情的直接冲击,很多服务业相关企业进行裁员,首先被裁员的就是临时工,下岗失业人员面临很大的失业风险。

SARS疫情发生之前,我国已经面临农村剩余劳动力增加所带来的就业问题。20世纪六七十年代我国的生育高峰集中在农村,进入21世纪后这部分人群已经进入就业年龄。当时我国农产品市场供过于求,2002年我国乡镇企业从业人员不增反降,越来越多的农村劳动力进城务工,农村劳动力就业问题凸显④。SARS疫

---

① 史美兰.非典对中国农民就业的影响[J].中国党政干部论坛,2003(08):30—32.
② 劳动保障部课题组."非典与就业"研究报告之———从四方面看非典疫情对就业的影响[J].中国劳动,2003(06):8—10.
③ 沈杰.2003年中国青年发展的主要态势[J].中国青年研究,2004(03):41—55.
④ 中国社会科学院"社会形势分析与预测"课题组.走向全面、协调、可持续发展的中国社会——2003—2004年中国社会形势分析与预测总报告[J].管理世界,2004(01):18—23+38.

情期间我国部分地区限制农民工流动,导致大批农民工失去就业机会。调查显示,2003 年 5 月以前返回农村的农民工约 800 万人,其中 400 多万人受 SARS 影响而返回农村①。部分滞留在城里的农民工也面临找不到工作的境况。农民工的就业领域大量集中在劳动力密集型的行业,包括建筑业、服务业、餐饮业以及低端制造业,这类企业受 SARS 疫情影响最大,出现大量停业或裁减以农民工为主体的临时工的现象,给农村劳动力就业带来了更大的压力②。

综上所述,无论从短期就业存量还是中长期就业存量和增量来看,我国劳动就业市场的不同群体和行业都受到了不同程度的负面影响。但在经济快速复苏的背景下,SARS 疫情后我国劳动就业恢复较快。

二、新冠肺炎疫情对我国劳动就业的影响

SARS 疫情在 2002 年 12 月出现,到 2003 年 6 月基本结束;我国累计感染人数为 7 747 人(包括台湾和香港的数据),其中 829 人因疫情死亡,全球病例共 8 442 例。新冠肺炎疫情在 2020 年 1 月出现,到 7 月我国国内疫情总体得到控制,同时仍有散发病例出现,但全球新增感染人数仍在不断上升;截至 2020 年 7 月 21 日,我国累计确诊 86 152 人,全球确诊超过 1 470 万人。无论从疫情延续时间还是感染人数来看,2003 年 SARS 疫情和新冠肺炎疫情相比,其破坏性不是一个量级,新冠肺炎疫情对我国甚至全球经济增长所带来的破坏远远超过 SARS 疫情。2020 年第一季度我国国内生产总值增速同比下降 6.8%,上半年国内生产总值增速同比下降 1.6%。SARS 疫情对经济的冲击不大,但对就业的影响更明显;新冠肺炎疫情对经济造成了很大的冲击,在短期内给劳动就业造成了严重打击,也将长期影响我国乃至全球的就业环境,但这种影响和新冠肺炎疫情本身发展一样具有不确定性。

自 2020 年 1 月新冠肺炎疫情出现并快速在全国蔓延以来,我国采取了企业停工、延迟复工、人口流动限制等疫情防控措施,劳动就业市场急剧缩减。智联招聘的数据显示,我国企业春招需求与 2019 年相比下降 71%,而且约 1/3 的企业表示可能会裁员,1/3 的公司表示无法按时发放薪水。人力资源和社会保障部发布的 2020 年第一季度部分城市公共就业服务机构市场供求分析③表明,第一季度我国劳动就业市场受到季节性因素和新冠肺炎疫情的叠加影响,市场用人需求和求职人员数量同比收缩,岗位空缺与求职人数的比率同比环比均有所上升。这一季度

---

① 何振红,黄晓芳.SARS vs GDP:"非典"无损中国经济之本[N].经济日报,2003-05-20.
② 史美兰.非典对中国农民就业的影响[J].中国党政干部论坛,2003(08):30—32.
③ 中华人民共和国人力资源和社会保障部.2020 年第一季度部分城市公共就业服务机构市场供求状况分析[EB/OL].[2020 - 07 - 21]. http://www. mohrss. gov. cn/SYrlzyhshbzb/zwgk/szrs/sjfx/202004/t20200421_366027.html.

求职者约323.2万人,用人单位招聘人员约522.3万人。从需求人数和求职人数来看,2020年第一季度比2019年同期分别减少了39万人和97.3万人,下降了7.3%和24%。从相关数据可以看出,新冠肺炎疫情影响了企业招聘人员的数量和求职人员的数量,二者都有所下降,求职人数下降幅度大于需求人数。一方面,由于疫情影响,部分企业复工复产较晚,或者暂时停止招聘新员工,减少了用工需求。另一方面,劳动者受到疫情影响也出现延缓求职的情况,疫情还导致线下招聘活动推迟、减少或者转变成为线上招聘。第二季度我国招聘需求回升,就业逐步回稳,需求人数和求职人数"双回升"。需求人数和求职人数与2019年同期相比分别下降了13%和17.9%,和第一季度相比,需求人数下降15.6%,但求职人数增长了2.9%①。除了经济和产业发展的恢复,政府部门为促进就业进行指导并做了具体工作,人力资源和社会保障部门累计帮助1万多家重点企业解决招用工55.4万人,累计"点对点"运送600多万名农民工安全有序返岗。

新冠肺炎疫情暴发以来的就业情况不甚乐观,我国总体失业率明显上升,2020年和2019年上半年全国城镇调查失业率趋势对比见图1-4。2020年1月全国城镇调查失业率为5.3%,疫情暴发之初尚没有引起足够的社会关注和国家重视,在1月末之前我国经济社会正常运行,失业率水平与2019年相当,之后失业率则一路走高。2月全国城镇调查失业率升至6.2%,两个月全国城镇新增总就业人数仅

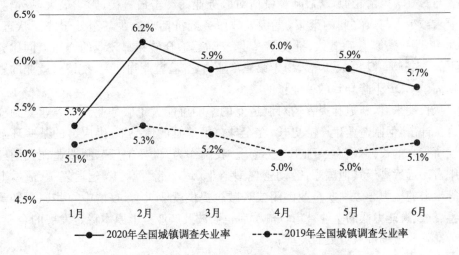

图1-4　2020年上半年全国城镇调查失业率趋势

资料来源:笔者自绘

---

①　中华人民共和国人力资源和社会保障部.2020年第二季度部分城市公共就业服务机构市场供求状况分析［EB/OL］.［2020-07-29］.http://www.mohrss.gov.cn/SYrlzyhshbzb/zwgk/szrs/sjfx/202007/t20200727_380800.html.

108 万人。1 月底我国采取了"封城"和控制人口流动等严格的防疫措施,延长春节假期,取消人口聚集活动,延缓企业复工复产,失业率创近年新高。3 月,全国城镇调查失业率相较2 月有所下降,约为5.9%。2 月底到3 月,在疫情防控的基础上各地开始陆续复工,按照往年此时春季招聘已经开启,就业情况有好转的趋势。4 月全国城镇调查失业率为6.0%,5 月降了0.1 个百分点。上半年,全国城镇新增就业人数564 万人。疫情暴发半年后我国就业情况依旧不容乐观,全国城镇调查失业率远高于疫情前,但在疫情暴发的2 月之后失业率总体缓慢下降,就业情况有所好转。

(一)新冠肺炎疫情对不同行业就业的影响

对不同行业就业的影响,新冠肺炎疫情和 SARS 疫情呈现出相似的特征,疫情对劳动密集型行业造成了很大的就业困难。2020 年第一季度,我国用人需求量大的行业以制造业为首,其次分别是批发和零售业,以及居民服务和其他服务业等。在以上行业中,只有交通运输和邮政、卫生社会保障和社会福利、教育以及信息服务和软件业的用人需求与 2019 年同期相比有所增加,分别是 25.1%、24.9%、17.6% 和 0.8%。而大多数行业都呈现出用人需求下降的状况,商业、餐饮业、房地产业、居民服务和其他服务业、采矿业、批发和零售业分别下降了 50.8%、41.7%、27.2%、11.7%、10.7%、7.4%,下降幅度很大。

与 SARS 疫情相似,新冠肺炎疫情对服务业的冲击最直接、影响最大,疫情防控要求减少人与人之间的聚集,直接导致服务经济活动减少甚至处于停摆状态。2020 年第一季度,住宿餐饮、批发零售业、交通运输仓储和邮政业的增加值同比分别下降 35.3%、17.8%、14%;由于第三产业占比高、就业弹性大,疫情对就业的影响远高于 GDP 下降导致的就业量的减少。

从长期来看,新冠肺炎疫情对制造业的影响可能大于服务业。服务业受到疫情直接冲击,但制造业生产链更长,在全球疫情蔓延的情况下,供应链的某些环节停摆所带来的长鞭效应会重创产业链[①]。我国作为"世界工厂",制造业在我国经济中占比远远高于其他国家,劳动密集型企业众多。除了停工、延迟复工、成本上升等带来的压力导致一些企业倒闭或者减少提供就业机会,疫情中一些原本经营不善、抗风险能力低的企业被市场淘汰后也会波及产业链上原本稳定发展的企业,给劳动就业市场带来更大的波动。

疫情防控过程中,出于减少人和人之间接触以及正常办公、学习等需要,互联网和云服务产业得以迅速普及,数字经济成为疫情期间少数逆势发展的领域。一方面,云服务产业围绕人们的生活形成了云办公、云学习、云购物、云娱乐等模式;

---

① 刘志彪.新冠肺炎疫情对中国产业的影响:特点、风险及政策建议[J].东南学术.2020(03):42—47.

另一方面,大数据产业和人工智能产业为疫情防控和生活服务提供了支撑[①]。据中国信息通信研究院测算,2018 年中国数字经济领域为我国提供了 1.91 亿个就业岗位,在当年就业总量中占据了约四分之一的份额,11.5% 的同比增速明显高于同期总就业规模的增长速度[②]。疫情期间数字经济的逆势增长为我国经济注入了活力,提供了一定的就业机会,并且在未来的发展中可能提供更多的潜在就业岗位。

总体而言,新冠肺炎疫情对我国短期就业冲击非常大,尤其是服务业相关行业的就业市场急剧萎缩,这一点与 SARS 疫情相似。但从长期来看,尤其是在全球疫情尚未得到控制并存在很大不确定性的情况下,我国制造业可能面临更大的潜在发展风险,可能长期影响我国相关产业的就业。但随着近些年科学技术的进步和我国产业升级的需求,数字经济、人工智能等新兴产业有很大的潜力,并在疫情期间呈现出快速发展的势头,是短期和未来我国就业市场发展极具潜力的行业。

(二) 新冠肺炎疫情对不同群体就业的影响

新冠肺炎疫情对农民工群体和高校毕业生的影响十分显著,其就业情况与 2003 年 SARS 疫情期间呈现出一定的相似性。

2019 年中国农民工总量为 2.9 亿人,文化程度在高中以上(包括高中)的不到农民工总数的三分之一。截至 2019 年底,在外务工的农民工劳动就业群体占城镇就业人员的 40%,第三产业就业的农民工比重为 51%,其中,在交通运输、仓储和邮政业,住宿和餐饮业,批发和零售业以及居民服务和其他服务业的就业比重接近四分之三,在金融、教育、软件和信息技术服务业、信息传输、科学研究等行业的就业比重仅有四分之一[③]。农民工就业的特点之一是多就业于小微企业,数量众多的小微企业吸纳了很多农民工就业。第三次全国经济普查数据分析表明,截至 2013 年底第二产业和第三产业小微企业法人单位有 785 万个,占全部企业法人单位的 95.6%,小微企业从业人员达 14 730.4 万人,占全部企业法人单位从业人员的 50.4%[④]。然而,抗风险能力较低的小微企业受疫情冲击严重。根据 2020 年阿里巴巴对 20 000 多家小微企业的调查显示,73% 的受访者认为疫情给企业造成了很大影响。清华大学经济管理学院对 995 家中小企业进行调查,结果显示 85% 的企业账上资金最多维持 3 个月,如果 3 个月后部分中小企业由于劳动力供给不足、复

① 张占仓.新冠肺炎疫情冲击下中国产业发展的新热点[J].区域经济评论,2020(02):11—13.
② 中国信息通信研究院.中国数字经济发展与就业白皮书(2019 年)[EB/OL].[2020-07-21].http://www.lddoc.cn/p-10298999.html.
③ 国家统计局.2019 年农民工监测调查报告[EB/OL].[2020-07-21].http://www.stats.gov.cn/tjsj/zxfb/202004/t20200430_1742724.html.
④ 国家统计局.第三次全国经济普查主要数据公报(第一号)[EB/OL].[2020-07-21].http://www.stats.gov.cn/tjsj/zxfb/201412/t20141216_653709.html.

工困难等原因造成资金链断裂,可能倒闭或永久性关停,导致失业人员增加①。农民工就业的特点之二是具有流动性、限制性和不稳定性。以四川省为例,2020年第一季度预计有五到六成的劳动力受疫情影响外出务工会受阻。他们与雇主的劳动协议往往是短期的,长时间的停工以及开工时间的不确定性增加了农民工转换工作的难度②。由于知识水平有限,农民工就业的另一个特点是集聚于劳动密集型产业,所以疫情期间数字经济的发展为农民工提供的就业岗位有限,未来产业结构的调整也可能给农民工就业带来更多困难。

根据教育部统计,我国2020届毕业人数再创历史新高,约874万人,就业愈加困难。一方面,疫情导致企业较晚复工复产以及企业成本提高,有可能导致企业缩减甚至直接取消原有的应届生招聘计划;另一方面,春招往往是高校毕业生求职的重要时间点,疫情导致大型招聘会推迟或取消,企业也无法进行校园宣传和现场招聘。即使在春招之前找到工作或者实习的高校毕业生也受到了影响,一些企业由于疫情损失惨重,开始考虑裁员,许多实习生也失去了留下的机会③。

综上所述,新冠肺炎疫情对我国劳动就业市场的影响是严重而全面的,服务业、制造业等多数行业的就业都受到了短期冲击。随着疫情在全球蔓延的不确定性,未来我国制造业等行业的发展及其就业市场仍可能面临疫情余波的冲击。尽管如此,疫情也催生了新兴产业的发展,未来可能成为提供就业增长的重要领域。然而,疫情使得原本农民工和高校毕业生就业困难的问题更加严峻,但在经济回升和政策支持下就业困难问题将有所好转。

(三)新冠肺炎疫情对我国劳动就业的长期影响

新冠肺炎疫情对我国劳动就业的短期影响已经显现,随着疫情继续发展直至消退,我国劳动就业将面临长期影响。从经济学的视角看,柯布-道格拉斯生产函数表明经济增长(工业生产总值)由综合技术水平、劳动力以及资本决定;一般情况下,当经济增长下降时,劳动力也会减少。新冠肺炎疫情对经济的打击造成就业岗位绝对量的缩水,部分学者对2020年可能的就业损失进行了估算。

学者张桂文和吴桐根据就业和经济增长的函数关系,对新冠肺炎疫情影响我国2020年就业情况进行了预测。预计2020年我国在国内生产总值增速达到5%的乐观估计下新增就业量减少142.16万人,新增就业损失达到8.7%;预计我国2020年国内生产总值增速2.6%时新增就业量减少477.92万人,新增就业损失达到29.26%;我国2020年国内生产总值增速为1.2%的悲观估计下新增就业数量可

① 张桂文,吴桐.新冠肺炎疫情对中国就业的影响研究[J].中国人口科学,2020(03):11—20.
② 蔡宏波.疫情对当前我国就业形势的影响估测[J].人民论坛,2020(09):92—94.
③ 蔡宏波.疫情对当前我国就业形势的影响估测[J].人民论坛,2020(09):92—94.

能减少678.61万人，新增就业损失可能达到41.55%，就业市场将会面临很大困境[1]。

高文书运用"产出损失折算法"，用新冠肺炎疫情对经济造成的损失规模来除以劳动生产率，以此测算疫情导致的就业损失，并基于2020年中国经济增长速度3%的预计测算新冠肺炎疫情对就业的影响。学者预测新冠肺炎疫情可能使我国在2020年损失就业岗位2 322万个，中国的就业总量将会比2019年下降747万人，相当于失业率上升1个百分点[2]。

由于全球疫情走向的不确定性，我国经济增长情况难以预测，这给具体就业情况估计带来一定困难。总之，相关预测均认同疫情对劳动就业的长期冲击，认为疫情下经济发展不景气必然在较长一段时间带来劳动就业减少，失业率上升。

第三节　突发公共卫生事件对我国劳动者收入的影响分析

一、2003年SARS事件对当年劳动者收入的影响

2003年SARS事件对当年我国经济增长产生了短期负面影响，尤其在疫情暴发的第二季度，当季国内生产总值同比增速较第一季度下降2个百分点。疫情给劳动就业带来的影响更大，短期内就业存量减少，影响长期的就业存量和增量。全国经济增长水平和就业情况直接影响劳动者收入，SARS疫情给劳动者收入整体带来了负面影响。其中只享受第一次分配的群体受到的影响最为直接，其比重大约占城镇就业人员的66%，通过二次分配获取收入的群体受到间接影响，个人收入不下降，但增长空间受到挤压，他们约占城镇就业人员的34%[3]。

与SARS疫情对经济增长和就业的影响类似，疫情对不同行业的影响呈现出差异化特征。据统计，由于受到疫情影响，2003年5月工业企业经济效益比第一季度略有好转，其中服务业下降较为严重。5月社会服务业营业收入比前一年同期平均下降了37.4个百分点，最严重的行业包括旅馆业、沐浴业、娱乐服务业、理发及美容化妆业、出租汽车业等，其营业收入分别下降65.1%、58.3%、45.3%、38.9%、27%[4]。企业收入下滑必然会影响到大部分劳动者的收入，这些行业的劳

---

① 张桂文,吴桐.新冠肺炎疫情对中国就业的影响研究[J].中国人口科学,2020(03):11—20.
② 高文书.新冠肺炎疫情对中国就业的影响及其应对[J].中国社会科学院研究生院学报,2020(03):21—31.
③ 劳动保障部工资所课题组.非典对我国职工工资的影响分析[J].中国劳动,2003(07):16—18.
④ 徐连仲.非典对国民经济的影响有九个方面[J].中国物价,2003(07):14—16.

动者收入会有所下降。SARS 疫情在短期内让医药、通信等少数行业从业人员收入增长。从长期来看,大部分行业劳动者收入增长的趋势未改变,主要在社会服务业(含旅游业)、批发零售餐饮业、房地产业、建筑业、交通运输业以及部分制造业等产业[1]。

受疫情冲击最大的是中低收入群体。据学者初步估算,国内生产总值 1% 的变动会引起农民人均纯收入 0.84% 的变动,SARS 疫情期间经济增长减慢引起农民纯收入降低约 0.54 个百分点。除了经济总量对农民收入的影响,农产品的销售和出口变动也会影响农民收入,SARS 疫情期间我国外贸净出口下降使农民农业收入降低。另一方面,农村劳动力从事其他产业劳动的就业情况会影响其收入,由于农民工是受疫情影响的重点群体,很多农民工无法返岗或被辞退甚至是拖欠薪水造成了收入下降[2]。据农业部估计,按照因 SARS 疫情而返乡的农民工损失 3 个月工资计算,农民工劳务收入将减少 100 亿元[3]。本身收入水平低的农民群体受疫情影响更大,城乡收入差距进一步扩大。城镇居民之间收入差距也呈现扩大趋势。城镇居民新增及转业的劳动人口与就业岗位不足的矛盾比较突出,相当一部分城镇居民面临下岗或再就业,这部分居民本身收入不稳定[4]。疫情过后,这部分群体就业的主要行业和企业——第三产业和中小企业受到疫情打击最为严重,很多企业进行裁员或者降薪,这部分就业群体的收入总体受到较大影响。总之,SARS 疫情对我国劳动者收入产生负面影响,弱势群体受到影响更大,一定程度上加大了我国的贫富差距。

二、新冠肺炎疫情对我国劳动者收入的影响

(一)对企业利润的影响

企业利润直接影响劳动者就业情况和收入,企业利润变化总体上反映了其受到新冠肺炎疫情影响的情况,一定程度上影响就业人群的收入。新冠肺炎疫情在短期内对企业经营状况产生了强烈的冲击。疫情暴发后,清华大学学者王勇等发布了对 212 家知名大中型企业的调研报告[5],超过四分之三的被调研企业家认为疫情对我国经济影响严重。关于疫情对企业本身的影响,近六成企业家认为自己所在企业受到了严重影响,约三成企业家认为受到了轻微影响,主要表现在限制开工、订单下降、人工成本高、资金短缺等问题。尽管有极少数企业家认为疫情会提

---

① 劳动保障部工资所课题组.非典对我国职工工资的影响分析[J].中国劳动,2003(07):16—18.

② 李宁辉."非典"对农民收入的影响[J].农业经济问题,2003(06):77—78.

③ 丛明."非典"对经济、税收的影响及对策[J].上海财税,2003(07):6—8.

④ 卢春山.从"非典"冲击看我国居民收入分配体制改革取向[J].中国经贸导刊,2003(14):24.

⑤ 王勇,刘梦楚,王琳璐.新型肺炎疫情对我国大中型企业影响调研报告[R].北京:清华大学经济管理学院,2020.

升其当年营业收入,但大多数企业家认为疫情会给企业收入带来一定幅度的负面影响。其中,35.85%的企业家预计疫情会造成企业全年营业收入下降超过10%—20%,18.4%的企业家预计下降20%—50%。

从具体数据看,疫情之后我国企业利润普遍低于2019年同期。国家统计局数据显示,2020年1—2月,全国规模以上工业企业利润总额同比下降38.3%,计算机、通信和其他电子设备制造业利润同比下降达87.0%,汽车制造业下降79.6%,电气机械和器材制造业下降68.2%;在41个工业大类中,仅烟草和农副食品加工业利润总额同比增加,其他企业利润持续走低。5月,全国规模以上工业企业利润总额达5 823.4亿元,同比增长6个百分点,首次实现了2020年的企业利润同比增长,6月单月利润总额6 665.5亿元,同比增长11.5%,比5月加快5.5个百分点,大多数行业回暖。

除了工业企业外,出于防疫需要,演唱会、电影院等文化产业长期停滞,文化企业明显受到新冠肺炎疫情影响。第一季度文化营业收入大幅度下降,下滑最严重的文化娱乐休闲服务业同比下降59.1%;但以互联网为基础的文化新业态继续保持较快增长,文化新业态特征较为明显的16个行业实现营业收入增长15.5%,如新闻信息服务营业收入同比增长11.6%[①]。

总之,疫情影响下我国企业营业收入和利润在短期内都有比较明显的下降,但同我国经济增长和劳动就业发展趋势相似,第二季度后企业营收和利润明显好转,但较往年仍不景气。订单减少且成本上升,企业经营收入和利润下降迫使企业采取裁员或降薪等行动以控制成本,很多劳动者因此失业,劳动群体整体收入下降。

(二)对居民收入的影响

新冠肺炎疫情对我国2020年上半年居民整体收入的负面影响十分明显。据国家统计局统计,2020年第一季度全国居民人均可支配收入为8 561元,同比名义增长0.8%,扣除价格因素实际比上年同期下降3.9%,全国居民人均可支配收入中位数为7 109元,下降0.7%,其中城镇居民人均可支配收入11 691元,与2019年同期相比实际下降3.9%,农村居民人均可支配收入4 641元,与2019年同期相比实际下降4.7%。新冠肺炎疫情暴发在短期内对农村居民收入的负面影响比城市居民更大。与企业员工有劳动合同保障不同的是,农民工的工资几乎按照工时支付。因疫情导致的工时缩短、收入下降会给农民工本就不很宽裕的生活带来负担[②]。随着疫情防控规范化,多数企业重新投入常态化生产,人员流动逐步正常化,第二季度居民收入情况较第一季度有所好转,尤其是农村居民收入增长相对较

① 国家统计局.国家统计局社科文司统计师辛佳解读一季度全国规模以上文化及相关产业企业营业收入数据[EB/OL].[2020-07-25].http://www.stats.gov.cn/tjsj/sjjd/202004/t20200430_1742607.html.
② 蔡宏波.疫情对当前我国就业形势的影响估测[J].人民论坛,2020(09):92—94.

多。在未扣除价格因素的情况下,人均经营净收入下降 5.1%。尽管经营性收入仍是下降最多的收入来源,但第二季度居民经营性收入情况好于第一季度。在国家政策利好和市场恢复的情况下,个体经营户和小微企业的生产经营成本降低,经营情况有所好转。

居民收入的整体下降也体现在居民消费水平的降低上。2020 年第一季度全国居民人均消费支出 5 082 元,扣除价格因素比上年同期实际下降 12.5%。除了食品和居住等刚性消费较前一年同期名义增长外,其余产品和服务的消费具有较大幅度跌落。上半年居民人均消费支出 9 718 元,与 2019 年同期相比实际下降 9.3%,消费结构和第一季度相似,消费水平略高于第一季度,其中生活用品和交通通信消费的增长较为明显。无论从收入还是消费来看,新冠肺炎疫情在短期内对劳动者收入,尤其是农村劳动者、农民工等低收入人群产生明显的负面影响。从长期来看,我国经济发展依然处于增长的态势,劳动者收入也会增长,但疫情对不同行业发展的影响差异化更大,可能会带来产业结构的调整,间接影响不同劳动群体的收入。

(三) 总结

无论是 2003 年 SARS 事件还是 2020 年新冠肺炎疫情,对我国经济增长、劳动就业和劳动者收入都产生了一定的短期和长期影响。尽管 SARS 疫情和新冠肺炎疫情的传播速度、传播范围、防控难度等不同,但都属于传染性的突发公共卫生事件。伴随着突发公共卫生事件不同的发展阶段,其影响呈现出一些特征。

突发公共卫生事件短期内对我国经济增长产生明显的负面效应,在疫情暴发期间影响最明显。2003 年第二季度 SARS 暴发,当季我国国内生产总值增速环比跌落 2 个百分点;2020 年第一季度,新冠肺炎疫情在我国多地暴发,国内生产总值增速环比下滑 9.8 个百分点。疫情得到初步控制后,随着人口流动限制放松、企业生产逐渐恢复,经济增长复苏。SARS 疫情后,2003 年第三季度经济明显恢复;尽管新冠肺炎疫情尚未结束,但我国 2020 年第二季度经济增长情况已经有所好转。突发公共卫生事件短期不利于经济增长,但不会长期影响我国经济增长向好的势头。

突发公共卫生事件对就业的影响可能超过对经济增长的影响,加剧现存就业困难人群的就业难度,可能会带来产业结构调整。无论是 SARS 疫情还是新冠肺炎疫情暴发期间,由于限制人口流动和聚集等防控措施,对旅游业、交通运输业等第三产业产生直接冲击,造成农民工群体的就业困难;疫情对制造业等其他产业的影响也会造成企业招聘收缩,在较长时间内增加高校毕业生和其他群体就业的困难程度。疫情期间逆势发展的互联网、云服务等新兴产业在短期内容纳更多就业人员,长期可能带来产业结构的调整,对经济增长、劳动就业等产生更加深远的影响。

突发公共卫生事件对我国劳动者收入的影响和经济增长以及劳动就业情况密切相关。短期内劳动者收入会有一定程度降低,但对低收入人群的影响相对更大,同时城乡收入差距和不同人群收入差距有加大的趋势。国家采取一系列政策性支持,为短期内受影响的人群提供基本生活保障。疫情消退后,劳动收入将会随着经济增长和劳动就业的恢复而稳步提升。

第二章　突发公共卫生事件对我国民众的影响及公共政策创新的迫切性

第一节　突发公共卫生事件对我国民众的影响调查分析

一、调查设计

（一）问卷设计

2020年初,一场突如其来的新冠肺炎疫情在中国大地肆虐,给全国人民正常的生产生活和学习带来极大影响。随着疫情的持续发展,全国民众面临巨大的挑战。为了调查新冠肺炎疫情对我国民众生活和心理的影响,本研究设计了《大众心理及行为健康调查》问卷。

《大众心理及行为健康调查》问卷由两大部分构成。第一部分是基本情况调查,主要调查内容包括:性别、年龄、受教育程度、职业、税后年收入、婚姻状况、健康状况、居住地类型等。第二部分主要是想了解这次疫情对民众产生的心理压力、产生的原因、民众的应对措施等。

（二）访谈设计

新冠肺炎疫情对民众生活和心理影响的访谈内容包括三大部分。首先,询问疫情对民众生活带来的压力,心理上的变化,负面情绪的产生和积累。其次,询问疫情对民众带来压力和不便的深层次原因。最后,探讨解决问题的措施和方案。

（三）实施设计

2020年3月到7月,本研究面向我国民众,采用网络调查方式调查新冠肺炎疫情对民众生活和心理的影响。首先,设计问卷后,将问卷内容上传至问卷星,制作链接。将链接通过微信或者QQ以及其他社交软件对外发布。或者调取问卷星生成的二维码,通过微信群发布。受访者可以扫描二维码,进入答题通道。

受访者答题时,一般都是独立进行,不和其他人进行商量,以免受到他人的影响。

访谈主要通过微信、QQ等社交软件进行。首先,通过微信和QQ进行文字交流。其次,通过微信和QQ进行语音交流。再次,通过电话进行交流。最后,通过邮件进行交流。

二、突发公共卫生事件对我国民众的影响调查结果分析

（一）被调查对象的基本情况

1. 性别情况

关于被调查对象的性别,调查结果表明,在 5 759 份问卷中,有 2 358 名男性,占被调查总人数的比例为 40.94%;有 3 401 名女性,占被调查总人数的比例为59.06%。总体来说,女性的参与比例略高于男性。

2. 年龄情况

关于被调查对象的年龄,调查结果显示,人数最多的年龄段是"30 岁以下",达到 2 977 人,占被调查总人数的比例为 51.69%。原因是全日制学生的年龄基本上集中在 30 岁以下。排第二位到第五位的分别是 30—39 岁、40—49 岁、50—59 岁以及 60 岁以上(图 2-1)。

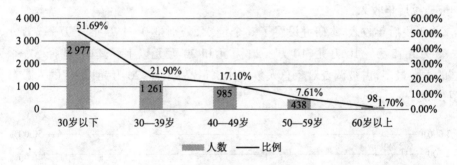

图 2-1　被调查对象的年龄分布

3. 受教育程度

关于被调查对象的受教育程度,调查结果显示,接受调查的人员中,大学本科学历人数最多,有 2 861 人,占被调查对象总人数的比例为 49.68%。其次是硕士或以上,有 1 229 人,占被调查对象总人数的比例为 21.34%。再次,是高中或高职,有 902 人,占被调查对象总人数的比例为 15.66%。排第四位的是初中或者中专文化程度,为 577 人,占被调查对象总人数的比例为 10.02%。人数最少的是小学或以下的文化程度,只有 190 人,占被调查对象的 3.30%。

4. 职业分布

关于被调查对象的职业分布,调查结果显示,所有职业中,被调查人员最多的是全日制学生,有 2 026 人,占被调查对象总人数的比例为 35.18%。被调查人员的职业排第二位到第三位的是专业技术人员和一般公司职员。在访谈中得知,医护人员压力最大,受疫情的影响最大。为深入了解医护人员的情况,本研究选取了

181 名医护人员作为调查对象(图 2-2)。

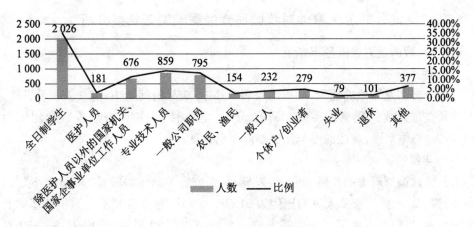

图 2-2　被调查对象的职业分布

5. 税后年收入

关于税后年收入,本研究设置了 6 个档次,分别是 0—1 万元、1 万—3 万元、3 万—5 万元、5 万—10 万元、10 万—20 万元和 20 万元以上。其中,选择"0—1 万元"的人数最多,占被调查对象总人数的比例最高;选择"20 万元以上"的人数最少(图 2-3)。

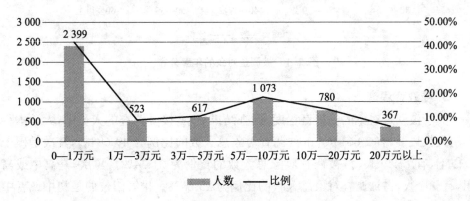

图 2-3　被调查对象的税后年收入

6. 婚姻状态

关于被调查对象的婚姻状态,调查结果表明,选择人数最多的是"从未结婚"这一选项,人数为 2 804 人,占被调查对象总人数的比例达到 48.69%。排第二位的是"已婚且与配偶一同居住"这一选项,选择人数达到 2 462 人,占被调查对象总人数的比例达到 42.75%(图 2-4)。

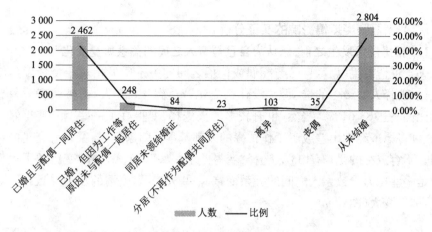

图 2-4　被调查对象的婚姻状态

7. 健康状况

关于被调查对象的健康状况，调查结果显示，自认为健康状况"很好"的人数最多，达到 2 310 人，占被调查对象总人数的比例为 40.11%。排第二位到第五位的分别是"好""一般""不好"和"很不好"（图 2-5）。

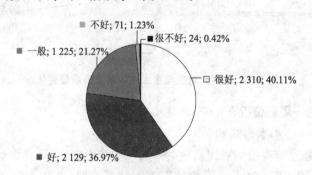

图 2-5　被调查对象的健康状况

8. 居住地类型

关于被调查时的居住地类型，调查结果显示，居住在城市的人数最多，达到 3 283 人，占被调查对象总人数的比例高达 57.01%。其次为居住在农村（不包括乡镇中心）的人。排第三位和第四位的选项是县城和乡镇（指在镇上街道上居住），人数分别为 887 人和 589 人（图 2-6）。

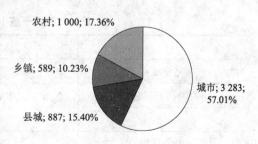

图 2-6　被调查时居住地类型

（二）新冠肺炎疫情影响的实证分析

1."相比疫情发生之前,您认为自己与亲人之间的关系质量变化"

关于疫情发生以后,自己与配偶或伴侣之间的关系质量相对于疫情发生以前的变化,选择人数最多的选项是"没什么变化",达到 4 815 人,占被调查对象总人数的比例高达 83.61%。当然,也有较多的人选择"变得好了一些"和"变得好了很多"。许多原来经常出差或者工作忙碌的人都基本回归家庭,与家人有充足的相处时间。不容忽视的是,有 138 人选择"变得差了一些",72 人选择"变得差了很多",主要是一些压力导致亲人之间的关系变差,一些人表示,疫情的压力导致自己心情烦躁,脾气变大(图 2-7)。

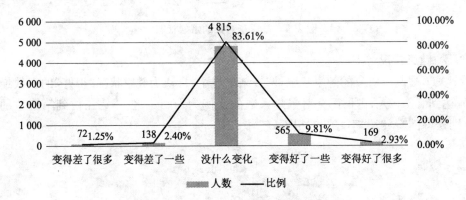

图 2-7 被调查对象与亲人之间的关系质量变化

2."您过去一周的情况"

(1)"我因一些小事而烦恼"

为了了解新冠肺炎疫情对民众过去一周产生的影响,本研究设计了系列问题。首先,询问会不会"因一些小事而烦恼",调查结果表明,选择人数最多的是"有时候,但很少",达到 2 505 人。选择"一般"和"经常这样"的人数分别为 1 173 人和 289 人。可见,疫情给民众带来了比较大的心理影响(表 2-1)。

表 2-1 "我因一些小事而烦恼"的情况

	人数	比例
完全没有	1 792	31.12%
有时候,但很少	2 505	43.50%
一般	1 173	20.37%
经常这样	289	5.02%
合计	5 759	100.00%

（2）"我在做事时很难集中精力"

关于"我在做事时很难集中精力"的题目，选择人数最多的选项是"有时候，但很少"，人数高达 2030 人，占被调查总人数的比例为 35.25%。1 873 人选择"完全没有"，1 396 人选择"一般"（表 2-2）。

表 2-2 "我在做事时很难集中精力"的情况

	人数	比例
完全没有	1 873	32.52%
有时候，但很少	2 030	35.25%
一般	1 396	24.24%
经常这样	460	7.99%
合计	5 759	100.00%

（3）"我感到情绪低落"

关于会不会产生情绪低落的情况，调查结果表明，选择人数最多的是"有时候，但很少"，高达 2 171 人，占被调查总人数的比例为 37.70%。此外，有 1 120 人选择"一般"，310 人选择"经常这样"（表 2-3）。

表 2-3 "我感到情绪低落"的情况

	人数	比例
完全没有	2 158	37.47%
有时候，但很少	2 171	37.70%
一般	1 120	19.45%
经常这样	310	5.38%
合计	5 759	100.00%

（4）"我觉得做任何事情都很费劲"

新冠肺炎疫情发生后，民众的生活和心理受到了一定的影响。许多原本可以轻松完成的事情，都需要创新方式方法才能完成。对于"我觉得做任何事情都很费劲"这一题目，2 411 人选择"完全没有"，2 020 人选择"有时候，但很少"，1 025 人选择"一般"，303 人选择"经常这样"。由此可见，疫情给人们带来较大的压力（表 2-4）。

表2-4 "我觉得做任何事情都很费劲"的情况

	人数	比例
完全没有	2 411	41.86%
有时候,但很少	2 020	35.08%
一般	1 025	17.80%
经常这样	303	5.26%
合计	5 759	100.00%

(5)"我对未来充满希望"

在突发疫情的情况下,是否还"对未来充满希望",是本研究的一个重要研究内容。调查结果表明,选择人数最多的是"经常这样",2 468人选择了这个选项。此外,1 948人选择"一般"。二者合计占被调查总人数的比例高达76.70%(表2-5)。

表2-5 "我对未来充满希望"的情况

	人数	比例
完全没有	391	6.79%
有时候,但很少	952	16.53%
一般	1 948	33.83%
经常这样	2 468	42.85%
合计	5 759	100.00%

(6)"我感到害怕"

对于每天更新,有时还变得更加严重的疫情,民众会不会感到害怕?调查结果表明,有少部分人有这种感觉。选择"经常这样"和"一般"的人数合计达到1 178人,占被调查总人数的比例合计达到20.46%。当然,也有2 599人选择"完全没有"(表2-6)。

表2-6 "我感到害怕"的情况

	人数	比例
完全没有	2 599	45.13%
有时候,但很少	1 982	34.42%
一般	930	16.15%
经常这样	248	4.31%
合计	5 759	100.00%

（7）"我的睡眠不好"

关于睡眠状况,调查结果表明,新冠肺炎疫情暴发后,部分人的睡眠质量受到了影响。其中,选择"完全没有"的人数仍然最多,达到2 190人。但不可忽视的是,1 782人选择了"有时候,但很少",1 266人选择了"一般",521人选择"经常这样"(表2-7)。后续的交叉分析表明,女性群体的睡眠状况受到疫情的影响相对于男性更大。

表 2-7　"我的睡眠不好"的情况

	人数	比例
完全没有	2 190	38.03%
有时候,但很少	1 782	30.94%
一般	1 266	21.98%
经常这样	521	9.05%
合计	5 759	100.00%

（8）"我很愉快"

对于疫情暴发后的心情,本研究设计了"我很愉快"的衡量选题。选择人数最多的选项是"一般",其次是"经常这样",调查结果表明,民众心情部分地受到了疫情的影响,需要相关部门引起重视(表2-8)。

表 2-8　"我很愉快"的情况

	人数	比例
完全没有	488	8.47%
有时候,但很少	1 281	22.24%
一般	2 244	38.97%
经常这样	1 746	30.32%
合计	5 759	100.00%

（9）"我感到孤独"

由于疫情具有传播性,许多居民被要求居家隔离,或者集中隔离。隔离是否会使人感到孤独?调查结果表明,2 516人选择"完全没有"。但超过一半的人有"孤独"的感觉。合计56.31%的民众选择了"有时候,但很少""一般"和"经常这样"(表2-9)。

表 2-9 "我感到孤独"的情况

	人数	比例
完全没有	2 516	43.69%
有时候,但很少	1 819	31.59%
一般	1 069	18.56%
经常这样	355	6.16%
合计	5 759	100.00%

（10）"我觉得我无法继续我的生活"

新冠肺炎疫情对人们生活的影响还会表现在对生活的信心方面。调查结果表明,绝大部分的人没有因受到疫情的影响而感到"我觉得我无法继续我的生活",但还是有合计 29.05% 的民众选择了"有时候,但很少""一般"和"经常这样"(表 2-10)。

表 2-10 "我觉得我无法继续我的生活"的情况

	人数	比例
完全没有	4 086	70.95%
有时候,但很少	918	15.94%
一般	611	10.61%
经常这样	144	2.50%
合计	5 759	100.00%

3. "在疫情发生后,您的生活和精神方面受到的影响"

（1）"我在网络上被人攻击"

当被问到是否在网络上被人攻击,5 063 人反映"从未有过",占被调查总人数的 87.91%,有 202 人反映受到过"1 次"攻击,占被调查总人数的 3.51%,受到过"2—3 次"攻击的人数和比例分别是 246 人和 4.27%,受到过"4—5 次"和"5 次以上"攻击的比例分别是 2.95% 和 1.35%(图 2-8)。

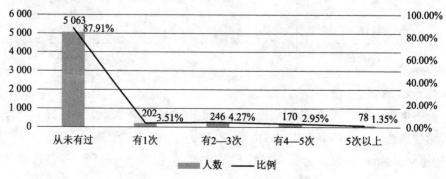

图 2-8 "我在网络上被人攻击"的情况

（2）"有人因为我的户籍地或居住地在重点疫区而攻击谩骂我"

调查结果显示，因为户籍地或居住地在重点疫区而遭受攻击谩骂的情况，"从未有过"的有5 157人，占被调查总人数的89.55%，表明并不存在"地域黑"。认为"有1次"的有153人，占比2.66%，"有2—3次"的有236人，占比4.10%，有"4—5次"的有147人，占比2.55%，"5次以上"的有66人，占比1.15%（图2-9）。

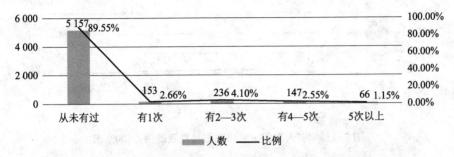

图2-9　"有人因为我的户籍地或居住地在重点疫区而攻击谩骂我"的情况

（3）"有人在网上贴出攻击谩骂我的话语"

对这次疫情，很多人在网上发帖发表看法，同时有一些回帖进行评论，有些评论比较客观，有些评论带有人身攻击和侮辱性的言论。调查结果显示，遭受"1次"攻击谩骂话语的被调查者有140人，占被调查总数的2.43%，遭受过"2—3次"的有192人，占比3.33%，遭受过"4—5次"的有152人，占比2.64%，遭受过"5次以上"的有48人，占比0.83%，绝大部分人认为"从未有过"，人数为5 227人，占比90.76%（图2-10）。

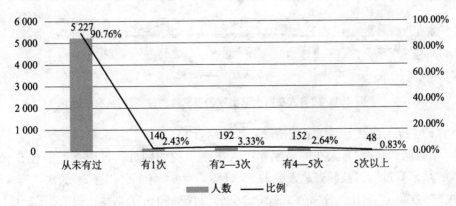

图2-10　"有人在网上贴出攻击谩骂我的话语"的情况

（4）"有人在网上贴出攻击谩骂我的图片"

关于有没有人在网上贴出攻击谩骂被调查者的图片，调查结果显示，5 277人表示"从未有过"，占被调查总人数的91.63%。"有1次""有2—3次""有4—5

次""5 次以上"的比例分别为 2.05%、3.25%、2.22% 和 0.85%,比例均比较低(图 2-11)。

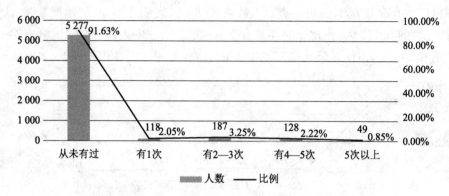

图 2-11 "有人在网上贴出攻击谩骂我的图片"的情况

(5)"有人在网上贴出攻击谩骂我的视频"

关于是否有人在网上贴出攻击谩骂被调查者的视频,调查结果显示,5 353 人认为"从未有过",占被调查总人数的 92.95%,遭受过"1 次""2—3 次""4—5 次""5 次以上"的比例分别为 1.48%、2.48%、2.47% 和 0.63%(图 2-12)。

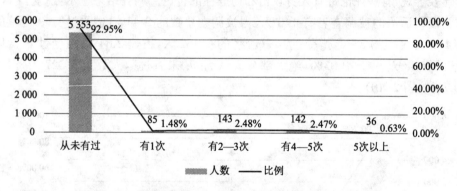

图 2-12 "有人在网上贴出攻击谩骂我的视频"的情况

(6)"有人在网上制作了攻击谩骂我的网页"

当被问到是否"有人在网上制作了攻击谩骂我的网页",被调查者中有 5 362 反映"从未有过",占被调查总人数的 93.11%。遭受"有 1 次""有 2—3 次""有 4—5 次""5 次以上"的比例分别为 1.56%、2.67%、2.08% 和 0.57%,均比较低(图 2-13)。

(7)"有人在网上散布针对我的谣言"

关于是否有人在网上散布针对被调查者的谣言,调查结果显示,5 342 人反映"从未有过",占被调查总人数的 92.76%,"有 1 次""有 2—3 次""有 4—5 次""5 次以上"的比例分别为 1.70%、2.50%、2.29% 和 0.75%(图 2-14)。

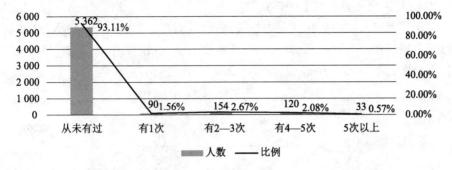

图 2-13　"有人在网上制作了攻击谩骂我的网页"的情况

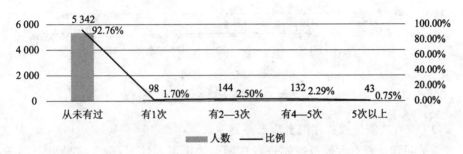

图 2-14　"有人在网上散布针对我的谣言"的情况

（8）"有人威胁通过手机微信或短信中伤我"

关于是否有人威胁通过手机微信或短信中伤被调查者，调查结果显示，5 334 人反映"从未有过"，占被调查总人数的 92.62%。"有 1 次""有 2—3 次""有 4—5 次""5 次以上"的比例分别为 1.94%、2.64%、2.10% 和 0.69%，占比均比较低（如图 2-15）。

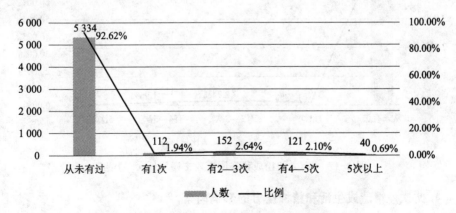

图 2-15　"有人威胁通过手机微信或短信中伤我"的情况

（9）"有人威胁会在网上中伤我"

关于是否有人威胁会在网上中伤被调查者,调查结果显示,5 343人反映"从未有过",占被调查总人数的92.78%,"有1次""有2—3次""有4—5次""5次以上"的比例分别为1.91%、2.64%、2.00%和0.68%（图2-16）。

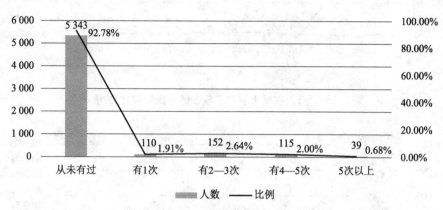

图2-16 "有人威胁会在网上中伤我"的情况

（10）"有人假扮成我在网上攻击谩骂他人"

当被问到是否有人假扮被调查者在网上攻击谩骂他人,调查结果显示,5 363人反映"从未有过",占被调查总人数的93.12%,"有1次""有2—3次""有4—5次""5次以上"的比例分别为1.53%、2.74%、1.96%和0.64%（图2-17）。

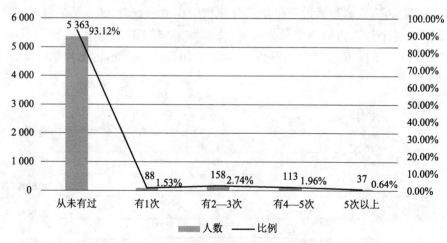

图2-17 "有人假扮成我在网上攻击谩骂他人"的情况

4. 此次疫情造成生活和精神压力的影响因素

关于此次疫情造成精神压力的影响因素,本研究根据前期访谈,总结了八个方面。

（1）自己及家人的身体健康

对于造成精神压力的因素中对自己及家人的身体健康的担忧，选择人数最多的是"一般"，达到 2 304 人，占被调查对象总人数的比例为 40.01%。排第二位到第五位的分别是"比较大压力""没什么压力""非常大压力"和"完全没有压力"（图 2-18）。

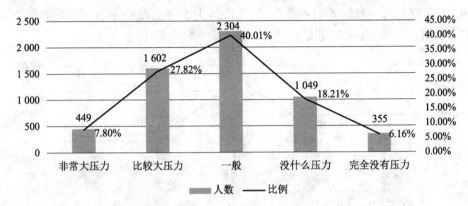

图 2-18　自己及家人的身体健康给本人带来压力的情况

（2）工作难以完成

关于工作难以完成而给自己带来压力的情况，选择人数最多的是"一般"，占被调查对象总人数的比例为 40.56%。对被调查对象的深入访谈结果表明，疫情带来的最大问题是没法出去工作，许多人因此失去工作。因此，带来的压力并不是工作难以完成。此外，对于疫情发生前没有就业的人来说，包括全日制学生等，工作难以完成的情况并不常见。当然，有 1 224 人选择"比较大压力"，454 人选择"非常大压力"，占被调查对象总人数的比例分别为 21.25% 和 7.88%。可见疫情对工作的完成度还是造成了一定的影响，给正在就业岗位需要完成工作的人带来了比较大的压力（图 2-19）。

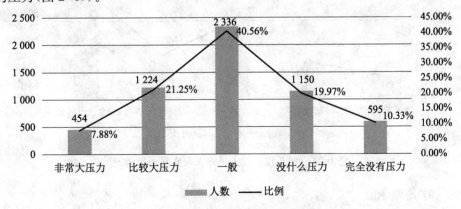

图 2-19　工作难以完成给本人带来压力的情况

（3）收入减少

关于此次疫情带来的压力，许多人都感受到了收入减少。选择"非常大压力""比较大压力"和"一般"的人数分别为635人、1 076人和2 015人，占比分别达到11.03%、18.68%和34.99%。随着疫情持续时间的延长，收入减少带来的压力越来越大（图2-20）。当然，我国在2020年3月、4月和5月陆续出台一些增加收入和消费扶贫的政策，在一定程度上缓解了收入减少带来的压力。

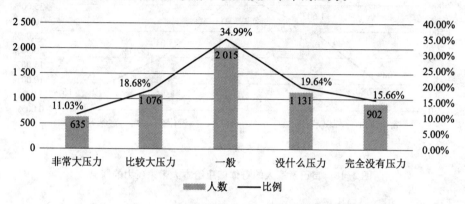

图2-20　收入减少给本人带来压力的情况

（4）育儿投入过大

调查结果表明，疫情给民众带来的另一个压力是育儿投入过大。由于幼儿园、中小学等延期开学，孩子分散在家，对于双职工家庭带来的育儿压力非常大。其中，有391人表示"非常大压力"，701人表示"比较大压力"，1 589人表示"一般"，占被调查对象总人数的比例分别达到6.79%、12.17%和27.59%（图2-21）。

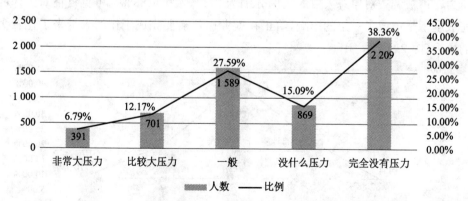

图2-21　育儿投入过大给本人带来压力的情况

（5）婚姻矛盾

调查结果表明，疫情带来的压力有一部分来自婚姻矛盾。由于疫情加重，导致一些情绪积累,排解不畅的家庭开始出现婚姻矛盾。其中,130 人表示"非常大压力",240 人表示"比较大压力"。当然,较多的人表示"没什么压力"和"完全没有压力"(图 2-22)。主要原因是被调查对象中,有部分人是"未婚状态"。

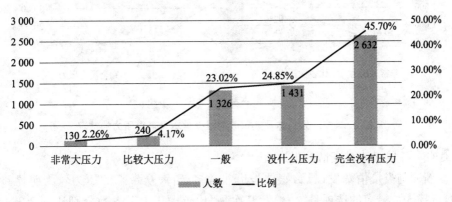

图 2-22 婚姻矛盾给本人带来压力的情况

(6) 与父母的矛盾

疫情的发展和持续,所带来的部分后果是与父母产生矛盾。其中,139 人表示"非常大压力",362 人表示"比较大压力",1 593 人选择"一般",占被调查对象总人数的比例分别为 2.41%、6.29% 和 27.66%。当然,选择人数最多的选项是"完全没压力",这部分被调查对象的亲子关系并没有因为疫情而受到影响(图 2-23)。

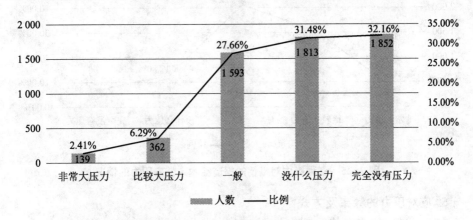

图 2-23 与父母的矛盾给本人带来压力的情况

(7) 户外文体及娱乐活动减少

新冠肺炎疫情暴发以来,大众的户外文体及娱乐活动受到了较为严重的影响。其中,选择人数最多的选项是"一般",达到 2 240 人,占被调查对象总人数的比例为 38.90%。排第二位的是"比较大压力",选择人数达到 1 493 人,占被调查对象总人数的比例为 25.92%（图 2-24）。

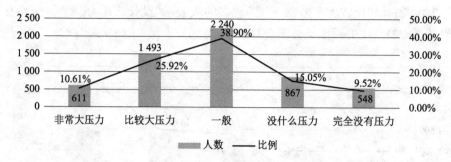

图 2-24　户外文体及娱乐活动减少给本人带来压力的情况

（8）各种媒体对疫情的报道

新冠肺炎疫情暴发以后，媒体报道非常多，给大众带来的压力较为明显。其中，选择人数最多的选项是"一般"，其次是"比较大压力"，人数分别达到 2 374 人和 1 762 人，占被调查对象总人数的比例分别为 41.22% 和 30.60%。不容忽视的是，选择"非常大压力"的人数达到 492 人，占被调查对象总人数的比例为 8.54%。许多人表示每天花费很多时间在阅读新冠肺炎疫情的相关消息，关注疫情动向（图2-25）。

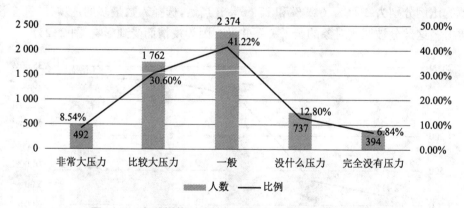

图 2-25　各种媒体对疫情的报道给本人带来压力的情况

5. 应对压力的频率及方式

（1）通过工作或者其他活动来应对压力

调查结果显示，在疫情期间，被调查者都会自己尝试通过多种方式来应对压力。关于应对压力的方式，第一个方法是"我会专注于工作或其他活动，从而转移对压力的关注"。选择人数最多的选项是"一般"，达到 2 592 人，占被调查对象总人数的比例为 45.01%。其次，高达 1 637 人选择"经常这样"，占被调查对象总人数的比例为 28.43%。可见，把精力集中到工作或者其他活动上，是应对压力的一种比较有效的方法。还有较多的人选择"有时候,但很少",占被调查对象总人数的比例为 19.15%。通过工作或者其他活动减轻压力的人数占被调查对象总人数的比例累计达到 92.59%(表 2-11)。

表 2-11　通过工作来应对压力的情况

	人数	比例
完全没有	427	7.41%
有时候,但很少	1 103	19.15%
一般	2 592	45.01%
经常这样	1 637	28.43%
合计	5 759	100.00%

(2) 努力做好自己该做好的事情

减轻压力的一个有效办法是转移注意力,做好自己该做好的事情。调查结果显示,大部分民众都有这样的行动。2 448 人表示"经常这样",占被调查对象总人数的比例达到 42.51%。排第二位的选项是"一般",选择人数达到 2 374 人,占被调查对象总人数的比例为 41.22%。当然,也有少部分人因此而陷入迷茫。有 238 人选择"完全没有",699 人选择"有时候,但很少",占被调查对象总人数的比例分别为 4.13% 和 12.14%(表 2-12)。

表 2-12　"我会一直努力做好自己该做好的事情"的情况

	人数	比例
完全没有	238	4.13%
有时候,但很少	699	12.14%
一般	2 374	41.22%
经常这样	2 448	42.51%
合计	5 759	100.00%

(3) "我会一直告诉自己:'这不是真的'"

采用心理暗示法来减轻压力有一定的效果。对民众的调查结果显示,一些人会采取"我会一直告诉自己:'这不是真的'"这样的想法来缓解压力。调查结果表明,298 人选择"经常这样",1 342 人选择"一般",1 145 人选择"有时候,但很少",2 974 人选择"完全没有"(表 2-13)。

表 2-13 "我会一直告诉自己：'这不是真的'"的情况

	人数	比例
完全没有	2 974	51.64%
有时候,但很少	1 145	19.88%
一般	1 342	23.30%
经常这样	298	5.17%
合计	5 759	100.00%

(4)"我会喝酒或服用一些药物让自己感觉好些"

在面临压力的时候,有些人会采用"喝酒或服用一些药物让自己感觉好些"的方式来麻痹自己。当然,这种方式并不是最优选择,有时候是比较无奈的办法。调查结果显示,绝大部分的人认为"完全没有",选择人数高达 4 182 人,占被调查对象总人数的比例达到 72.62%。只有少部分人选择"经常这样",占被调查对象总人数的比例为 3.72%(表 2-14)。

表 2-14 "我会喝酒或服用一些药物让自己感觉好些"的情况

	人数	比例
完全没有	4 182	72.62%
有时候,但很少	565	9.81%
一般	798	13.86%
经常这样	214	3.72%
合计	5 759	100.00%

(5)"我会从其他人那里获得情感上的支持"

遭遇突发公共卫生事件而感到压力很大的时候,可以向他人求助,以从其他人那里获得情感上的支持,帮助自己渡过难关。调查结果表明,关于从其他人那里获得情感上的支持,选择人数从多到少排序为:"一般""完全没有""有时候,但很少"和"经常这样"(表 2-15)。

表 2-15 "我会从其他人那里获得情感上的支持"的情况

	人数	比例
完全没有	1 654	28.72%
有时候,但很少	1 468	25.49%
一般	2 064	35.84%
经常这样	573	9.95%
合计	5 759	100.00%

（6）"在压力面前,我已经放弃抵抗了"

在压力面前,有些民众的反应是放弃抵抗,屈服于压力。调查结果表明,大部分民众还是选择"完全没有"放弃,坚强地面对压力,选择人数高达 3 669 人,占被调查对象总人数的比例为 63.71%。1 047 人选择"一般",占被调查对象总人数的比例为 18.18%（表 2-16）。

表 2-16　"在压力面前,我已经放弃抵抗了"的情况

	人数	比例
完全没有	3 669	63.71%
有时候,但很少	903	15.68%
一般	1 047	18.18%
经常这样	140	2.43%
合计	5 759	100.00%

（7）"我一直采取行动来让情况变得更好"

新冠肺炎疫情暴发后,大多数国民选择积极应对。在全国人民的努力下,在几个月内较好地控制住了疫情。调查结果表明,选择"一般"和"经常这样"的人数最多,分别达到 2 475 人和 1 895 人,占被调查对象总人数的比例分别为 42.98% 和 32.91%（表 2-17）。

表 2-17　"我一直采取行动来让情况变得更好"的情况

	人数	比例
完全没有	524	9.10%
有时候,但很少	865	15.02%
一般	2 475	42.98%
经常这样	1 895	32.91%
合计	5 759	100.00%

（8）"我拒绝相信已经发生的事情"

疫情发生以后,民众还是保持了较大的理智,相信政府的信息发布。因此,对于"我拒绝相信已经发生的事情"这一选项,选择人数最多的是"完全没有",高达 3 773 人,占被调查对象总人数的比例为 65.51%。1 039 人选择"一般",796 人选择"有时候,但很少"。只有 151 人选择"经常这样"（表 2-18）。

表 2-18 "我拒绝相信已经发生的事情"的情况

	人数	比例
完全没有	3 773	65.51%
有时候,但很少	796	13.82%
一般	1 039	18.04%
经常这样	151	2.62%
合计	5 759	100.00%

(9)"我会拿现在的境况开玩笑"

关于应对这次新冠肺炎疫情压力的方式,会不会通过拿现在的境况开玩笑来应对,选择结果显示 2 387 人"完全没有"这种情况,占被调查对象总人数的41.45%,选择"有时候,但很少"的比例为 25.86%,选择"一般"的比例为 25.68%,只有 7.02%的被调查者"经常这样"(表 2-19)。

表 2-19 "我会拿现在的境况开玩笑"的情况

	人数	比例
完全没有	2 387	41.45%
有时候,但很少	1 489	25.86%
一般	1 479	25.68%
经常这样	404	7.02%
合计	5 759	100.00%

(10)"我会不断倾诉,从而让自己感觉好一些"

在被问及会不会通过不断倾诉来使自己感觉好一些,1 719 人反映"完全没有"这种情况,占被调查总人数的 29.85%,1 710 人反映"有时候,但很少",占被调查总人数的 29.69%,选择"一般"的人数为 1 779 人,占总人数的 30.89%,"经常这样"的人数为 551 人,占被调查总人数的 9.57%(表 2-20)。

表 2-20 "我会不断倾诉,从而让自己感觉好一些"的情况

	人数	比例
完全没有	1 719	29.85%
有时候,但很少	1 710	29.69%
一般	1 779	30.89%
经常这样	551	9.57%
合计	5 759	100.00%

（11）"我会从其他人那里寻求帮助和意见"

为应对新冠肺炎疫情带来的影响,对于会不会从他人那里寻求帮助和意见,1 192人反映"完全没有",占被调查总人数的20.70%,"有时候,但很少"的比例为29.92%,选择"一般"的人数和比例分别是2 137人和37.11%,还有707人反映"经常这样",占被调查总人数的12.28%(表2-21)。

表 2-21　"我会从其他人那里寻求帮助和意见"的情况

	人数	比例
完全没有	1 192	20.70%
有时候,但很少	1 723	29.92%
一般	2 137	37.11%
经常这样	707	12.28%
合计	5 759	100.00%

（12）"我会尝试从不同的角度来积极看待困难"

有33.46%的被调查者选择"经常这样",会尝试从不同的角度来积极看待困难,还有2 416人选择"一般",占被调查总人数的41.95%,有919人选择"有时候,但很少",占被调查总人数的15.96%,只有497人选择"完全没有",占被调查总人数的8.63%(表2-22)。

表 2-22　"我会尝试从不同的角度来积极看待困难"的情况

	人数	比例
完全没有	497	8.63%
有时候,但很少	919	15.96%
一般	2 416	41.95%
经常这样	1 927	33.46%
合计	5 759	100.00%

（13）"我一直在批评自己"

这次新冠肺炎疫情给一些家庭和一些人的亲人带来痛苦,他们会不会一直在批评自己?从调查情况来看,2 461人反映"完全没有",占被调查总人数的42.73%,28.20%的被调查者反映"有时候,但很少",23.06%的被调查者选择"一般",选择"经常这样"的比例为6.01%。这次新冠肺炎疫情虽然波及面广,但真正造成严重损害的还是少数,并且这是一种突发性风险,无法事先预料,因此过分自责也是没有必要的(表2-23)。

表 2-23 "我一直在批评自己"的情况

	人数	比例
完全没有	2 461	42.73%
有时候,但很少	1 624	28.20%
一般	1 328	23.06%
经常这样	346	6.01%
合计	5 759	100.00%

（14）"我在尝试制定该如何应对危机的策略"

对于突发的新冠肺炎疫情,广大民众在经历最初的慌乱后,开始了一些自救。调查结果表明,关于"我在尝试制定该如何应对危机的策略",1 111 人选择"经常这样",占被调查总人数的比例为 17.56%。2 420 人选择"一般",1 457 人选择"有时候,但很少",占被调查总人数的比例分别为 42.02% 和 25.30%（表 2-24）。

表 2-24 "我在尝试制定该如何应对危机的策略"的情况

	人数	比例
完全没有	871	15.12%
有时候,但很少	1 457	25.30%
一般	2 420	42.02%
经常这样	1 011	17.56%
合计	5 759	100.00%

（15）"我会从其他人那里获得宽慰和理解"

面对突发事件,从其他人那里获得宽慰和理解是应对危机的一种较为有效的措施。当然,面对全面暴发、人人自危的新冠肺炎疫情,最主要的还是依靠自己努力调节。调查结果表明,2 244 人选择"一般",1 559 人选择"有时候,但很少",1 367 人选择"完全没有"（表 2-25）。

表 2-25 "我会从其他人那里获得宽慰和理解"的情况

	人数	比例
完全没有	1 367	23.74%
有时候,但很少	1 559	27.07%
一般	2 244	38.97%
经常这样	589	10.23%
合计	5 759	100.00%

（16）"我已经放弃了应对危机的尝试"

突如其来的疫情暴发后，许多人陷入恐慌当中，部分人选择对抗疫情，部分人选择放弃应对危机。调查结果表明，关于"我已经放弃了应对危机的尝试"，绝大部分的民众回答"完全没有"，高达 3 806 人，占被调查总人数的比例为 66.09%。只有 2.27% 的人选择放弃应对危机的尝试（表 2-26）。

表 2-26　"我已经放弃了应对危机的尝试"的情况

	人数	比例
完全没有	3 806	66.09%
有时候，但很少	795	13.80%
一般	1 027	17.83%
经常这样	131	2.27%
合计	5 759	100.00%

（17）"我会从发生的危机中找到一些积极的东西"

关于"我会从发生的危机中找到一些积极的东西"，2 601 人选择"一般"，1 810 人选择"经常这样"，占被调查总人数的比例分别达到 45.16% 和 31.43%。由此可见，民众并没有完全放弃，反而在危机中寻找积极的内容（表 2-27）。

表 2-27　"我会从发生的危机中找到一些积极的东西"的情况

	人数	比例
完全没有	404	7.02%
有时候，但很少	944	16.39%
一般	2 601	45.16%
经常这样	1 810	31.43%
合计	5 759	100.00%

（18）"我会用戏谑玩笑的心态对待危机"

关于"我会用戏谑玩笑的心态对待危机"，调查结果表明，绝大部分的人选择"一般""有时候，但很少"和"完全没有"，占被调查总人数的比例分别达到 33.17%、23.98% 和 30.07%。调查结果表明，大众以非常严肃的态度对抗新冠肺炎疫情，心情还是较为沉重的（表 2-28）。

表 2-28 "我会用戏谑玩笑的心态对待危机"的情况

	人数	比例
完全没有	1 732	30.07%
有时候,但很少	1 381	23.98%
一般	1 910	33.17%
经常这样	736	12.78%
合计	5 759	100.00%

(19)"我会通过看电影、看电视、阅读、空想、睡觉、购物等方式让自己少关注面临的危机"

关于"我会通过看电影、看电视、阅读、空想、睡觉、购物等方式让自己少关注面临的危机",选择人数最多的选项是"一般"和"经常这样",表明民众会尽量以其他事情来调节自己的心态,减少对危机的关注(表 2-29)。

表 2-29 通过休闲娱乐来应对压力的情况

	人数	比例
完全没有	647	11.23%
有时候,但很少	1 070	18.58%
一般	2 279	39.57%
经常这样	1 763	30.61%
合计	5 759	100.00%

(20)"我已经接受这个危机已发生的事实"

关于危机后的反应,本研究设计了一道题目,调查是否"已经接受这个危机已发生的事实"。选择人数最多的选项分别是"经常这样"和"一般",占被调查总人数的比例高达 43.90% 和 41.50%(表 2-30)。

表 2-30 "我已经接受这个危机已发生的事实"的情况

	人数	比例
完全没有	306	5.31%
有时候,但很少	535	9.29%
一般	2 390	41.50%
经常这样	2 528	43.90%
合计	5 759	100.00%

（21）"我会一直表达自己的负面情绪"

在新冠肺炎疫情期间，部分民众会产生负面情绪。这种情绪如何得到排解？本研究设计了"我会一直表达自己的负面情绪"这一题目，调查结果表明，选择人数最多的是"有时候，但很少"和"完全没有"，占被调查总人数的比例分别为37.56%和33.70%。说明民众对自己的负面情绪有一定的控制能力，或者会通过其他事情来转移注意力（表2-31）。

表2-31　通过一直表达自己的负面情绪来应对压力的情况

	人数	比例
完全没有	1 941	33.70%
有时候，但很少	2 163	37.56%
一般	1 446	25.11%
经常这样	209	3.63%
合计	5 759	100.00%

（22）"我会寻求其他人关于如何应对压力的建议"

关于"我会寻求其他人关于如何应对压力的建议"这一题目，调查结果表明，选择人数最多的选项是"一般"，其次是"有时候，但很少"和"完全没有"，占被调查总人数的比例分别为34.88%、28.75%和27.14%（表2-32）。

表2-32　通过寻求其他人关于如何应对压力的建议来应对压力的情况

	人数	比例
完全没有	1 563	27.14%
有时候，但很少	1 656	28.75%
一般	2 009	34.88%
经常这样	531	9.22%
合计	5 759	100.00%

（23）"我一直在学习如何与压力共处"

关于民众是否"学习如何与压力共处"，调查结果表明，选择人数最多的两个选项分别是"一般"和"经常这样"，占被调查总人数的比例为46.00%和25.42%。但是，也有1 046人选择"有时候，但很少"，600人选择"完全没有"，需要政府部门加以引导（表2-33）。

表 2-33　通过学习如何与压力共处来应对压力的情况

	人数	比例
完全没有	600	10.42%
有时候,但很少	1 046	18.16%
一般	2 649	46.00%
经常这样	1 464	25.42%
合计	5 759	100.00%

(24)"我会因为已经发生的事情而责备自己"

关于民众是否会因为已经发生的事情而责备自己,本研究的调查结果表明,被调查者的选项比较分散,1 842 人选择"有时候,但很少",1 729 人选择"完全没有",1 693 人选择"一般"。选择人数最少的选项是"经常这样"(表 2-34)。

表 2-34　会因为已经发生的事情而责备自己的情况

	人数	比例
完全没有	1 729	30.02%
有时候,但很少	1 842	31.98%
一般	1 693	29.40%
经常这样	495	8.60%
合计	5 759	100.00%

(25)"我会祈祷或做冥想"

面临压力时,通过祈祷或做冥想来应对是一种非常有效的方式。调查结果表明,大众对这类方式的掌握还不是很好。2 486 人选择"完全没有",占被调查总人数的比例高达 43.17%。选择"经常这样"的只有 419 人,占被调查总人数的比例为7.28%(表 2-35)。

表 2-35　通过祈祷或做冥想来应对压力的情况

	人数	比例
完全没有	2 486	43.17%
有时候,但很少	1 405	24.40%
一般	1 449	25.16%
经常这样	419	7.28%
合计	5 759	100.00%

第二节　创新突发公共卫生事件下公共政策，促进社会平稳发展分析

一、突发公共卫生事件下显现的突出特征

(一)突发公共卫生事件下民众心理受到较大的影响

第二章第一节的调查结果表明，新冠肺炎疫情暴发以来，全国民众心理受损者日益增多。包括以下五类人员：一是新冠肺炎确诊人员；二是新冠肺炎疑似人员；三是新冠肺炎治愈但可能会留下后遗症的人员；四是因为抗击疫情而牺牲或者去世的人员；五是相关行业不能正常复工的人员。在调研中，发现新冠肺炎受损者都不同程度出现心理焦虑现象，甚至出现不良情绪、不良心理等。对于普通民众，新冠肺炎疫情带来了一些压力，单靠自己的调节还无法得到有效的缓解。严重的心理压力将会影响整个社会的发展和安定团结。

(二)突发公共卫生事件下民众收入和就业受到较大的影响

新冠肺炎疫情当前，许多相关行业受到严重影响，开工无限期延迟，营业额下降，疫情期间，相关企业的损失非常严重，甚至有亏损可能。疫情结束后，企业也不可能立即盈利，需要一段时间的过渡期。企业在疫情期间的损失是实实在在的损失。一些企业由于经营严重受损，冒险开始开工，或者裁员，进而带来不可预料的后果。各行各业的民众在收入上都遭受较大损失。首先，失业人数增加，尤其是餐饮业、旅游业、电影行业等失业人数众多。其他行业由于疫情影响，也不同程度减少了收入。政府有必要创新财政、税收和社会保障等方面的公共政策，切实帮助大量受影响的企业及其员工渡过难关。

(三)突发公共卫生事件下民众齐心合力，为社会做出了卓越的贡献

新冠肺炎疫情暴发以来，全国拉响警报。各地居民非常配合，尽量待在家里。同时，也涌现出无数勇于奉献、默默无闻的实务工作者，包括医护人员以及坚守公共岗位、志愿岗位、民生岗位、特殊岗位的其他一线战斗人员，他们勇于担当、勇于奉献，但默默无闻。

第二章第一节的调查结果表明，突发公共卫生事件下民众齐心合力，除了按照国家要求居家隔离或者集中隔离外，还以各种社会角色担当起抗击疫情的责任。对于遵守国家规定、勇于奉献的群众，国家有必要建立奖励制度，嘉奖他们的优良品质和奉献精神。

(四)突发公共卫生事件下慈善事业暴露不足

新冠肺炎疫情暴发以来，一些慈善机构在拨付不及时、调配不合理、账务不明

等方面受到质疑,大大损害了我国慈善机构的信誉和慈善制度的公信力,且无法充分发挥慈善力量参与抗疫的作用。在国家发生重大突发性公共事件、全民艰难的时候,慈善组织参与并做出卓越贡献非常有必要。但慈善组织的工作效率、贡献力度有赖于建立大数据系统,整合慈善力量。本研究探讨慈善事业的创新和改革,非常有必要。

二、突发公共卫生事件下亟需进行公共政策创新

(一)建立系统的心理干预和心理知识普及制度

第一,有必要面向普通大众建立心理知识普及制度。政府可以组织高级别心理专家录制系列针对重大公共卫生事件的心理干预课程,录制系列引导大众认识和舒缓自身不良心理的课程,引导大众建立自我发现机制;录制系列提高自我效能感的课程,用科学方法提升民众的自我效能感;录制系列预防不良心理的课程,防患于未然。可以选择电视频道和知名网络平台免费定时循环播放,加大宣传力度。

第二,有必要建立心理干预和评估制度。向新冠肺炎受损者开通免费心理咨询热线,配备一对一心理师;对新冠肺炎受损者进行心理评估和动态监测;对新冠肺炎受损者进行负面心理预警;对新冠肺炎受损者进行分级心理干预。

(二)创新救助、社保、财政和税收等公共政策

第一,有必要创新救助体系,建立国家救助制度和多层次的救助标准体系。国家救助,指的是国家建立正式制度,对遭受重大突发事件损害的公民,向其免费提供物质资料、社会服务和发展机会。国家是重大公共卫生事件救助义务的最主要承担者。此次新冠肺炎受损者的救助主体是国家。如何建立和运行国家救助制度和多层次的救助标准体系,将在本书中第八章进行详细阐述。

第二,有必要创新财政补贴制度、税收优惠政策和社会保障政策。如何创新财政补贴制度、税收优惠政策和社会保险政策?这部分我们将在许多章节中进行详细分析。其中,财政政策的创新将在第三章进行深入分析。税收政策的创新将在第四章进行深入分析。第五章探讨养老保障政策创新,第六章探讨医疗保障政策创新,第七章分析突发公共卫生事件下就业促进政策创新。第九章、第十章、第十一章和第十二章探讨工伤保险政策创新。第十三章分析住房保障政策创新,第十四章探讨公共福利和激励政策创新。

(三)建立全方位、全覆盖、多维立体的奖励体系

对于一线医护人员,国家已经发布了一些奖励制度,例如给予补贴、给予税收优惠等。然而,补贴和税收优惠等奖励,对于冒着生命危险去工作的医护人员来说是远远不够的。建议建立更优厚的奖励制度,包括以下几个方面:一是建立精神奖励制度;二是在职称聘用、晋升方面优先;三是对于牺牲的一线医护人员,除了认定

为工伤外,还可以认定为烈士;四是对于牺牲的一线医护人员,建立烈士纪念碑,刻名纪念;五是对于一线抗疫人员,给予景点门票免费特权,给予乘坐高铁、飞机时的打折优惠和升舱优惠。

对于小区志愿者、警察、武警、解放军战士,做出突出贡献的社区居委会、村干部等,由国家层面建立论功分级的物质补偿和精神奖励制度。对于坚守公共岗位、志愿岗位、民生岗位、特殊岗位的其他一线战斗人员,比如交警、武警、解放军战士、社区干部、志愿者、公交司机、外卖员、清洁工、奋战在一线的政府公务人员等,给予额外的生活补贴和优待。

此外,可以成立中华英雄慈善基金,通过发行抗疫英雄优待福利彩票、财政投入等方式筹集资金,对那些为疫情战斗、公共利益而奉献牺牲的英雄及其家属,提供持续且系统的人道支持。例如,支付子女上学费用,支付其赡养、扶养人员(父母、妻子)等的生活费用。

对于国家建立奖励体系的公共政策创新,本书将在第十章和第十四章进行深入阐述。

(四) 慈善和社会力量参与公共政策创新

首先,国家层面修改慈善法规,建立高层次监管制度。强制信息公开透明,接受公众监督。此外,国家层面紧急建立疫时慈善和公益大数据中心,从阿里、腾讯、滴滴、京东、美团、每日优鲜、顺丰、多点等优秀企业抽调高级别公司高管和互联网技术专家,构建大数据平台,建立供方、需方、使用方三个子系统。对全国各地捐赠物资和种类进行大数据采集和统计、全国物资需求数据采集和整理、慈善物资调拨和使用情况统计数据汇总,形成供方、需方和使用方三方"零时差"对接。需方可以在大数据平台发布详细的需求信息,供方可以根据这些需求信息提供符合要求的物资捐赠,避免供方物资不符合需求方要求的情况,避免浪费。对于使用方,具体如何调配、拨付和使用,发布即时数据,接受全国人民"云监督"。

其次,快速组建四大应急大数据智慧调度平台:一是建立应急大数据指挥平台,以大数据统领慈善应急管理;二是组建应急物流指挥平台,由顺丰等机构牵头,保障物流效率;三是建立应急物资保障(电商)平台,保障物资供给;四是建立应急城市交通指挥平台。做到高效汇总数据、精准投放应急物资和紧急调度城市交通,提高中央和省市级的指挥决策效率,提高抗疫效益。

再次,建立慈善大数据监管子系统,做到慈善物资全时、全链、全网、全方位监管,提高慈善制度的公信力和慈善物资使用效益。

最后,发挥中国大企业优势,建立专业的公益组织和应急志愿服务团队,例如,发挥顺丰、韵达、中通、菜鸟驿站、邮政、百世快递等快递行业企业的优势,建立物资调配和配送志愿服务团队;发挥京东和阿里巴巴的网络优势,建立紧急物资公益数据库和虚拟仓库；发挥抖音、优酷和爱奇艺、字节跳动等优势，录制高质量的公益节目，为全国抗疫一线人员加大宣传，为全国人民加油打气，为普通大众做科学知识普及；微博、微信可建立慈善/公益舆论大数据观察平台，即时引导舆论，鼓舞士气，普及非常时期的抗疫政策。

慈善和社会力量参与公共政策创新将在第十五章进行深入研究和清晰阐述。

（五）公共福利与民生保障的机理和路径概括

最后，本书将在第十六章进行全书研究的机理探讨和路径概括。探讨基本收入作为托底保障、民生保障权利实现机制的局限与改良、民生保障托底的路径创新和公共政策创新的原理，从原理上分析和厘清公共政策创新的路径和依据。

第三章　突发公共卫生事件下财政转移支付和补贴政策比较与创新研究

第一节　我国财政政策体系现状

一、财政政策概述

财政政策是指一国政府为维系国民经济稳定与发展而借助各种财政手段所实施的财政方针、策略和措施,既是国家公共政策的重要组成部分,也是国家实现宏观经济目标的重要调控手段。[①] 西方经济学家一般将财政政策工具分为预算、财政收入和财政支出三大类,其中财政收入包括税收、公债和规费收入,财政支出包括政府购买和转移支付,因此财政政策工具主要指的是预算、税收、政府购买、转移支付和公债五种。[②] 就财政政策的类型而言,根据财政收支活动对社会经济活动的不同影响可以分为积极的和稳健的财政政策,前者包括扩张性财政政策和紧缩性财政政策;后者则是一种均衡的财政政策,通过平衡预算的方式干预社会总供求。

在市场经济条件下,财政政策在实施中具有不同的传导机制,从政策工具到政策目标的转变过程中,需要通过收入分配、货币供应和价格等传导媒介的介入加以改变从而达到预期目标。不同的财政政策能否达到预期目标将成为判断政策有效性的重要依据,财政政策制定者在寻求最佳政策效果的过程中难以彻底消除政策的消极反应,因此客观评价财政政策的效应优劣对于公共政策研究与推行都十分重要。

二、我国财政政策体系概述

(一)政策演变与实践

我国财政政策的演变历程与经济发展阶段密不可分。

第一阶段是中华人民共和国成立以来到改革开放以前,这一时期我国实行的

---

① 李红霞,赵仑.财政学[M].北京:中国财政经济出版社,2010:263—264.
② 裴育.财政学[M].沈阳:辽宁大学出版社,2012:293—295.

是社会主义计划经济体制,社会资源的配置在国家指令性计划下进行,企业本身无独立自主的决策权,国家财政在社会经济生活中扮演的是一种为国家生产建设筹集和分配资金的角色。①

第二阶段是自 1978 年到 1997 年,我国逐步转变经济体制,经济步入一个新的发展轨道,国民收入分配格局发生巨大变化,居民收入和消费需求大幅增长,国家财政也随之向现代意义上的国家财政政策靠拢。这一时期的改革重点体现为中央对地方、政府对企业的"放权让利",政策目标在扩展与紧缩之间不断调整,但大致趋向仍是体现为减税让利的放松政策。

第三阶段是从 1998 年到 2004 年,1997 年亚洲金融危机的爆发为我国财政政策发展带来新的挑战,外贸增长放缓、国内消费需求低迷、供需结构性矛盾凸显、通货紧缩趋势显现等经济现状表明国家财政政策需要进行及时调整。② 经过对经济时局的全方位考量,政府决定采用扩张性的积极财政政策拉动需求,通过增加财政支出、增发国债、调整税收政策、增加社会保障和科教等重点领域支出并配合实行紧中有松的稳健货币政策以确保国民经济的稳定健康运行。③

第四阶段是从 2005 年到 2008 年,此前过快的投资增长和信贷扩展加大了通货膨胀压力,经济局部过热迹象显现,政府从积极的财政政策转向稳健的财政政策,维持当前的赤字水平,同时积极增加财政收入,优化财政支出结构,通过深化改革加快促进经济增长方式的转换。

第五阶段则是受到 2008 年世界性金融危机的影响,政府通过扩大政府公共投资、进一步优化财政支出结构等积极财政政策,应对经济下行压力。

表 3-1 1993 年以来中国财政政策变化

时期	财政政策类型
1993—1998 年	适度从紧的财政政策
1998—2004 年	积极的财政政策
2005—2008 年	稳健的财政政策
2008 年以来	积极的财政政策

资料来源:谢旭人.中国财政 60 年[M].北京:经济科学出版社,2009.

---

① 高珂,陈明,欧阳天治.西方政策科学思想演变及对中国政策实践的启示——基于财政政策的视角[J].中国物价,2018(01):95—98.

② 林权.财政学[M].北京:对外经济贸易大学出版社,2014:320—324.

③ 张德勇.中国财政政策 10 年回顾——从"适度从紧"财政政策到积极财政政策[J].经济研究参考,2004(02):2—19.

（二）政策现状与发展

自中华人民共和国成立以来至今,我国财政政策的演变体现了公共政策服务于经济发展的要求,随着经济的小起小落而及时调整政策目标以保证经济平稳健康发展。"十三五"时期,我国经济面临的风险主要体现在基层财政困境加剧、地方政府隐性债务过高、企业融资成本上升以及全球经济的不确定冲击。[①] 在国内外复杂的经济环境影响下,我国宏观财政政策也从"稳健"转向"积极",实行一系列的减税降费政策促进企业投资和国民消费,同时加大政府转移性支出和财政补贴力度,以实现保供应、保稳定、保增长的政策目标。"十三五"时期我国财政一般公共预算收支情况见表3-2。

表 3-2 2015—2019 年我国一般公共预算收支情况

年份	一般公共预算收入				一般公共预算支出	
	税收收入（亿元）	非税收入（亿元）	合计（亿元）	同比增长（%）	合计（亿元）	同比增长（%）
2015 年	124 892	27 325	152 217	8.4	175 768	15.8
2016 年	130 354	29 198	159 552	4.5	187 841	6.4
2017 年	144 360	28 207	172 567	7.4	203 330	7.7
2018 年	156 401	26 951	183 352	6.2	220 906	8.7
2019 年	157 992	32 390	190 382	3.8	238 874	8.1

资料来源:笔者自制

当前我国继续实行积极的财政政策,并强调要使积极的财政政策更加积极有为,以提质增效为目标,更加注重结构调整,做好重点领域保证,支持基层保工资、保运转、保基本民生。[②]

新冠肺炎疫情的流行对我国经济运行产生较大压力,疫情期间我国应对经济形势的重要财政政策工具是调节预算(提高赤字率)、调节税收(减税降费)、发行公债(特别国债)、增加财政支出(增加财政补贴和转移支付),习近平总书记在统筹推进新冠肺炎疫情防控和经济社会发展工作部署会议上强调,2020 年积极的财政政策要更加积极有为,大力提质增效,加大逆周期调节力度,扎实做好"六稳"工作,全面落实"六保"任务,确保完成决战决胜脱贫攻坚目标任务,全面建成小康社会。[③]

财政政策在此次新冠肺炎疫情中扮演了何种角色? 与国际突发公共卫生事件中的财政政策应急反应相比,我国的财政政策是否有可取之处与不足之处? 与

---

① 刘尚希.财政蓝皮书:中国财政政策报告(2019)[M].北京:社会科学文献出版社,2019:46—82.

② 马珺,邓若冰.供给侧改革背景下减税降费的财政压力及应对[J].学习与探索,2020(05):116—124.

③ 刘昆.积极的财政政策要更加积极有为[N].人民日报,2020-05-14(010).

2003 年发生的 SARS 事件相比,我国在应对疫情过程中采取的财政政策是否有可取之处与不足之处? 本章第二、三、四节将从微观政策层面分析突发公共卫生事件下各国对个人、家庭、企业和社会采取的财政政策,从纵横比较的视角具体研究财政政策对于刺激和保证社会经济平稳增长的调节作用,并在此基础上提出对于我国未来财政补贴政策和转移支付政策发展与创新的政策安排建议。

第二节　突发公共卫生事件下财政对个人的
转移支付的政策比较和启示

一、突发公共卫生事件下财政对个人的转移支付政策国际比较和创新

突发公共卫生事件的发生具有紧急性、突然性和无法预测性等特点,其发生后必然会对社会生活造成不同程度的损失,因此应对此类公共事件离不开政府公共财政的有效支持,通过采取应急财政措施来减少突发公共卫生事件对民生及社会产生的影响。西方国家较早地介入公共事件应急财政管理研究中,如美国、澳大利亚等国家都将应急财政管理纳入本国应急管理体系,亚洲国家如日本、韩国、泰国等国家也在预防和处置突发事件过程中寻求适合本国国情的应急管理财政措施。通过了解突发公共卫生事件下不同国家的财政政策与安排,我们或许能够摸索出可供借鉴的经验和启示。

(一) 美国财政对个人的转移支付政策

1979 年,美国成立联邦紧急事务管理局(FEMA)和卫生与公众服务部(HHS),专门为公共卫生事件发生后的社会和个人提供援助。HHS 的使命是通过提供有效的卫生与公共服务以保护全美人民的健康与福祉,每年公开财年预算以获得联邦政府为其提供的预算资金,通过下属部门疾病预防控制中心(CDC)进行应急资金的发放与使用、医疗物资资源的调配和管理。突发公共卫生事件发生时,CDC 将通过公共卫生应急准备(Public Health Emergency Preparedness,PHEP)合作协议,向州、地方的公共卫生部门调配资金,增强下级部门的应对能力;根据事件威胁情况,进一步通过公共卫生紧急响应(Public Health Emergency Response,PHER)机制,向州和地方政府提供资金支持疫苗接种、医疗资源分发等活动,提高州与地方的防范与治理能力,控制流行疾病。[①] 以新冠肺炎疫情来看,美国总统特

---

① 白彦锋,李泳禧.重大疫情下的财税政策研究——对美国经验的借鉴与启示[J].财政科学,2020(02):5—16.

朗普于 2020 年 3 月 5 日签署了 2020 年《冠状病毒防范和应对补充拨款法》，并在 3 月 13 日宣布全国进入紧急状态，3 月 27 日签署《冠状病毒援助、救济和经济安全法》(CARES 法案)，随即 HHS 和 FEMA 通过执行该法案为美国家庭及医疗服务人员提供资金支持。此外 FEMA 现已拨款 1 亿美元资金到美国各州用于防疫工作，同时 FEMA 的紧急食品和住房计划(EFSP)从 CARES 中获得了 2 亿美元的额外补充资金，专门向有需要的人提供非紧急援助的当地社会服务组织，并向贫困家庭提供了包括奶粉、尿布和湿巾在内约 300 万美元的婴儿用品。[①]

(二)澳大利亚财政对个人的转移支付政策

澳大利亚是一个多自然灾害的国家，考虑到自然灾害对城市带来的无法估量的影响，近年来正逐步完善其自然灾害应急管理体系。应急管理署(EMA)是澳大利亚应对突发事件的专门性政府机构，根据《自然灾害救济和恢复安排》(NDRRA)规定的应急财政管理框架执行具体的财政援助对策。联邦政府遵从 NDRRA 法律框架，应急管理机构负责向各州提供救济资金；NDRRA 对政府财政补助作出规定，州与地方政府需先行支付救灾和重建费用，当开支超过 24 万美元(即超过小自然灾害的标准)，才能向 EMA 申请 NDRRA 资金。[②] 而此次新冠肺炎疫情作为一种突发性的公共卫生事件，同样考验了澳大利亚的应急财政管理反应。澳大利亚财政对于受新冠肺炎疫情影响的国民提供不同的经济支持：(1)对 24 岁以下且是学生或 21 岁以下并正在寻求工作的青年，自 2020 年 4 月下旬起每两周可获得青年津贴与冠状病毒补助金，津贴数额将根据婚配情况、个人及伴侣收入测试而定；(2)对于家庭中有幼儿且符合照顾者要求的人，自 2020 年 4 月下旬起每两周可获得育儿补贴和冠状病毒补助金，津贴数额根据个人及伴侣的资产收入情况而定，如单身照顾者将获得 790.1 美元的津贴和 550 美元的冠状病毒补助金；(3)对于家庭中有一个 16—19 周岁的受抚养子女或全日制中学生且照顾者有 35% 的时间在照顾子女，根据不同的家庭收入将相应获得家庭税收优惠。[③]

(三)日本财政对个人的转移支付政策

日本曾面临过台风、地震、海啸等突发灾害的频繁侵袭，特殊的地理环境促使日本高度重视防灾工作并逐步构建起科学合理的防灾应急体系。2011 年受地震影响而发生的福岛核电站爆炸事件为日本乃至整个环太平洋地区带来不可预估的消极影响，核辐射的扩散污染也引发人们对饮用水安全、食品安全等重大公共卫生

---

① 数据来源：https://www.fema.gov/。

② 崔军，杨琪.政府间应急财政责任分担机制的借鉴与启示——基于美国和澳大利亚的经验[J].中国行政管理，2013(05)：86—90.

③ Australian Government. Payments and services during coronavirus (COVID-19)[EB/OL].[2020-09-28]. https://www.servicesaustralia.gov.au/individuals/subjects/coronavirus-covid-19-and-how-we-may-help/if-you-need-payment.

安全问题的思考与讨论。日本政府每年有 8 000 万日元固定预算作为公共卫生应急预算以应对流感病毒、传染疾病等公共卫生事件的发生。① 此外政府每年拨出相当数目的财政预算进行灾害预防、灾害应急救援和灾害恢复,这也是日本应对突发事件的重要资金来源。② 日本中央政府和地方政府分别设置灾害管理准备资金,中央将资金用于国土安全与灾害预防,地方政府则主要侧重于灾害发生后的应急响应和灾民救助,其中对个人的救助项目涵盖灾害抚恤、生活再建支持、教育就业支持、税收减免等。③ 在此次新冠肺炎疫情中,日本厚生劳动省面向全国人民出台详细的新冠肺炎经济支援政策,并针对其中受疫情影响而收入消失或减少的群体提供相应的财政补助(具体补助内容见表3-3)。

表 3-3　　新冠肺炎疫情期间日本财政对个人的转移支付政策

补贴项目	给付对象	给付金额(日元)
特别定额给付金	登记入账的家庭	每家户主 10 万
育儿家庭临时津贴	受疫情影响的育儿家庭(2020 年 3 月 31 日前出生的儿童及 2020 年 3 月时在校的中学生)	每名儿童 1 万(新高中一年学生由其居住市町村支付)
低收入单亲家庭临时特别补助金	受疫情影响的低收入单亲家庭	一户 5 万,第二个孩子以后每人加算 3 万
紧急小额资金	受疫情影响而停业、收入减少的家庭	贷款上限 10 万元以内
综合支援资金	生活重建所需要的生活费贷款	贷款上限 2 人以上月 20 万以内;单身月 15 万以内(贷款期限原则上不超过 3 个月)
社会保险税费减免	受疫情影响而收入减少的国民	免除或缓缴国民年金保险的全部或部分金额;水电、煤气等费用延期缴纳
新冠肺炎疫情特别贷款	受疫情影响的个人经营者	对于运转资金和设备资金获得无利息无担保的贷款

资料来源:笔者根据日本厚生劳动省门户网站整理自制

(四) 各国财政对个人转移支付政策的共同点分析

毋庸置疑,在应对和处理突发公共卫生事件过程中国家承担了解决危机的主要责任,而公共财政的投入和使用将对危机的有效处置起到不可替代的作用。对比发达国家政府财政在危机处理中采取的个人转移支付政策,首先,政策安排体现

---

① 王泽彩.美国、日本公共卫生应急管理财政政策的经验启示[EB/OL].[2020-05-09].http://www.eeo.com.cn/2020/0509/383207.shtml.

② 孔祥敏.突发公共事件应急管理的财政保障机制研究[D].燕山大学,2010.

③ 陈玉娟.我国应急财政资金管理研究[D].山东财经大学,2014.

了筹资渠道的稳定性,为国民社会生活重建提供资金保障;其次,政策下行反应迅速,国民能够在第一时间获得财政支援;再次,政策层次显著体现了中央与地方的风险共担,无论是联邦制的美国还是非联邦制的日本,在政策实施过程中都将中央与地方的财政管理事权与支出责任划分明确,即由地方政府担负主要的支出责任,中央政府则是在其他层面进行各种支持和援助,在态势恶劣的情况下,中央也会直接向民众提供救援帮助或通过转移支付的方式向地方政府提供支持。[1]

二、突发公共卫生事件下财政对个人的转移支付政策国内比较和创新

回顾 2003 年的 SARS 疫情,尽管疾病波及范围甚广且传播速度快,但彼时对于中国经济的增长趋势并未产生实质性的改变。同样,与 SARS 疫情具有诸多共同点的新冠肺炎疫情,传播能力更强、病情发展更快,进一步导致了疫情控制任务的艰巨性和长期性,但人们普遍赞同的观点是,短期看新冠肺炎疫情对社会的冲击会表现出和 SARS 疫情相似的特征,而中长期的影响基本可以忽略不计。[2] 面对突发性公共卫生事件的发生,政府加大对个人的财政转移支付以解决基本的民生问题成为财政政策调整的重要方面,对两次重大疫情中呈现的政策取向进行分析将有助于我们理解公共财政政策的多重功能,以进一步为补足财政政策短板提供支撑。

(一) SARS 疫情期间财政对个人的转移支付政策

突如其来的 SARS 疫情给中国人民带来了令人措手不及的打击。疫情初现蔓延趋势后,国家财政部积极调整支出结构,大力筹集防疫资金,遵循“急事急办、特事特办”原则发挥财政应尽的作用,相继出台一系列对个人及家庭的财政补贴政策(表 3-4)。

表 3-4　SARS 疫情期间我国财政对个人的转移支付政策

政策名称	政策文号
《财政部卫生部劳动保障部关于妥善解决非典型肺炎患者救治费用有关问题的紧急通知》	财社明〔2003〕1 号
《财政部关于“非典”防治经费补助政策等有关问题的通知》	财社明〔2003〕4 号
《财政部国家税务总局关于纳税人向防治非典型肺炎事业捐赠税前扣除问题的通知》	财税〔2003〕106 号

[1]　王敏.应急管理财政政策的国际经验及启示[J].财政科学,2020(04):55—61.
[2]　杨志勇.应对疫情:积极财政政策如何更有效?[J].财政科学,2020(04):7—13.

政策名称	政策文号
《财政部国家税务总局关于非典型肺炎疫情发生期间个人取得的特殊临时性工作补助等所得免征个人所得税问题的通知》	财税〔2003〕101 号
《财政部卫生部关于对防治非典型肺炎卫生医务工作者给予工作补助的通知》	财社明〔2003〕2 号
《财政部卫生部关于农民和城镇困难群众非典型肺炎患者救治有关问题的紧急通知》	财社明〔2003〕5 号
《财政部国家税务总局关于在"非典"疫情期间对北京市经营蔬菜的个体工商户免征有关税收的通知》	财税〔2003〕112 号
《财政部关于防治非典型肺炎捐赠物资免征进口税收的通知》	财税〔2003〕110 号

资料来源：笔者根据财政部门户网站整理自制

SARS 疫情期间，中央财政拨付 20 亿元设立"非典"防治基金用于防疫需要。对于城镇基本医疗保险参保群体中的确诊患者，国家发挥多层次医疗保险的作用，进一步解决患者医疗费用问题；对于农村合作医疗保障的参保群体中的农村确诊患者，其医疗费用同样按照农合制度的相关要求予以支付。[①] 考虑到部分困难群众无法承担医疗救治费用，财政部作出"非典"防治经费补助政策安排与农民、城镇困难群众非典型肺炎患者救治政策安排，进一步明确了 SARS 患者中的困难群众免费救治政策，所发生的救治费用由地区财政负担，中央财政对中西部困难地区给予 50% 补助。

除了医疗救治补贴政策外，财政部联合国家税务总局陆续出台税收优惠和补贴政策，具体包括对处于疫情第一线的医务人员的临时工作补贴和所得税减免；而且单位向个人发放的防疫材料，也不计入个人当月工资和工资收入并免征个人所得税；个人捐赠也可以税前扣除；对北京经营蔬菜的个体工商户在疫情期间免征增值税、城市维护建设税、教育费附加和个人所得税。[②]

（二）新冠肺炎疫情期间财政对个人的转移支付政策

新冠肺炎疫情暴发以来，我国政府根据疫情发展的不同阶段出台了一系列针对个人的财政补贴政策，第一阶段聚焦停工停产下的疫情防控和基本生活保障，通过财政政策支持医疗救治工作和相关保障物资的生产和运输，第二阶段聚焦复工复产下的个人及家庭生活，两阶段中的政策涉及患者医疗费用补助、医护人员生活

---

① 财政部.财政部卫生部劳动保障部关于妥善解决非典型肺炎患者救治费用有关问题的紧急通知[EB/OL].[2020－07－29].http://www.mof.gov.cn/gkml/caizhengwengao/caizhengbuwengao2003/caizhengbuwengao20038/200805/t20080519_20950.htm.

② 方震海.抗击"非典"中的积极财政政策[J].中国财政,2003(06):9—11.

补助、个人税费减免、金融服务支持等方面(表3-5)。

表 3-5　新冠肺炎疫情期间财政对个人的转移支付政策

政策名称	政策文号
《财政部国家卫生健康委关于新型冠状病毒感染肺炎疫情防控有关经费保障政策的通知》	财社〔2020〕2号
《财政部关于进一步做好新型冠状病毒感染肺炎疫情防控经费保障工作的通知》	财办〔2020〕7号
《关于做好新型冠状病毒感染的肺炎疫情医疗保障的紧急通知》	国医保电〔2020〕5号
《关于做好新型冠状病毒感染的肺炎疫情医疗保障工作的补充通知》	国医保电〔2020〕6号
《人力资源社会保障部财政部关于建立传染病疫情防治人员临时性工作补助的通知》	人社部规〔2016〕4号
《关于全面落实进一步保护关心爱护医务人员若干措施的通知》	国发明电〔2020〕5号
《国务院应对新型冠状病毒感染肺炎疫情联防联控机制关于聚焦一线贯彻落实保护关心爱护医务人员措施的通知》	国发明电〔2020〕10号
《国务院办公厅转发国家卫生健康委人力资源社会保障部财政部关于改善一线医务人员工作条件切实关心医务人员身心健康若干措施的通知》	国办发〔2020〕4号
《关于支持新型冠状病毒感染的肺炎疫情防控有关个人所得税政策的公告》	财政部〔2020〕10号
《关于支持新型冠状病毒感染的肺炎疫情防控有关捐赠税收政策的公告》	财政部〔2020〕9号
《人力资源社会保障部教育部财政部交通运输部国家卫生健康委关于做好疫情防控期间有关就业工作的通知》	人社部明电〔2020〕2号
《关于支持金融强化服务做好新型冠状病毒感染肺炎疫情防控工作的通知》	财金〔2020〕3号
《关于应对疫情影响加大对个体工商户扶持力度的指导意见》	国市监注〔2020〕38号

资料来源:笔者根据各部委门户网站整理自制

1. 阶段一:停工停产阶段

(1) 补助补贴政策

此次财政补助补贴政策具体到不同群体,针对性较强且补助范围广,主要分为患者群体、医护群体(包括防疫工作群体)和普通群体。

对于确诊或疑似新冠肺炎的患者,财政给予相应的救治费用补助以确保病人就医不受费用影响;在基本医疗保险、大病保险和医疗救助完成后,中央财政按实际费用的60%对个人承担的费用给予补助;患者个人无需提出补助申请,在就诊或出院结算费用时,医疗机构将自动扣除需由基本医保、大病保险、医疗救助和财政承担的部分。①

对于参加防治工作的医务人员和防疫工作者,按照风险程度等因素,分别给予每人每天 300 元、200 元补助,补助资金由中央财政全额负担。② 此外在《关于全面落实进一步保护关心爱护医务人员若干措施的通知》中,规定湖北省(含援湖北医疗队)一线医务人员临时性工作补助标准提高 1 倍,中央财政对湖北省全额补助。③ 对于执行不同医护任务的医护人员采取不同档位的补助标准,享受补助天数按实际接触到确诊或疑似病例、标本的天数计算,对在重症危重症患者病区工作的一线医务人员,按实际工作天数的 1.5 倍计算应发工作天数。④ 各省市负责本地区防疫一线工作者的工作情况,同级财政部门次月垫付并最终由中央财政据实结算。

对于受到疫情影响的一般性群众尤其是原本经济基础较为薄弱的困难群众,中央财政预拨 1 030 亿元用于财政困难群众救助补助,支持地方统筹保障困难群众基本生活。疫情防控前期,民政部门对于滞留在疫区的困难人群提供临时的住宿、饮食等帮扶;对受疫情影响而基本生活暂时存在困难的农民工等群体,给予临时现金补贴。如湖北省武汉市对生活困难人员给予 3 000 元的一次性生活补助;山东省对省内在档困难职工提供每户 3 000 元的专项帮扶生活补助。

(2) 税费优惠政策

停工停产阶段,我国财政部门出台一系列个人所得税优惠政策,一是参加防疫工作的医务人员其他劳动者,按照《防疫工作规范》规定的标准领取临时工作补贴和奖金,免征个人所得税;二是对单位发给个人用于预防新冠肺炎的药品⑤、医护用品等实物,免征个人所得税。在社会保险方面,受疫情影响的职工可分阶段享受相应的住房公积金支持政策;对于租金支付压力较大的员工,可采取提高出租屋支取限额、灵活安排支取时间等措施;社会保险缴费采取阶段性减免或缓缴政策,但民众基本的社保待遇不会因减征缓征政策而影响发放。以养老金为例,财政部将通过加大养老保险基金中央调剂和中央财政补助力度,加强地方投入责任等措施,确保养老金按时足额发放。⑥

---

① 财政部办公厅.财政支持新冠肺炎疫情防控政策措施问答[J].预算管理与会计,2020(04):16—28.
② 财政部办公厅.财政支持新冠肺炎疫情防控政策措施问答[J].预算管理与会计,2020(04):16—28.
③ 刘也良,王祎然.关爱政策落地如何不打折不走样[J].中国卫生,2020(05):30—33.
④ 财政部办公厅.财政支持新冠肺炎疫情防控政策措施问答[J].预算管理与会计,2020(04):16—28.
⑤ 课件联盟.中央及地方应对疫情支持性政策摘编[J].北京石油管理干部学院学报,2020,27(01):14—17.
⑥ 财政部办公厅.财政支持新冠肺炎疫情防控政策措施问答[J].预算管理与会计,2020(04):16—28.

2.阶段二:复工复产阶段

（1）补助补贴政策

各地进入复工复产阶段后,中央财政对于重点疫区内有工作意愿的农民工给予一次性创业补助,并且向有困难人群提供公益性岗位。受疫情影响失业的社保参保人员,可通过失业保险基金,按照不高于当地失业保险金标准发放失业补助金,生活确实困难的可按规定申请临时救助。①

（2）税费优惠政策

为帮助个体工商户尽快恢复正常运营,财政部等各部委从加大资金支持、减免社保费用、实行税费减免、减免个体工商户房租四个方面降低个体工商户生产经营成本,其中社保费减免参照企业缴费安排,税费减免则是自2020年3月1日至5月31日期间免征湖北省境内增值税小规模纳税人(含个体工商户和小微企业)增值税,其他地区小规模纳税人征收率由3%降为1%。②

（3）金融支持政策

为促进复工复产工作的有序进行,我国财政对受疫情影响的个人在创业担保贷款贴息支持力度方面出台创业担保贷款贴息期限延长政策,对已获得创业担保贷款贴息支持的个人,若感染新冠肺炎可展期一年还款,财政给予政策贴息。③

（三）两次疫情下财政对个人转移支付政策的共同点分析

从SARS疫情到新冠肺炎疫情,我国财政在应对突发公共卫生事件时的表现可圈可点,反应速度的提高与决策命令的果断都是公共财政体系进步的体现。

第一,国家财政应急预案的建立提高了疫情应对的有效性。有SARS疫情防控的经验在前,财政部于2005年出台《财政应急保障预案》,对危机管理中财政部门的具体职责和工作程序作出明确规定。此次新冠肺炎疫情暴发后,"特事特办、急事急办"原则在财政资金的拨付使用中得到体现,如对于确诊新冠肺炎的医疗保险参保人免除个人负担部分的医疗费用、对于防疫前线的医务工作者发放工作补助等特殊措施的实行,为后续的疫情防控工作起到了稳定人心的作用。

第二,财政对个人转移支付政策偏重于劳动者就业保护与家庭收入保护。从多部门出台的具体措施来看,财政补贴政策考虑到部分收入减少或收入消失人群的基本生活,如企业职员、个体工商业者、照护小孩的父母劳动者、应届毕业生等群体,但财政针对每一群体的补助政策以最基本的收入要求为目标,政策的临时性较强,尚未考虑到疫情过后某些群体的个人发展问题。

① 张兴,田大洲.新冠肺炎疫情对社会保险的影响及对策[J].中国劳动,2020(01):39—48.

② 国家市场监督管理总局.关于应对疫情影响加大对个体工商户扶持力度的指导意见[EB/OL]. [2020-02-29]. http://gkml.samr.gov.cn/nsjg/xwxcs/202002/t20200229_312319.html.

③ 财政部办公厅.财政支持新冠肺炎疫情防控政策措施问答[J].预算管理与会计,2020(04):16—28.

第三节　突发公共卫生事件下财政对企业的
补贴政策国际比较和创新

一、突发公共卫生事件下财政对企业的补贴政策国际比较和创新

（一）美国财政对企业的补贴政策

美国联邦政府应对突发公共卫生事件时的企业援助财政政策主要包括税收抵免政策和援助贷款政策。美国税收体系分为联邦、州和地方三级，各自管理本区域各事项，美国税务局（IRS）负责主要的税务管理工作。重大公共危机爆发后，美国总统根据《灾害与经济援助法案》宣布灾害所涉及的地区（具体到受影响的市级），所属灾区的个人或企业可以从联邦个人所得税或企业所得税中全部或部分扣除个人或商业用途财产的损失。① 美国联邦设置的援助贷款政策种类多样，其中美国小企业管理局（Small Business Administration，SBA）专门负责疫情发生后的贷款援助。以此次新冠肺炎疫情为例，在援助贷款政策方面 CARES 法案中包含了针对美国小型企业的紧急救济计划，美国所有州和地区的小型企业、非营利组织和农业企业均有资格申请经济伤害灾难贷款（EIDL），获得低息贷款（企业为 3.75% 利率，非营利组织为 2.75% 利率，贷款期限最长为 30 年）以维持企业正常运营。② 在税收抵免政策上，IRS 为个人、企业及受疫情影响的其他人提供员工稳岗税务补贴，如对于保留员工的企业及雇主实行员工留用奖励计划，可退还支付雇员工资总数 50% 的税收抵免额；同时，受疫情严重影响的企业能够获得员工病假和家庭请假抵免，即雇主根据雇员不同情况的病假获得不同期限的工资抵免。③

（二）澳大利亚政府对企业的补贴政策

澳大利亚作为实行联邦制的典型国家之一，联邦政府与州、地方政府各司其职、通力合作，通常由联邦政府根据实际情况向州、地方政府提供援助资金，同时联邦政府还会直接向受灾的个人提供资金援助，社会安全部负责向符合条件的申请者进行补助发放并负责提供信息和咨询服务等，以便公众能够及时得到联邦政府的直接救助。④ 此次新冠肺炎疫情在澳大利亚本土暴发后，澳大利亚政府拨出 10

---

① 白彦锋，李泳禧.重大疫情下的财税政策研究——对美国经验的借鉴与启示[J].财政科学，2020（02）:5—16.

② 数据来源:https://www.sba.gov/funding-programs/disaster-assistance/coronavirus-covid-19.

③ IRS. Tax Relief in Disaster Situations[EB/OL].[2020-11-05].www.irs.gov/coronavirus/new-employer-tax-credits.

④ 姚国章.典型国家突发公共事件应急管理体系及其借鉴[J].南京审计学院学报，2006（02）:5—10.

亿澳元作为旅游、航空运输、农渔、教育艺术等行业恢复的援助基金。随后澳大利亚政府颁布了 5.43 亿澳元的商业支持计划,具体内容包括为处境艰难的企业提供现金补助、为企业雇主提供心理健康咨询服务、为受疫情影响较大的旅游类企业提供专业建议等。同时澳大利亚政府通过 Job Keeper 支付计划为受疫情影响的企业提供补贴,以便企业能够继续向雇员支付工资;通过学徒支持计划为符合条件的中小企业提供其为实习生所付工资 50% 的补贴,以帮助企业渡过现金流周转危机。①澳大利亚税务局(ATO)也向符合条件的企业提供 20 000 至 100 000 澳元的免税补贴,相当于企业每个月或每个季度向雇员支付的工资金额,企业在 2020 年 6 月至 9月之间提交报表后将会获得相应免税补贴。

(三)日本政府对企业的补贴政策

突发公共卫生事件会增加社会经济运行的不确定性,尤其对于市场经济中的各个主体而言,公共事件的发生将影响到资金稳定与生产安全问题,因此需要政府采取全面有效的财政政策加以引导以保障个人和企业的稳定发展。日本的企业规模以中小企业为主,现有中小企业 359 万家(中型企业 53 万家,小微企业 305 万家),占企业总数的 99.7%,到 2018 年时日本中小企业经营利润创历史最高水平,日本政府认为对企业进行必要的支援和引导是提高小企业生产力的重要因素。②新冠肺炎疫情发生以来,日本财政拨出 5 430 亿日元新型冠状病毒传染病特别贷款以保证中小企业享有实际免息和无担保贷款,同时为支持企业确保生产而进行的设备投资、扩大销售渠道、运用信息技术提高生产效率等活动进行一系列财政补贴,从而降低疫情对企业经营的影响(表 3-6)。③

表 3-6　新冠肺炎疫情期间日本政府对企业的补贴政策

补贴项目	补贴对象	补贴金额(日元)
持续性补助金	受疫情影响的中坚企业、中小企业、小规模事业者及包括自由职业在内的个人事业者	企业经营者 200 万,个人经营者 100 万
房租补助	受疫情影响而销售收入减少的中坚企业、中小企业、小规模事业者和个人事业者	根据申请时的最近支付租赁费(月额)计算出的支付金额(月额)为基础,支付相当于 6 个月的房租金额

---

①　数据来源:https://www. business. gov. au/risk-management/emergency-management/coronavirus-information-and-support-for-business/government-assistance-for-business.

②　浦文昌.日本中小企业政策的经验与启示[N].中华工商时报,2019-10-17(003).

③　王泽彩.美国、日本公共卫生应急管理财政政策的经验启示[N].经济观察报,2020-05-09.

（续表）

补贴项目	补贴对象	补贴金额（日元）
民间金融机构贷款	受疫情影响的小规模事业者	可获得无利息无担保融资（其中销售额在 5% 以上需支付 1/2 信用保证金；销售额在 15% 以上无需支付信用保证金）
社会保险税费减免	受疫情影响收入与往年同期相比减少 20% 以上的企业主	推迟缴纳养老保险费等

资料来源：笔者根据日本厚生劳动省门户网站整理自制

（四）各国财政对企业补贴政策的共同点分析

对比前文罗列的美国、澳大利亚及日本三个国家财政补贴政策的共同点来看，当突发公共卫生事件发生后，财政对企业补贴的侧重点伴随危机发展的阶段而有所不同，通常在前期重点将财政资金投入疫情防控工作中，确保受疫情影响的个人、家庭和社会能够获得充足保障，而当疫情态势得到进一步控制后，财政政策逐渐将重心转移到助力社会经济生活的复苏工作中，尤其是帮助受疫情影响较大的旅游、运输、餐饮以及娱乐服务行业渡过资金链断裂危机，通过财政补助、税费减免等方式降低企业经营成本、增强企业复工复产的信心。各国对于突发公共卫生事件的重视以及对应急财政保障资金的强化，能够帮助本国在危机应对过程中提高效率并最大程度减少社会损失。

二、突发公共卫生事件下财政对企业的补贴政策国内比较和启示

（一）SARS 疫情期间财政对企业的补贴政策

SARS 疫情的暴发对部分行业及中小企业的正常经营产生影响，财政政策的调节和扶持作用在此时得以体现。国务院于 2003 年 5 月 9 日的减轻企业负担部际联席会议中发出通知，决定对相关行业实行减免 18 项行政事业性收费的措施，对用于防治 SARS 疫情的境内外捐赠适当减免税费。[①] 具体补贴政策见表 3-7。

表 3-7　SARS 疫情期间财政对企业的补贴政策

政策名称	政策文号
《财政部国家税务总局关于纳税人向防治非典型肺炎事业捐赠税前扣除问题的通知》	财税〔2003〕106 号

---

① 东北财经大学公共政策研究中心"SARS 与政府公共政策"课题组.突发性公共事件中的政府投入体系建设——源于 SARS 危机的思考[J].经济研究参考,2003(49):17—31.

（续表）

政策名称	政策文号
《财政部关于防治非典型肺炎捐赠物资免征进口税收的通知》	财税〔2003〕110 号
《财政部国家税务总局关于在"非典"疫情期间对北京市经营蔬菜的个体工商户免征有关税收的通知》	财税〔2003〕112 号
《财政部关于对受"非典"疫情影响比较严重的行业减免部分政府性基金的通知》	财综明电〔2003〕1 号
《财政部国家税务总局关于调整部分行业在"非典"疫情期间税收政策的紧急通知》	财税〔2003〕113 号

资料来源：笔者根据财政部门户网站整理自制

中央及各级财政部门出台的救济措施还包括减免收取 15 项政府性基金、对受疫情影响的相关行业减免部分税收、对民航及旅游企业短期贷款实行财政贴息等，此类政策的实施在遏制 SARS 疫情蔓延、帮助企业走出逆境方面产生了积极效果。[①]

（二）新冠肺炎疫情期间财政对企业的补贴政策

新冠肺炎疫情给我国各类企业均带来了不同程度的影响，其中影响较大的如餐饮、电影、旅游等服务性行业，尤其是其中的中小微企业面临着入不敷出、经营倒闭的风险，因而在疫情控制后期，各企业能否顺利复工复产成为关系到民生与社会稳定的重要议题，财政对于企业的补贴政策能够在此时帮助企业渡过难关，为经济发展保驾护航。疫情期间各部门出台的财政支持政策见表 3-8。

表 3-8　新冠肺炎疫情期间财政对企业的补贴政策

政策名称	政策文号
《关于进一步强化金融支持防控新型冠状病毒感染肺炎疫情的通知》	银发〔2020〕29 号
《关于支持金融强化服务做好新型冠状病毒感染肺炎疫情防控工作的通知》	财金〔2020〕3 号
《人力资源社会保障部教育部财政部交通运输部国家卫生健康委关于做好疫情防控期间有关就业工作的通知》	人社部明电〔2020〕2 号
《关于新型冠状病毒感染的肺炎疫情防控期间免征部分行政事业性收费和政府性基金的公告》	财政部国家发展改革委公告 2020 年第 11 号
《关于支持新型冠状病毒感染的肺炎疫情防控有关税收政策的公告》	财政部税务总局公告 2020 年第 8 号

---

① 王家永.财政在抗击"非典"中的作用[J].经济研究参考,2003(54):5—8.

政策名称	政策文号
《关于支持新型冠状病毒感染的肺炎疫情防控有关捐赠税收政策的公告》	财政部税务总局公告2020年第9号
《国家发展改革委办公厅关于疫情防控期间采取支持性两部制电价政策降低企业用电成本的通知》	发改办价格〔2020〕110号
《工业和信息化部关于应对新型冠状病毒肺炎疫情帮助中小企业复工复产共渡难关有关工作的通知》	工信明电〔2020〕14号
《关于切实支持做好新冠肺炎疫情防控期间农产品稳产保供工作的通知》	财办农〔2020〕6号
《人力资源社会保障部财政部税务总局关于阶段性减免企业社会保险费的通知》	人社部发〔2020〕11号
《关于做好新型冠状病毒感染的肺炎疫情防控期间出口退（免）税有关工作的通知》	税总函〔2020〕28号
《国家发展改革委关于阶段性降低企业用电成本支持企业复工复产的通知》	发改价格〔2020〕258号
《国家医保局财政部税务总局关于阶段性减征职工基本医疗保险费的指导意见》	医保发〔2020〕6号
《住房和城乡建设部财政部人民银行关于妥善应对新冠肺炎疫情实施住房公积金阶段性支持政策的通知》	建金〔2020〕23号
《银保监会人民银行发展改革委工业和信息化部财政部关于对中小微企业贷款实施临时性延期还本付息的通知》	银保监发〔2020〕6号
《关于暂免征收加工贸易企业内销税款缓税利息的通知》	财关税〔2020〕13号
《关于应对新冠肺炎疫情进一步帮扶服务业小微企业和个体工商户缓解房屋租金压力的指导意见》	发改投资规〔2020〕734号

资料来源：笔者根据国务院政策文件库整理自制

1. 阶段一：停工停产阶段

（1）金融支持政策

金融支持政策分为三类。首先，扩大受疫情影响小微企业贷款贴息支持范围：对受疫情影响暂时失去收入来源的小微企业，地方各级财政部门在其申请创业担保贷款时优先给予支持。[①]

其次，优化企业融资担保服务。政府性担保机构对受疫情影响程度不同的各类企业分别降低费率，其中对受疫情影响严重的中小微企业降低0.5个百分点，对

---

① 课件联盟.中央及地方应对疫情支持性政策摘编〔J〕.北京石油管理干部学院学报，2020，27（01）：14—17.

疫情期间提供生活服务保障的相关企业,担保费率降至 1.5% 以下,对疫情防控相关企业,担保费率降至 1% 以下。[①]

再次,向疫情防控重点保障企业拨付中央财政贴息。对享受人民银行专项再贷款支持的企业,在人民银行专项再贷款支持金融机构提供优惠利率信贷支持的基础上,中央财政按重点保障企业实际获得贷款利率的 50% 进行贴息(贴息期限不超过 1 年,贴息资金从普惠金融发展专项资金中安排)。[②]

(2)减税降费政策

首先,企业所得税扣除。单位和个体工商户无偿捐赠用于防疫的物资,可以在计算应纳税所得时全额扣除,捐赠自产或购买的货物可以免征增值税、消费税以及各种附加税费;企业为疫情防控而新增的设备购置,可一次计入当期成本,在企业所得税税前扣除。

其次,免征部分行政事业性收费和政府性基金。对新冠肺炎疫情防控医疗器械、医疗药品免征注册费;免征航空公司应缴纳的民航发展基金。

最后,企业生活缴费减免。对疫情期间停工停产的企业放宽电价计费周期和减容(暂停)期限,对疫情期间开工生产的企业不限制用电最大用量。

(3)就业补贴政策

疫情防控期间,各省市对符合条件的春节期间(截至 2020 年 2 月 9 日)开工生产、发放疫情防控急需物资的企业给予一次性吸收就业补贴,对提供职业介绍的人力资源服务机构给予就业创业服务补助。[③]

2.阶段二:复工复产阶段

(1)减税降费政策

首先,阶段性减征缓社会保险费单位缴费部分。对于养老、失业、工伤保险,2—4 月大型企业、民办非企业单位、社会团体予以减半征收;2—6 月中小微企业予以免征;2—12 月对受疫情影响生产经营出现严重困难的企业予以不超过 6 个月的缓缴。

其次,阶段性减征职工基本医保单位缴费,将职工基本医疗保险的缴费部分减半。

再次,返还失业保险费。对受疫情影响较大,面临暂时性生产经营困难且恢复有望、坚持不裁员或少裁员的中小微参保企业,可按 6 个月的上年度本地区月人均

---

① 刘蓉.新冠肺炎冲击下稳定与促进中小微企业发展的政策建议[J].公共财政研究,2020(01):13—19+38.

② 杨小舟.财务体系如何在企业危机管理中发挥更大作用[J].航空财会,2020,2(02):6—9.

③ 人力资源和社会保障部.关于做好疫情防控期间有关就业工作的通知[EB/OL].[2020-02-05]. http://www.mohrss.gov.cn/SYrlzyhshbzb/dongtaixinwen/buneiyaowen/202002/t20200205_358133.html.

失业保险金标准和参保职工人数,返还失业保险费。①

第四,住房公积金缓缴。企业可按规定申请缓缴住房公积金。在缓交期内,职工可以正常支取和申请住房公积金贷款。

第五,企业用电用气降价。自 2020 年 2 月 7 日至 6 月 30 日,对企业按原电价水平的 95% 结算;对企业天然气使用实行淡季价格政策,并考虑到行业差异给予化肥等行业更加优惠的供气价格。

最后,企业房屋租金减免。对租赁国有住房小微企业和个体工商户,实行 3 个月房屋租金减免政策。地方政府对租赁非国有住房的小微企业和个体工商户也提供其他扶持政策;对于以上企业,按现行规定减免当年的房地产税和城市土地使用税。

(2) 就业补贴政策

第一,企业招工岗位补贴。用人单位招用本地区登记失业人员和城乡就业困难人员,依法签订一年及以上期限劳动合同且按规定缴纳职工社会保险、按月足额发放不低于本市职工最低工资标准 1.2 倍工资的,可按规定申请享受岗位补贴。②

第二,职业技能培训补贴。实施职工技能培训补贴和稳岗奖励等财政支持政策,并鼓励地方政府结合本地区企业受疫情影响的情况出台相关财政扶持政策。例如北京出台政策,对享受失业保险费返回和一次性社会保险补贴的企业,根据工作需求组织员工参加 2020 年职业技能培训并累计不少于 40 课时的,对参加培训的劳动者按照每人 1 000 元的标准给予一次性技能培训补贴。

(三) 两次疫情下财政对企业补贴政策的共同点分析

在应对重大突发公共事件时,我国财政对企业的支援政策主要包括常规的财政补贴、税费优惠,政策取向体现了"增支减收"的应急财政理念。通过两次重大疫情中的财政反应,可以窥见出我国财政在企业支援政策中的几个共同点:第一,政策发布与反应遵循疫情发展的阶段性特征,前期聚焦于疫情防控过程中的医疗救治和生活保障问题,财政部等部门出台一系列财政对策以资助和支持疫情防控重点保障企业,后期聚焦于社会复工复产环境下的企业经营与稳岗就业问题,从减少财政收入作为切口,采用减税降费等政策进一步降低企业经营成本;第二,政策制定与执行上考虑行业、地域差异而有所倾斜,如新冠肺炎疫情中中央财政加大对湖北等重点区域的扶持力度以促进重灾区在经济恢复等工作中稳步推进,同时政策补贴适度向因农产品对接不畅而出现滞销问题的部分贫困地区倾斜,以确保农产

---

① 刘蓉.新冠肺炎冲击下稳定与促进中小微企业发展的政策建议[J].公共财政研究,2020(01):13—19＋38.

② 如何领取稳岗补贴[J].工会博览,2020(11):31—32.

品供应链不断链；[1]第三，政策出台具有临时性和应急性，两次疫情中财政对企业采取的补贴政策同属于突发事件下的应急财政保障安排，但政策的预防性不足导致在疫情发生后各部门出台的政策略显分散化，而在中央财政和地方财政的分工关系方面表现出政策的责任指向性不明确，属地化财政管理原则客观上会导致财政资金浪费现象。

第四节　突发公共卫生事件下财政转移支付和补贴政策创新

一、国内外财政转移支付和补贴政策创新的启示

（一）国外财政转移支付和补贴政策创新的启示

国内外财政政策的实践经验表明，充足的应急准备资金、全面的应急援助举措、完善的应急保障体系是降低突发事件社会风险、保障本国国民生活稳定的必要手段。通过梳理美国、澳大利亚及日本三国在突发公共卫生事件中的财政应对举措，可以总结出以下三方面的借鉴之处。

第一，健全应急财政管理联动机制，明确公共财政行为主体的事权责任，建立政府部门间的多级联动反应预案。突发公共卫生事件发生后往往会牵一发而动全身，从中央制定决策到地方政府落实，其中的每一环都必须紧跟危机转化的反应，但由于我国财政管理体制不健全，政府间事权划分不清晰不稳定，由此在突发公共事件发生后地方财政的反应往往存在滞后性、被动性与消极性。[2]从美、澳、日三国实践看，要想保证财政补贴政策落实到位，纵向上要明确公共财政的责任划分，发挥中央财政和地方财政的权利与义务需遵照相应的法律法规作为执行依据，对应急财政补贴政策中的关键问题常态化、法律化；横向上要确定各政府部门的信息沟通渠道畅通，对于突发事件中选择部门专项负责还是跨部门协作负责需要有清晰的定位，通过信息联动保证财政资金的发放能够及时到位。

第二，完善应急财政补贴项目体系，提高财政补贴政策的覆盖人群和覆盖范围，在对受灾重点地区加大政策倾斜力度的同时，保证财政补贴政策的公平性和及

---

①　白彦锋，李泳禧.重大疫情下的财税政策研究——对美国经验的借鉴与启示[J].财政科学，2020（02）6—16.

②　崔军，杨琪.政府间应急财政责任分担机制的借鉴与启示——基于美国和澳大利亚的经验[J].中国行政管理，2013（05）：86—90.

时性。从澳、日两国应急财政补贴政策的实施情况来看,确保国民补贴的公平性和可及性是应急性公共财政的首要目标。尽管我国财政补贴对于个人、家庭和社会作出全方位的考虑,但政策的下行从中央到地方层面仍存在疏漏,同时部分补贴政策未能落于实处,普通群众的生活难处受突发公共事件的影响而放大,公共财政本该在此期间起到"稳定器"的作用,但正是由于政策覆盖面较窄、政策行政性较强,反而增加了群众对于政府财政补贴的疏离感。

第三,建立应急财政补贴准备金机制,提高突发公共卫生事件风险意识,将预算机制纳入财政收支计划中。此次新冠肺炎疫情很有可能发展为常态化、一般性的全球性"流感",基于此,公共财政在预算资金的安排上必须提高风险意识、建立财政补贴准备金从而为应对突发事件留有足够的余地。如美国、日本等国家建立专门的赈灾应急资金,既涵盖一般性的政府转移支付,又为灾后重建提供了资金保障。我国可以从应急财政资金中划拨出专门用以政府转移支付的资金,在突发事件发生后通过财政补贴的方式为受灾严重的地区提供必要的经费支援。①

(二)国内财政转移支付和补贴政策创新的启示

两次非常态化重大突发公共卫生事件为我国应急财政管理带来不可回避的重大挑战。SARS危机暴露出我国公共财政在应对突发事件方面的不足,此后十余年间我国应急财政保障政策体系逐步完善,但此次新冠肺炎疫情的侵袭仍然表明现有的应急财政政策不够全面,公共财政的应急表现体现了事后补救性大于事前预防性。总结财政政策在突发公共卫生事件中的表现,可以得出以下经验。

第一,应急财政补贴政策需要进一步细化标准,以做到制度化、规范化和法治化。2003年SARS疫情之后,学界关于建立健全应急财政保障政策体系的研究未曾中断,尽管部分建议被政府部门采纳并落实到政策安排中,但疫情发生以来一系列的临时性财政补贴政策的出台仍显示了当前我国缺乏健全的应急财政政策体系。对于财政补贴政策的具体事项,通过完善财政补贴法律法规体系,明确财政补贴政策在不同危机程度下应对突发事件的执行标准并以规章制度的形式加以落实,从而提高政策出台的及时性和可信性。

第二,国家公共财政需要考虑财政支出和收入两方协调,以把握财政政策的根本目标。观察两次疫情中的财政表现,公共财政体现出投入与产出不成比例的问题,即突发事件发生后财政加大事后投入的力度以解决公共危机困境,但对于社会而言,财政补贴政策是否落于实处尚且存疑。从出台的各项财政补贴政策看,公共财政对于个人和企业的支持政策或许缺乏民意支持,在执行过程中往往面临针对性不强、受益面狭窄等矛盾,突发事件发生后的公共财政投入更像是一种抽刀断水

---

① 陈玉娟.我国应急财政资金管理研究[D].山东财经大学,2014.

的举措,而非统筹兼顾、标本兼治的良策。

第三,公共财政政策体系亟待建立上行下效的评估机制,借助财政补贴政策的绩效评估,降低社会对于公共财政政策的不确定性而需要承担的风险。政府财政在公共支出领域的决策需要考虑该决策是否科学合理,资源配置是否优化和有效率等问题。综上所述,及时对财政政策进行绩效评估能够帮助公共财政及时发现政策的适用与否,从而降低社会对于不良政策的承担成本。[①]

二、我国财政转移支付和补贴政策设计

财政作为国家治理体系的重要基础和支柱,始终围绕政府行为展开政策运作。当前我国亟待建立完整有效的应急财政转移支付和补贴政策体系,以提高财政应对突发公共事件的能力。SARS疫情以后,国务院将"一案三制"——应急预案、应急体制、应急机制、应急法制概括为我国突发公共事件应急管理体系的核心内容。[②] 从财政视角来看,应急财政政策体系可以延续"一案三制"的治理理念,但在财政政策的具体安排中,从事前、事中、事后三个层面加入更多公共财政政策的考量。

(一)事前:健全应急性财政补贴预案,建立应急财政补贴准备金制度

随着近年来突发公共卫生事件的发生频率增加,公共财政对于化解公共危机的重要性愈发突出。尽管我国在应急财政资金的预备方面作出基本的设置,但在财政补贴这一占比较高的财政支出问题上,由于缺乏对资金进行专门性的管理与安排,财政补贴政策的稳定性与延续性受到极大的限制。从国际经验来看,充足且高标准的资金准备对于防范重大疫情风险具有良好的应急作用,将直接关系到社会风险能否及时化解。此外,应急预案作为一种事前防范手段,能够帮助政府部门在应对突发事件时临危不乱、沉着应对,以预案为底稿进行政策的灵活调整,节省政策制定的踌躇时间。因此,我国可以考虑在现有应急法律法规的基础上,根据突发事件的不同影响程度健全应急性财政补贴预案,建立应急财政补贴准备金制度,同时在经济稳定的环境下鼓励多渠道筹集资金、运营资金,从而扩大资金收益。

(二)事中:调整应急性财税政策体系,建立重大突发事件财税响应机制

突发事件发生后我国政府部门出台一系列财税政策,对个人、家庭及企业走出疫情困境发挥了不可替代的作用,但总体而言,我国财税政策体系仍有待调整和完善,政策出台的临时性、分散化以及政策落实后体现的"理想与现实的差距",无一不显示出应急性财税政策体系亟待纳入统一规范的标准之中。建立重大突发事件财税响应机制的必要性主要表现为:第一,现有税收优惠的分散与临时无法解决部

---

① 王家永.财政在抗击"非典"中的作用[J].经济研究参考,2003(54):5—8.
② 涂譞.突发公共卫生事件应急管理体系研究:美国经验的审视[J].改革与开放,2011(04):88.

分企业及行业实质性的资金链断裂问题；第二，减税降费政策的补贴范围和方式过窄，且因各地方财政的实际财力差异而影响到地方企业的补贴力度。

基于此，我国可以建立中央和地方分层级的重大突发事件财税响应机制，由国务院制定国家突发事件总体财税政策应急预案，地方财税部门根据各自的职责和国务院相关应急预案，制定突发事件的地方财税政策应急预案，当相关国家机关宣布突发事件响应级别时，财税部门将立即启动对应级别的财税政策应急预案。①

（三）事后：追踪应急性财政补贴效果，建立财政补贴社会效应评估机制

公共财政需要考虑到财政补贴的效果是否到达财政预期目标，因此对公共财政的事后评估应当重点涵盖政策效果评估，以帮助决策者在下一次突发危机中从善如流地应对危机。从财政补贴政策的实施情况来看，存在补贴到位与否两个层面的问题。在财政补贴到位的情况下，公共财政政策制定者需要通过综合性、网格化的财政评估系统追踪应急性财政补贴实施效果，因此有必要建立财政补贴社会效应评估机制，如利用大数据及人工智能手段对享受应急性财政补贴的企业或行业进行数据整合，通过分析企业资金流动状况及其他经营情况综合判断补贴政策的效果如何；此外，通过应急性补贴政策加大对突发事件催生的新兴行业的支持，以患为利，从危机中寻找产业更迭的机遇，通过财政补贴社会效应评估机制判别新兴行业的发展前景等。而在财政补贴不到位的情况下，公共财政政策制定者则需要从中央财政和地方财政两个层级对政策的出台、下行和执行这一整个过程进行评估，借助政策评估和问责机制防范政策制定过程中的风险问题。

---

① 薛伟，张凯.重大突发疫情事件的财税政策思考：建立应急响应机制［EB/OL］.［2020-05-07］. https://www.sohu.com/a/393445327_686826? spm=smpc.author.fd-d.14.1595324831912aGffjQi.

第四章 突发公共卫生事件下税收政策比较与创新研究

第一节 我国税收制度现状介绍

一、我国税收制度体系

税收是国家公共财政最主要的收入形式以及来源。我国现有税种从整体上来说,按照征税对象可分为流转税(商品税)、所得税、财产税、资源税、行为税,按照征税管理体系可分为工商税类、关税类、农业税类,按照税收收入的支配权限可分为中央税、地方税和共享税。[①] 表 4-1 具体列出了税种及其征缴层次。

表 4-1 我国现行主要税种及其征缴层次

税类	税种	中央税	地方税	共享税
所得税类	个人所得税			是
	企业所得税			是
商品税类	增值税			是
	消费税	是		
	关税	是		
房产税类	房产税		是	
	土地增值税		是	
	城镇土地使用税		是	
	耕地占用税		是	

---

① 根据《中华人民共和国土地增值税暂行条例》《中华人民共和国消费税暂行条例》《中华人民共和国营业税暂行条例》《中华人民共和国资源税暂行条例》《中华人民共和国土地增值税暂行条例》《中华人民共和国城市维护建设税暂行条例》《中华人民共和国车辆购置税暂行条例》《中华人民共和国印花税暂行条例》《中华人民共和国契税暂行条例》《中华人民共和国耕地占用税暂行条例》《中华人民共和国烟叶税暂行条例》《中华人民共和国船舶吨税暂行条例》等总结。

税类	税种	中央税	地方税	共享税
其他税类	资源税			是
	印花税			是
	车辆购置税	是		
	契税		是	
	车船税		是	
	环境保护税		是	
	城市维护建设税			是
	船舶吨税	是		
	烟叶税		是	

资料来源：笔者自制

二、所得税类及其税率介绍

税法规定的所得额，是指纳税人在一定时期内，经过生产、经营等环节，扣除必要耗费后可用货币计量的收入。[①] 所得税具有以下几方面的特点：（1）对净所得征税。区别于营业税对经营收入征税，所得税的课税对象是纳税人净所得或者纯收入；（2）税负不易转嫁。所得税因其对纳税人的最终收益征税，使得纳税人直接成为负税人，并通过税负调节其收入；（3）体现税收中性。所得税的高低变化对国家生产和经济不产生直接影响，只对不同企业、不同个人的收入水平产生调节作用，因此不会影响市场资源的优化配置；（4）计征复杂，征管难度大。一方面是求得作为计税依据的"净收入"要经过复杂计算，另一方面是税率计算实行累进制，造成在计算层面征税成本的提高。

（一）企业所得税

企业所得税是我国所得税类中极其重要的组成部分，尤其是我国经济发展进入新常态后，"企业所得"作为重要的课税对象，也面临着税负过重的矛盾。《中华人民共和国企业所得税法》规定，企业所得税的税率为25%，而对于非居民企业适用20%的税率[②]。除此之外，在明确税率和税收范围的基础上，也做出了一些税收优惠的规定。

[①] 税收法律制度[DB/OL]．[2020－11－05]．https://max.book118.com/html/2015/0520/17364272.shtm.

[②] 流转税法律制度[DB/OL]．[2020－11－05]．https://www.doc88.com/p-146858832808.html.

（二）个人所得税

个人所得税是以个人取得的各项应税所得作为征税对象所征收的一种税。[①]作为我国税收收入的主要来源，个人所得税的相关法律起源于 1981 年，并经过六次修改，形成目前具有分类征收、累进税率与比例税率并用、费用扣除范围宽泛特点的税制体系。2018 年 10 月，个税免征额由每月 3 500 元调至每月 5 000 元，这也体现了我国社会主义市场经济发展中，人民的收入水平不断提高。

根据《中华人民共和国个人所得税法》的规定，应纳税的个人所得包含工资薪金所得等 11 项内容。居民的综合所得按纳税年度合并计算；关于经营所得，是对收入总额扣除必要成本后按照 5% 至 35% 的超额累进税率进行计算。除了关于课税对象和税率的规定之外，涉及教育、医疗、住房等民生领域的税收扣除也体现了个人所得税起到调节居民收入的作用。

三、商品税类及其税率介绍

商品课税，也称为流转税，是指对生产、消费的商品或提供的劳务所课的税。作为当代税收三大体系的重要组成部分，与财产税、所得税相比，商品课税更具有广泛性和复杂性，在我国主要包括增值税、消费税和关税。

（一）增值税

增值税是对在我国销售货物的单位和个人进行征收的。由传统的营业税转变而来，体现了由向商品劳务全额课税转变为向流转金额课税。经过不断修改，我国增值税税率设置也在借鉴国际经验的基本税率、低税率和零税率三档标准上进行了调整。

在旧的税制下，营业税和增值税同时存在和运作，给我国税制带来了不可避免的重复征税缺陷。增值税转型改革从 2004 年开始，国家尝试逐步取消营业税。上海于 2011 年成为"营改增"的第一个试点城市，随后改革试点扩展到八个省份。2016 年 5 月 1 日，"营改增"在全国全面推广，全行业的纳入使得增值税抵扣链更加完整。2018 年 10 月 30 日，营业税正式退出我国历史舞台。

（二）消费税

消费税是以消费品的流转额作为征税对象的各种税收的统称，是政府向消费品征收的税项，可从批发商或零售商征收，具有征税范围有选择性、价内税、征税环节有单一性、税款最终由消费者承担的特点[②]。

相较于增值税是在多环节进行征税，消费税的征税环节相对单一，《中华人民共和国消费税暂行条例》从生产、进口、零售和批发环节对消费税的征收做出了规定（图 4-1）。

[①] 税收法律制度［DB/OL］.［2020－11－05］.https://max.book118.com/html/2015/0520/17364272.shtm.

[②] 吴一凡.主要税收收入对四川省城镇居民消费水平的影响［J］.区域治理，2019(34)：213—215.

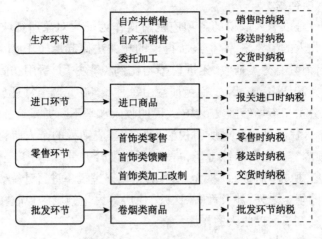

图 4-1　进出口货物所需税费

（三）关税

关税作为最高行政单位指定的高级税种，是外贸发达国家的重要收入。关税以"进出关境或国境的货物以及物品"为课征对象，在征收上具有强制性，在税率设置上具有复式性特征，即指我国根据进口货物和原产国的不同而实行不同的税率。当一国有进出口货物时，除去需要缴纳增值税、消费税、船舶吨税等其他税费，最主要的就是要遵循该国的关税税则，缴纳关税（图 4-2）。

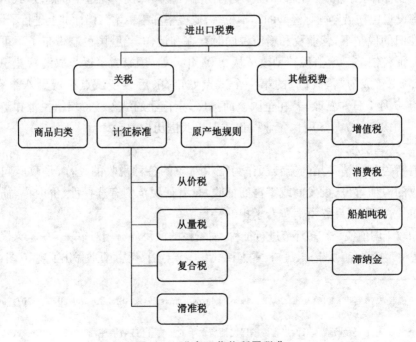

图 4-2　进出口货物所需税费

四、房产税类及其税率介绍

房产税是对房屋的出售价值或出租房屋的租金收入征收的一种财产税。[1] 其征税对象是生产经营用房或出租的房产。我国的住房问题一直是牵动民生的重要话题，因此房产税的规定和改革也备受关注。

（一）传统房产税

20 世纪 70 年代，我国进入社会主义市场经济建设后，对商品房的税收征收做出了相应的调整。国务院颁布的《中华人民共和国房产税暂行条例》规定"房产税依照房产原值减除 10%—30% 后的余值计算缴纳"，具体的减除比例由地方政府进行规定，对于无法得到房产原值的，由房产所在地税务机关参考同类房产核定，从价计征税率 1.2%，该房产税对居民自住房不征收[2]。

（二）房产税改革

20 世纪 80 年代，福利分房制度还是居民获取住所的主要途径。随着我国房地产市场迅速发展，房地产成为新的经济增长点，全国各大城市房价攀升，除了居住用途，房产还被赋予了升值的功能，由此带来了住房难、房价贵等诸多问题。政府也更加重视"房产税"这一可以抑制房价的重要税收工具。

在 2011 年，我国以上海和重庆为试点，开始了对个人所有非经营房产进行房产税征收。上海市的改革侧重于对房屋所有者的条件进行限制，而重庆市侧重于在房屋类型划分基础上规定购买者的条件，除此之外，两地在免税面积、征税税率以及实施的房产税优惠政策上也存在差异，具体如表 4-2 所示。

表 4-2　上海市和重庆市房产税改革的比较

	上海	重庆
征收对象	二套房所有者 非上海市户籍的购房者	别墅/高档住宅 家庭第二套及以上普通住房
免税面积	60 m²/人	100 m²/户
征税税率	0.6%	0.5%、1%、1.2% 三个档次
税收优惠	成年子女购置新房 外地户籍人员因工作等原因购置新房	购房面积在 100 m² 以上的 部分享受一定的优惠

五、其他税类介绍

除以上主要税种外，我国还在资源开采、经济交易活动、城市建设发展等方面

---

[1]　税收概论[DB/OL].[2020-11-05].http://www.docin.com/p-441911710.html.

[2]　资料来源：国务院 1986 年 9 月 15 日发布的《中华人民共和国房产税暂行条例》。

征税。其中,资源税是以各种自然资源及其级差收入为课税对象的一种税类,在我国,资源税的征税范围包括原油、天然气、煤炭、其他非金属矿原矿、黑色金属矿原矿、有色金属矿原矿以及盐[①]。城市维护建设税是在缴纳过增值税和消费税的基础上,以此为依据再次进行征税,并将税款用于城市等的维护建设。相较于其他税种,城市维护建设税具有一定的依附性、目的性。在我国,城市维护建设税的征收依据地区差异采取比例税率,具体来说,对于市区是 7%、县城是 5%、其他地区为 1%。

第二节　国外突发公共卫生事件下税收政策比较和创新

一、国外突发公共卫生事件下税收政策的经验

国际上应对突发公共卫生事件财税政策比较完善的主要有日本、美国、新西兰、欧盟等发达国家和地区[②],从预防、应对和治疗大规模传染病方面都建立了专门的公共卫生应急管理决策和协调机构;并通过财政经济援助、税收手段对疫情前后的物资供应、生活援助、经济发展等提供支持。

(一)解决疫情期间物资紧缺问题

疫情期间最为紧缺的就是医疗资源,而供应渠道一方面来自本国生产,另一方面来自国外捐赠。例如,北美洲 2009 年暴发甲型 H1N1 流感,疫情主要是从墨西哥开始暴发,之后扩散到北美洲主要地区和世界上大部分地区,成为国际关注的公共卫生事件。墨西哥虽然是发达国家,但是其国内的医疗资源供应远远不能满足,主要还是依靠进口物资来抗击疫情。因此,在疫情暴发初期,墨西哥政府部门就颁布了税收减免法令,针对进口防疫所需医疗物资的行为给予进口税收减免,如对防控甲型 H1N1 流感病毒的医疗设备、外科设备以及其他医疗产品免征进口增值税和关税,进口瓶装工业酒精(每瓶不超过 20 升)免征消费税。[③]

再如埃博拉疫情期间,受灾的主要是发展中国家,其本国医疗卫生发展滞后,加上重大突发公共卫生事件的冲击,在人力、物力、财力等各个方面都难以抵抗,因此对于这些国家在应对重大突发公共卫生事件时更多的是依靠来自世界各地的捐助。为了鼓励美国民众积极捐助,美国国内收入署发布第 2014—65 号通知和第 2014—68 号通知。首先是向埃博拉疫情受灾地区捐款的美国人可以免除美国税

---

① 税收概论[DB/OL].[2020-11-05].http://www.docin.com/p-441911710.html.

② 杨京钟.财税政策与抗灾救灾国际经验与启示[J].中国软科学,2010(04):34-41.

③ 李娜.支持疫情防控税收政策国际比较分析[J].国际税收,2020(04):13-16.

法典第 139 条中规定的征税款项；其次是对于个人纳税人放弃的病假、假期等，由雇主以折现的形式向慈善组织捐款，用于对埃博拉疫情的应对。

（二）解决企业运营和个人生活问题

对于具有极强传染性的疾病，需要限制人员外出和流动，对于企业来说，一方面员工无法到岗导致产品供给不足，另一方面居家的生活方式和疫情的消费冲击导致需求不足，这样就对企业正常经营造成了障碍。同时疫情期间的经济低迷导致居民生活收入的中断并难以为继，因此需要税收对企业和个人进行减负。如 H1N1 流感期间，墨西哥的经济受到疫情的严重冲击，政府部门在做好疫情防控的基础上，在流感疫情进入比较平稳阶段时，颁布了鼓励纳税人开展经济活动和恢复国家经济生产的税收优惠措施。尤其是针对旅游业这一重要的国民经济支柱产业，与此同时还对和旅游业息息相关的航空、邮轮、酒店、餐饮等从业者提供了大量税收减免优惠措施，为其减免应缴纳的工资税收和社会保障金。

（三）解决国家财政收入下降问题

在应对重大突发公共卫生事件过程中，国家财政发挥着重要的作用，一方面是为支持抗疫的大量财政支出，一方面是经济低迷阶段导致的财政收入萎缩，这两方面的作用使得解决国家财政收入下降问题成为疫情过后的阵痛。例如，受埃博拉疫情影响，西非国家经济状况进一步恶化，国家税收收入也大幅下降。塞拉利昂政府制定了一个为期三年的经济复苏计划，通过税收优惠引进外资和加强征管监督力度双管齐下的方式，优化国内财政困境。

二、国外应对新冠肺炎疫情的税收政策创新介绍

此次新冠肺炎疫情暴发，对于经济的影响并不低于疾病的影响，国外受疫情影响的国家也纷纷出台多项税收政策。2020 年 4 月 7 日，日本政府颁布了加强新冠肺炎疫情防控的税收政策，并将其作为应对新冠肺炎疫情采取的紧急经济援助计划的重要组成部分。在所得税方面，允许总收入明显下降的企业缴纳国税、地方税和社会保障缴款的时间延长一年，而无需抵押和缴纳滞纳金。在商品税方面规定，注册资本不超过 1 亿日元的中小企业可以通过净经营亏损向前结转进行退税；净经营亏损向前结转制度适用范围将扩大至注册资本不超过 10 亿日元的中型企业；这些措施将适用于在 2020 年 2 月 1 日至 2022 年 1 月 31 日之间产生的净经营亏损。在其他税收方面，日本规定在 2020 年 2 月至 10 月间的三个月内，如果中小企业的营业收入减少了 30%—50%（与上年同期相比），在计算应缴纳的房地产税和城市规划税时，税基将减半征收。如果中小企业的营业额下降了至少 50%，则税基将降至零。对金融机构向受新冠肺炎疫情影响的经营实体提供优惠贷款的合同文件，免予征收印花税。

2020 年 3 月 27 日，美国通过了《新型冠状病毒援助、救济和经济安全法案》，明确提出了应对新冠肺炎疫情的税收政策和国税局的征税指引。① 首先，美国联邦税申报及纳税期限延迟，延迟本应在 2020 年 4 月 15 日提交的税款到 2020 年 7 月 15 日。其次，向以前年度结转营业亏损以获得税收返还。允许 2018 年、2019 年和 2020 年产生的净营业亏损向以前五个纳税年度结转，并且暂时停止对于净营业亏损抵扣额不得超过应纳税所得额 80% 的限制至 2020 年。再次，对商业利息扣除的限制。商业利息扣除的限制，把 2019 年、2020 年的净商业利息扣除限制从经调整应税所得额限制的 30% 调整到 50%，这可以为许多纳税人节省和退还大量税款。第四，合格改善性资产的 100% 额外折旧扣除。纳税人可以就用于合格改善性资产的资本支出在第一年一次性费用化扣除 100%。第五，新冠病毒导致的损失。在现行的美国税法下，纳税人可以在上一年的所得税申报表上抵扣灾害造成的损失。最后，企业的替代性最低税抵免。在 2020 年 12 月 31 日前，允许纳税人提出申请，要求返还其 2018 纳税年度的所有最低税收抵免额。

在这特殊时期，欧洲国家纷纷出台了一些延缓缴税政策。英国将递延所有 2020 年 3 月 20 日至 6 月 30 日到期的增值税，截止日期推迟到 2020 年纳税年度结束之前。德国增值税支付减免以及任何税务事务的变更将根据纳税人的申请逐案商定。西班牙允许 2020 年 3 月 13 日至 5 月 30 日到期的 30 000 欧元以下的应纳税额增值税申报延期缴纳税款，但需满足三个条件：延期的期限为 6 个月；在 2019 年公司的营业额必须少于 600 万欧元；以及前三个月无需支付增值税迟付利息。对于财政注册地、法定地址或营业地址在意大利且增值税申报表应在 2020 年 3 月 8 日至 5 月 31 日之间到期的所有企业，意大利提出都将其推迟到 2020 年 6 月 30 日。提供延期缴纳增值税税款的申请且不收取任何利息。波兰推迟了 SAF-T 增值税报告的延期，以缓解在疫情期间受到影响的企业的运营压力。

第三节　我国突发公共卫生事件下税收政策比较和创新

一、我国应对 SARS 事件的税收政策介绍

2003 年在广东率先暴发的"非典"疫情成为我国应对重大突发公共卫生事件的重要经历。此次疫情尤其对广东的第三产业造成了巨大的影响。针对上述情况，2004 年广东地税部门出台了一系列税收优惠措施，旨在缓解疫情带来的经济

---

① 张宇燕，倪峰，杨伯江，冯仲平.新冠疫情与国际关系［J］.世界经济与政治，2020(04)：4—26＋155.

冲击、恢复经济活力。当时我国尚未开始"营改增"改革,因此对商业的恢复政策主要是通过提高营业税起征点,提高租赁业起征点至 1 000 元,相较于疫情前提高了25%,而其他行业提高至 2 000 元。

当 SARS 疫情扩大到全国范围后,国家层面的税收政策也相继出台。具体措施如表4-3 所示。

表4-3　"非典"期间我国国家层面税收政策

税收种类	针对对象/行为	具体政策
增值税	拍卖捐赠的物资	免受增值税
所得税	医务人员/防疫工作者	免征个人所得税
关税	境外捐赠	免征进口关税
城市维护建设税	受疫情影响的第三产业从业人员	减免营业税、城市维护建设税等
城镇土地使用税	因疫情被征用的场所	减半征收城镇土地使用税

在当下新冠肺炎疫情再次引发国民对重大突发公共卫生事件关注的背景下,再回顾 17 年前的"非典"疫情,当时许多税收政策值得借鉴,尤其是对于第三产业的税收优惠政策,不仅涉及营业税、城市维护建设税、教育附加费等多类,减税力度和适用范围也大大给予了企业复苏的支持。

二、我国应对新冠肺炎疫情的税收政策介绍

2020 年初出现的新型冠状病毒感染的肺炎疫情与 2003 年的"非典"疫情相比,其影响更加广泛和深远。面对新冠肺炎疫情防控的严峻形势,我国出台了多项政策,为疫情防控、物资供应、复工复产等工作提供支持和引导(表4-4)。

表4-4　我国中央层面在新冠肺炎疫情期间出台的税收政策

出台时间 (2020 年)	政策名称	文号
2月1日	《关于防控新型冠状病毒感染的肺炎疫情进口物资免税政策的公告》	财政部公告 2020 年第 6 号
2月6日	《关于支持新型冠状病毒感染的肺炎疫情防控有关税收政策的公告》	财政部公告 2020 年第 8 号
2月6日	《关于支持新型冠状病毒感染的肺炎疫情防控有关捐赠税收政策的公告》	财政部公告 2020 年第 9 号
2月6日	《关于支持新型冠状病毒感染的肺炎疫情防控有关个人所得税政策的公告》	财政部公告 2020 年第 10 号

出台时间 （2020 年）	政策名称	文号
2 月 10 日	《关于充分发挥税收职能作用助力打赢疫情防控阻击战若干措施的通知》	税总发〔2020〕14 号
2 月 20 日	《关于阶段性减免企业社会保险费的通知》	人社部发〔2020〕11 号
2 月 20 日	《关于做好新型冠状病毒感染的肺炎疫情防控期间出口退（免）税有关工作的通知》	税总函〔2020〕28 号
3 月 13 日	《关于延长 2019 年度代扣代收代征税款手续费申报期限的通知》	税总函〔2020〕43 号
5 月 9 日	《关于应对新冠肺炎疫情进一步帮扶服务业小微企业和个体工商户缓解房屋租金压力的指导意见》	发改投资规〔2020〕734 号

（一）支持防护救治

疫情暴发后，首先进入公共管理环节的就是"救治"，以及围绕治疗的相关人员、物资安排。政府针对"救治"阶段出台了相关的税收政策，对于"救治"阶段的人力资源提供，主要是对疫情防治临时性工作补助和奖金免征个人所得税，此项政策相较于 2003 年"非典"期间的个人所得税减免，不仅拓展了疫情防治人员的辐射范围，还体现了全民抗疫的重要地位。这意味着不只是在疫区一线的防疫人员，甚至所有与防疫工作相关的人员，都有可能获得不同程度的免税支持。此外，关于"单位发给个人用于预防新型冠状病毒感染的药品、医疗用品和防护用品等实物（不包括现金），不计入工资、薪金收入，免征个人所得税"[①]这条规定，其实是把疫情期间与救治、防控有关的税收优惠政策拓展到了所有公民的个税优惠政策范围，不仅体现全民关注的政策导向，更是把疫情防控上升到全国范围的要求。

（二）支持物资供应

我国抗击疫情的物资提供主要是来自国内企业的生产，因此在税收政策上，在企业层面，为了保障防疫物资供应充足，对提供疫情防控重要物资的企业全额退还增值税增量留抵税额，同时对扩大产能购置设备的企业允许企业所得税税前一次性扣除[②]。防疫物资的提供还有一部分依赖于进口，所以我国提出对卫生健康主管部门组织进口的直接用于防控疫情物资免征关税。对纳税人提供防疫物资带来的运输收入、提供物资快递和配送服务带来的收入都免征增值税。这也体现出了在应对重大突发公共卫生事件中，我国的税收政策关注到产业和行业的变化，更关

[①] 新冠肺炎疫情防控财税优惠政策汇总[J].新理财，2020(Z1)：8—13.

[②] 新冠肺炎疫情防控财税优惠政策汇总[J].新理财，2020(Z1)：8—13.

注到涉及便民服务的领域。

（三）鼓励公益捐赠

对于鼓励公益捐赠的税收政策主要体现在"税前扣除"的方式，主要是通过以下两种方式：一是对捐赠抗疫物资及现金的个人和单位允许企业所得税和个人所得税全额扣除，二是对直接向承担疫情防治任务的医院捐赠应对疫情物品允许企业所得税或个人所得税税前全额扣除①。与之前规定相比，此次颁布的税收政策在捐赠金额上放宽到全部捐赠，在捐赠对象上放宽到直接捐赠的范畴。这说明此次疫情与经济发展紧密相连，一方面是疫情防控促进了防疫物资供给行业的发展，另一方面这些行业通过国家税收的扶持和鼓励，也对后疫情时代经济发展做出贡献。

（四）支持复工复产

此次疫情暴发正值 2020 年春节假期，我国除了适当延迟假期，还加紧部署了做好疫情防控情况下的复工复产。疫情发生以来，国家先后出台了 5 批 23 项税费优惠政策，分别聚焦疫情防控、企业减负、维稳外贸等方面，②③④涵盖所得税、增值税、消费税、关税、社会保险费等多项税费种类，并通过减税、免税、税前抵扣、全额退还、延长结转年限等多种方式鼓励在疫情期间有困难的企业复工复产。具体涉及以下几项：对于困难行业在 2020 年度发生亏损的，最长结转年限延长至 8 年；对于中小微企业，阶段性减免增值税；对于个体工商户，鼓励通过减免城镇土地使用税等方式缓解租金压力；在社保费用方面，以阶段性减免缴费为主。当然，除了需要对各类企业进行扶持，还需要对员工和家庭进行帮助，因此除了税收政策，政府主要采取了中央和地方财政补贴的手段。

与 2003 年的抗疫经验相比，此次新冠肺炎疫情的暴发更加迅速、广泛，但是我国为应对疫情的税收政策也更加及时、有效。此次防控在纵向上体现停工停产期间的"维稳"特点和复工复产期间的"促进"特点。在横向上首先是创新举措，通过税收政策防范出现因疫情而带来的规模性失业风险。比如，此次阶段性的减免企业社保缴费是应对疫情这一突发事件所采取的一项特殊措施，也是我国社会保障历史上的第一次⑤；其次是从全国的范围来看，坚持分区、分类、分级管控的要求，相应措施考虑到不同地区、不同行业的差异性需求，有针对性地对困难行业和中小微企业加大扶持力度，尤其是对于被纳入税收优惠政策的困难行业名单做适时调

---

① 新冠肺炎疫情防控财税优惠政策汇总[J].新理财,2020(Z1):8—13.
② 张菀航.减税降费加码更积极财政政策大有可为[J].中国发展观察,2020(Z5):7—10.
③ 寇有观.常态化疫情防控下积极发展经济[J].办公自动化,2020,25(09):8—9+21.
④ 刘钰.新冠肺炎疫情背景下突发公共卫生事件的税费优惠政策研析[J].就业与保障,2020(05):188—190.
⑤ 林嘉,陈靖远.新冠肺炎疫情防控期间就业促进的制度应对[N].中国劳动保障报,2020-03-07(003).

整,体现出疫情发展不同阶段政策应对的灵活性。可见我国在应对重大突发公共卫生事件时的税收政策考虑得更加全面,体现精准化治理。

三、我国应对重大突发公共卫生事件的税收政策建议

(一)后疫情时代的税收政策要更加适度和精准

我国当下宏观经济遇到的问题,需要经济体制自身具备完善的调节机制才能克服,而对于经济问题的解决,既不能用药过猛,出台大量有冲突性、不成熟的政策,亦不能放任不管,靠经济体制自身适应和调节。因此,在应对重大突发公共卫生事件时所出台的应急性税收政策应该相应地配备"退出机制",做好疫情处理与正常治理的衔接。此外,税收政策的出台主要是为了"刺激"经济发展,但是在经济活力和总量有限的前提下,这种刺激手段不应求"多",而应求"精",在经济恢复正常增长水平后,税收政策的刺激力度宜随之逐渐降低。

(二)减税降费成为制度性安排

我国针对中小微企业的减税降费政策一直以来存在力度不够、实际效果不明显等问题,此次受疫情冲击最大的便是中小微企业,所以后期国家应把制度性安排和阶段性安排结合起来,加大减税降费力度。对于制度性安排,应该继续保持和优化,如继续下调增值税税率和企业养老保险费率;对于阶段性政策,应该适度和有弹性,如免征类政策主要是帮助企业渡过暂时的难关,不能完全依赖这些措施来恢复经济[1],避免发生先前突发公共卫生事件结束后,发展中国家面临的财政危机。

(三)使"新基建"成为经济恢复的着力点

"新基建"即新型基础设施建设,其显著特征就是利用新技术如互联网、大数据、云计算、人工智能等,将其转化为基础设施,同时满足社会关于数字治理的新需求。在疫情防控中它们起到的作用甚为明显,比如健康互认、网购、云课堂、远程医疗、在线办公、病情筛查、有序复工复产等等。在后疫情时代,国家财政政策应该瞄准"新基建",向能够扩充经济体量的新领域发力,要把税收优惠政策向这些领域倾斜。

---

[1] 石英华.应对疫情冲击财政政策更加积极有为[N].每日经济新闻,2020-05-26(009).

第五章　突发公共卫生事件下养老保障政策比较与创新研究

第一节　我国养老保障政策现状介绍

社会保障是一个古老的话题,其历史可以追溯到中世纪的英国。随着人口老龄化趋势的不断加深,养老保障在社会保障制度中的作用也越来越凸显出来。

一、养老保险

(一) 内涵

养老保险是指国家和社会通过相应的制度安排为劳动者解除养老后顾之忧的一种社会保险[①],其目的是降低劳动者因年老而失去生活来源的风险,提升老年人的晚年生活质量,主要通过劳动者退休后为其提供相应的收入保障的形式。

几乎每个人的一生都会经历老年的阶段,劳动者在老年阶段时往往已经达到法定的退休年龄,退出劳动岗位,与社会的密切连结减弱,失去稳定的收入来源,因此在这个阶段,劳动者在青年时缴存的养老金就会对其老年生活起到保障作用,这也就决定了劳动者对养老保险需求的普遍性。此外,老年阶段自身风险因素较多,如身体机能衰弱,抵抗力下降,很多老人患有不同程度的慢性病,因此有无养老保险对老年人的生命生活质量有明显的影响。养老保险待遇较高且缴费时间长,一般要求年轻人在刚刚参加工作时就进行养老金的积累,通常长达十几年,有的甚至二十年,并且随着生活水平的提高,人均预期寿命不断延长,老年人的比例不断增高,领取养老金的时间也随之加长,所以我国的养老保险呈现出一定的重要性与复杂性。一般来说,目前我国的养老保险制度主要包括基本养老保险、补充养老保险以及商业养老保险。

(二) 我国养老保险的内容

养老保险是目前我国最完善的社会保险制度。其覆盖范围最广,包括城镇职工和城乡居民养老保险;其保险基金也分为由企业缴费的社会统筹基金与由劳动

---

① 刘欣欣.河北省基本养老保险制度全覆盖的问题及对策[D].河北大学,2011.

者个人缴费的个人账户基金;只要达到国家法定退休年龄并且缴费期限满 15 年便可领取。个人达到法定退休年龄且累计缴费满 15 年的,按月领取基本养老金,不足 15 年的,可以缴费至满 15 年,按月领取基本养老金,也可以转入新型农村社会养老保险或者城镇居民社会养老保险,按照国务院规定享受相应的养老保险待遇①。在监督和管理上,我国基本养老保险的管理和监督部门为劳动和社会保障行政部门,由事业性质的社会保险经办机构具体经办,但财政部门、审计部门等亦从自己的职责出发,对养老保险基金进行监督②。

我国养老保险在发展过程中也显示出一些问题:(1)人口老龄化趋势加快,未来的老年人抚养比将持续上升,养老金将出现较大缺口;(2)由于 20 世纪 70 年代计划生育政策的推行,一个家庭只能生育一个孩子,长此以往,我国的家庭结构模式也慢慢发生了改变,传统的大家庭格局开始向“4-2-1”式的小型核心家庭转变,家庭的养老功能也在减弱;(3)基本养老保险制度改革困难,基本养老基金的保值增值压力也在持续扩大;(4)我国养老保险体系对第一支柱依赖较大,第二、三支柱力量薄弱。纵观国际社会,建立多支柱的养老保险体系已是全球养老保障制度改革的共识。目前我国的多支柱养老保险体系仍需完善。据有关数据显示,目前我国第二、三支柱的养老保险在养老保险体系中所占的比例相对较低,不利于我国养老事业的展开。我国的企业年金制度作为基本养老保险的重要补充,一般不具有强制性,是由企业自愿建立,一般作为公司福利起到吸引员工、留住人才的作用,虽然早在 2004 年国家主管部门就对企业年金的建立与运行出台了相应政策,但在多种因素的制约下,我国的企业年金发展仍处于起步阶段,仍存在许多问题。商业养老保险虽然近些年发展较为迅速,但由于覆盖面较小等原因,其支持能力也有限。

二、养老服务

我国社会养老服务体系主要包括家庭养老、社区养老和机构养老三种养老服务模式③。养老服务是具有正外部性的准公共产品,但是随着我国老年人口比例上升较快及老龄化程度不断加深,仅凭政府之力已无法满足社会普遍的养老需求。2017 年《国务院关于印发“十三五”国家老龄事业发展和养老体系建设规划的通知》中明确提出要健全以家庭为基础、社区为依托、机构为补充、医养相结合的养老服务体系④。

---

① 刘翠霄.《社会保险法》中的养老保险规定及其实施[J].中国工人,2011(03):24—29.
② 郑功成.社会保障学[M].北京:中国劳动社会保障出版社,2005.
③ 李崇治.社会资本理论视角下的养老服务问题研究:以黑龙江为例[D].黑龙江省社会科学院,2016.
④ “十三五”国家老龄事业发展和养老体系建设规划[EB/OL].[2020-07-11].http://www.gov.cn/xinwen/2017-03/06/content_5174100.htm.

(一) 家庭养老

家庭养老是我国最为传统的养老方式,也是衡量子女道德水准的一大标杆,其本质是一种道德文化。"养儿防老"的思想在传统中国人的观念中一直根深蒂固,但是随着20世纪七八十年代国内大规模推行的计划生育政策,促使我国传统的大家庭模式开始发生转变。多子的大家庭结构逐渐转向规模化、核心化,"4-2-1"的家庭模式开始盛行,所以,家庭规模开始萎缩,家庭的养老保障功能逐渐弱化,人们开始向外寻找新的养老方式。居家养老是传统家庭养老的延伸,不仅符合中国自古家庭养老的传统,而且满足老年人不离开熟悉的家庭环境的养老需求。居家养老是指以家庭为核心、以社区为依托、以专业化服务为依靠,为居住在家的老年人提供以解决日常生活困难为主要内容的社会化服务[①]。居家养老主要通过经过专业培训的服务人员为老年人提供上门护理服务,并在社区中建立老年人日间服务中心,为老年人提供日间护理服务[②]。居家养老缓解了传统家庭养老给年轻人带来的压力,老年人在家中也可以得到周全的照顾,减轻了家庭的养老负担。目前我国社会养老服务体系还不够健全,养老机构的数量以及机构内床位数、机构护理人员等都存在着严重紧缺的情况,因此难以满足市场上大部分老年人入住的需要,这时老年人选择居家养老,将减轻社会养老的负担,节约社会成本,平衡各类养老资源。

与此同时,近年来我国互联网行业蓬勃发展,以互联网、大数据为基础的智能居家养老服务模式也应运而生。针对传统的居家养老中老年人行动不便、无法与子女及时联系、社区服务中心无法对老年人需求及时作出回应等问题,各大互联网公司开发了各类智能居家养老服务产品,包括老年人可穿戴设备、老年人智能定位仪/老年人专用手机等各类产品,满足居家养老的老年人各类可能存在生活需求,也为子女随时了解老年人的居家状况提供了便利。目前,"互联网＋"的迅速发展和运用为居家养老带来了新机遇,智慧养老模式在我国各地区的发展较好,有助于居家养老服务供求匹配。但这一模式也面临着一些挑战,老年人对新产品的接受意愿不高、使用麻烦、操作复杂、不愿意使用等情况也时有发生,甚至有些老年人对此类智能产品表现出抵触心理。

(二) 社区养老

社区养老是我国城市社区发展下适合我国国情发展的新型养老方式,它是以社区为主体,综合家庭、社会和政府的力量为老年人营造居住在熟悉的环境里、与熟悉的原生家庭并不脱节的一种方式,并享受社区为老年人提供的生活照顾服务、医疗保健服务以及精神娱乐活动等养老服务项目,以此来满足不同年龄层次、不同

---

① 孙碧竹.我国社会养老服务体系发展研究[D].吉林大学,2019.
② 展迪.多元供给主体下城市居家养老照护服务产业化研究[D].华东理工大学,2011.

健康层次老年人的多种多样的养老要求①。这种养老模式采用的是与各类公共组织或私营机构合作的方式,还通过各种公益性的慈善活动去完善原有体系的不足。

社区养老具有社区日间照料和居家养老两大功能。但是在发展过程中,一些问题也慢慢显现出来,如在法律支持上,2008 年民政部发布的《关于全面推进居家养老服务工作的意见》中关于社区养老服务法律范畴还有待明确,对社区养老责任主体的确定、对服务内容和服务标准的规范等问题还有争议存在②。社区养老因为其服务内容十分有限,难以满足老年人多样的养老需求。我国大部分社区目前能提供的养老服务项目具有一定的局限性,主要以打扫卫生、做饭等日常生活服务为主,而专业性的临终关怀、康复治疗等养老服务项目缺乏。大部分社区现有的养老服务开展时间短、服务形式单一,因而较难满足老年群体对于养老服务多样化的需求③。在人员配置上,城市中社区服务力量是社区养老的主要支撑,社区养老服务队伍专业化水平低,护理人员综合素质、文化水平、服务能力有限,且流动性较强,仅仅依靠社会力量难以满足老年人的照护需求,所以要积极整合社会力量,合理利用社区资源,共建养老服务基础设施。要加强各类社会组织之间的联系,盘活社会服务资源,共同建立社区养老护理服务中心,并充分利用闲置资源来适应不断增长的需求。加强公共资源的连结和整合,确保社区养老服务中心持续高效运行,加快新型养老服务模式的发展和探索④。

(三) 机构养老

机构养老作为与居家养老、社区养老并列的另一种养老方式,开始为越来越多的老年人所关注,许多老年人有意选择其作为自身安度晚年的一种方式。老年人符合机构规定的相关条件,缴纳费用,就可以获得机构服务,如医疗、照护、专业人员护理等。此外,机构养老由于其自身的性质定位,还具有公益性、服务性以及竞争性等特征。从我国社会保障事业发展的长远眼光来看,发展机构养老有利于我国社会福利事业的发展,也有助于提高老年人口的晚年生活质量。

机构养老服务主要以设施建设为重点,经过多年发展,目前养老机构数量和质量都得到较大发展。养老机构也从早些年的政府主办慢慢向市场化倾斜,一些企业、个人及非营利组织等社会力量纷纷参与兴建养老院,参与主体的多元化也为机构养老的发展创造了有利的市场条件。机构养老在发展过程中也显示出一些困境。首先养老机构入住率参差不齐。一些农村、远郊地区的养老机构供大于求,机

---

① 李超群.呼和浩特市城市社区养老服务需求研究[D].内蒙古师范大学,2017.

② 潘蓉."9073"养老服务格局的困境及出路——基于天津市养老服务建设现状的调查及研究[J].中国商论,2020(04):105—107.

③ 冀然,李盛基."三工联动"推动社区养老服务发展[J].劳动保障世界,2020(05):38.

④ 田睿.沈阳市社区养老服务问题及对策研究[D].长春工业大学,2019.

构内常出现大量床位闲置,入住率较低,而中心城区的养老床位相当紧缺;公办养老机构因为其价格亲民而受到老人和家属的喜爱,常常出现供不应求的现象,甚至少数养老机构老人入住需要提前一年就排队预约,而相比之下,民办养老机构却因为其高昂的护理费用令家属望而却步,造成机构入住率参差不齐,养老资源分配不合理。其次,3%的老年人在机构养老的合理性令人质疑。2013年国务院印发了《关于加快发展养老服务业的若干意见》,其中对养老服务体系做出了名为"9073"的具体规划,即90%的老年人在家庭内养老,7%的老年人在社区养老,以及3%的老年人在机构养老[①]。据全国老龄办在2016年发布的《第四次中国城乡老年人生活状况抽样调查成果》报告显示,在老年人生活质量及健康状况不断改善的同时,全国失能、半失能状态的老年人仍占比18.3%[②]。由此可见,该部分老年人对机构养老的需求远超3%。此外,养老机构专业护理人员比例不高。一些养老机构的护理人员多为企业下岗员工,缺乏专业的护理知识,也没有参加职业培训,因此只能给入住机构的老人提供简单的生活照料服务,比如助浴、助餐、翻身移动、穿脱衣、洁面、指甲护理等,而专业的医疗服务就少很多。除了生活照料服务的大量供给外,老年人最需要的医疗服务、其次的精神慰藉等服务供给在质量和数量上都有一定欠缺。目前我国一些城市正在试点社区"嵌入式"养老机构,盘活社区资源,强化主体互动,加快养老服务供给体系创新,扩大服务供给主体,增强服务可及性,这不仅能缓解养老压力,还能充分发挥各类资源的积极作用,实现帕累托最优。

第二节　突发公共卫生事件下养老保险政策比较和创新

一、突发公共卫生事件下养老保险政策国际比较和创新

(一)日本

随着国外新冠肺炎疫情日渐严重,世界各国政府在养老保险方面也相继出台了各类补助政策。日本一些养老协会已经向当地政府提出要求,要求政府在口罩以及消毒用品方面给予优先调配,并给予资金上的援助。日本厚生劳动省在介护保险的支付系统上也做了灵活的调整,即对于将日托服务转换成上门服务的情况,按照日托的介护保险的支付标准进行支付。另外,政府决定将对一些资金短缺的养老机构提供优惠融资,并对雇佣人手方面进行一定的补助。政府以及民间的养

---

① 潘蓉."9073"养老服务格局的困境及出路——基于天津市养老服务建设现状的调查及研究[J].中国商论,2020(04):105—107.

② 黄明明.失能不失护[N].中国保险报,2017-3-3(3).

老协会团体,就某些养老机构由于发生感染而导致护理员人手急剧不够的情况,呼吁发起不同机构之间的互通互助机制。即可以跨市跨区,无论哪个企业或服务种类,对于出现感染人员的机构派遣人员进行人力上的支援。因为对于大型养老企业来说,可以在内部进行员工的调剂,但如果是小公司则会无计可施。如采用这种外来支援的措施,可以帮助一大批中小企业渡过难关。

（二）其他国家

英国财政部发布政策,表明对于疫情期间休假员工的保险金应由政府承担。在新冠肺炎疫情期间,澳大利亚出台了 JobKeeper、免费育儿服务、提前支取养老金和减租等财政措施以缓解压力,新规之下,澳大利亚民众可以从养老金账户里提前支取最多 20 000 澳元。此外,澳大利亚政府允许确诊个人可得到 2019—2020 年度退休金,最高可达 1 万澳元,之后在 2020—2021 年度还可得到 1 万澳元。阿根廷领取最低养老金(15 892 比索)的人在 2020 年 4 月将收到额外的 3 000 比索,这涉及 2 774 465 名受益人,支出估计为 830 亿比索,领取金额在 15 892 比索到 18 892 比索的,将获得一笔额外津贴,补差达到 18 892 比索,这涉及 277 252 名受益人,支出估计为 4.16 亿比索[①]。在养老金投资管理方面,一场肺炎疫情令全球金融市场饱受打击,韩国当地不少主要养老金已暂停或减少基建、私募股权等另类投资,转向股债双市寻找机会。

二、突发公共卫生事件下国内养老保险政策比较和创新

2020 年 2 月 20 日,人力资源和社会保障部、财政部、税务总局印发《关于阶段性减免企业社会保险费的通知》,通知指出为纾解企业困难,推动企业有序复工复产,支持稳定和扩大就业,根据社会保险法有关规定,经国务院同意,阶段性减免企业基本养老保险、失业保险、工伤保险单位缴费部分[②]。随后,江苏、浙江、上海等地政府纷纷加紧落实中央政策。主要措施可以概括为"免""减""缓"。

第一是"免"。2020 年 2 月至 6 月,免征中小微企业职工基本养老保险、失业保险、工伤保险(以下简称"三项社会保险")单位缴费,免征按单位参保的个体工商户三项社会保险雇主缴费(不含应由个人缴费部分)[③]。

第二是"减"。2020 年 2 月至 4 月,减半征收大型企业、民办非企业单位、社会

---

① 李卫东,李牧寒.世界各国应对新型冠状病毒肺炎的社会保障和就业措施[EB/OL].[2020-07-11].www.dsrrd.gov.cn/webinfo/zxgz/zxdt/2020-04-08/2470.html.

② 人力资源社会保障部,财政部,税务总局.关于阶段性减免企业社会保险费的通知[EB/OL].[2020-02-21].http://www.chinatax.gov.cn/chinatax/n810341/n810755/c5144708/content.html.

③ 肖婷婷,杨宗峰.我市企业社保费获阶段性减免[N].连云港日报,2020-3-6.

团体等其他参保单位(不含机关事业单位)三项社会保险单位缴费①。

第三是"缓"。受疫情影响,生产经营出现严重困难的参保单位(含参加企业基本养老保险的事业单位)可申请缓缴三项社会保险费,缓缴的期限原则上不超过6个月,缓缴期间免收滞纳金,缓缴执行期截至2020年12月②。

湖北作为此次疫情影响最大的地区,为缓解当地企业经营困难,尽快恢复生产发展秩序,2020年3月6日,湖北省印发《关于我省阶段性免征企业社会保险费的实施意见》,意见指出免征社会保险费在适用范围上,湖北省除机关事业单位外的各类用人单位,只要以单位形式参加了企业基本养老保险、失业保险和工伤保险,无论所有制性质和规模大小,均可享受此次阶段性免征社会保险费政策。

此次阶段性免征企业社会保险费切实缓解了疫情期间企业的经营困境,对促进经济平稳运行和社会稳定具有重大作用。

第三节　突发公共卫生事件下养老服务政策比较和创新

一、突发公共卫生事件下养老服务政策国际比较和创新

(一)日本

日本是最早出现养老机构聚集性新冠肺炎感染病例的国家。2020年3月10日,日本兵库县宣布一家为150位老人服务的日托所发生感染;3月11日,日本爱知县宣布一家养老机构确诊45人。4月4日,日本东京都大田区养老院12名入住人员确诊。目前防止养老机构内部的感染已成首要任务,否则不仅给老人自身生命带来威胁,也会给医疗机构带来很大负担。日本养老界正面临着很大的危机。

目前新冠肺炎疫情给日本养老行业带来的影响主要有以下几个方面。一是护理人员数量紧缺。自2月27日,日本中小学和特殊教育学校陆续开始停课,养老机构的许多临时员工纷纷减少工作天数回家照看孩子,造成正式员工放弃休假以及加班来照看老人,产生极度疲劳、工作压力加大、效率降低的负面影响,这令本来就人手不够的养老服务雪上加霜。

二是卫生消毒用品严重缺乏。3月初由日本全国养老企业联盟进行的一项紧急问卷调查中(共有1 610个机构进行了有效回答),90%的养老机构表示口罩库存已不够未来3个月的使用,50%的养老机构只拥有平常使用量的一半。用于消

---

① 人力资源社会保障部,财政部,税务总局.关于阶段性减免企业社会保险费的通知[EB/OL].[2020-02-21].http://www.chinatax.gov.cn/chinatax/n810341/n810755/c5144708/content.html.

② 季苏岷,谢仁杰.纾困解难出实招政策到位助发展[N].江苏经济报,2020-7-2.

毒的酒精用品,有25%的机构表示所剩无几。一部分地区政府将养老机构作为优先考虑的对象发放这些用品,但是远远不能满足实际需求。

三是营业额急剧下降。比以上情况更加严峻的是,由于各个地方政府建议人们尽量不出家门并尽量不去人多密集的地方,使得很多老人取消去日托的计划,日托里的老人数量锐减。名古屋市作为养老机构感染和死亡人数最多的重灾区,从2020年3月6日起将所发地区共计126家日托关闭2周(后又延长)。由此直接受到影响的老人达到5 800人次。日托停止使用期间,企业在没有一分钱营业额的情况下,须负担租金、员工工资及各类保险费用。虽然当地政府承诺给予一定程度上的补贴,但还是杯水车薪,企业面临倒闭的危机。同时,在家的老人也面临无人照顾的困境,子女只能请假照顾年老的父母。虽然有的日托改为上门服务,但是也有许多家庭拒绝护理员上门,怕受到外部的感染。目前只有6成的老人接受上门服务。因此,无论怎样,对企业来说未来的经营状况都面临非常严峻的局面。虽然以上情况目前尚限于日本一部分的地区,但随着疫情的长期化,整个社会发生大的混乱,从而导致全国范围的养老服务的崩溃,全国各地的养老机构都会陷入困境。

四是所有的行业交流活动均被取消。本来,日本养老界有一个很大的特点是,各类论坛、讲座、学习会、培训等行业人员聚集交流的活动众多。各种民间自发团体非常热衷于汇聚一堂,就医疗和养老领域里的话题进行讨论切磋,互通信息,提高自身业务水平并扩展人脉。这类活动多则几百人,少则十几人。然而,因为担心感染新型冠状病毒,建议大家避免"密集""密封""密接",所以这类活动一律自发地取消了。许多养老培训机构将培训课程搬到了线上,但是目前普遍反映效果不如课堂上课来得生动。

由于老年人体质较弱且容易受到感染,而养老机构又是一个封闭的集体生活空间,一旦形成院内感染则后果不堪设想。尤其是如果护理员被感染的话,那么本来就存在的人手不足的问题将面临雪上加霜。因此,日本全国各地的养老机构正在加大力量防止出现集中感染。

对于养老机构来说,则需重视外部的新冠病毒被带入机构。对于养老机构内探访的家属、机构各类用品的供货商、外出就诊的老人等,原则上规定:中止老人家属的探访;要求供货商送货至机构大门口为止,如有特殊情况需进入机构内,则必须在门口用酒精消毒剂清洁双手,禁止进入公共区域并禁止使用卫生间。如果是必要的探视,则必须全程戴好口罩并严格洗手消毒。同时为了预防流感的发生,也相对缩短了老人们集中进餐和彼此会面的时间。针对老人适当的户外散步以及购买必需品等不加以限制,但要求回到机构后进行双手的清洁卫生工作。

养老机构内全体人员都需妥善佩戴口罩,做好手部消毒,并及时接种流感疫苗,机构还将随时注意保持室内的空气湿度。护理员上岗时必须在机构门前进行双手的消毒,并测量体温,对身体情况进行确认,一旦有轻微的发热或咳嗽,则必须下岗回家休息。如发现护理员与患者或疑似患者有过密切接触的情况,以最后的接触日期开始计算,进行14天的隔离。凡养老机构内的扶手、门把手等高频率使用的公共部分的接触表面,需用酒精或有抗病毒作用的消毒剂进行擦拭,一天进行3次清洁和消毒。

关于此次新型冠状病毒仍存在诸多不明之处,为此,日本厚生劳动省已向全国养老机构发出请求,希望收集最新最准确的信息。并明确指出切断传播途径非常重要,呼吁切实做好洗手、酒精消毒等措施。如果养老机构所在地为新冠肺炎流行区域,机构内的所有员工必须彻底遵循既有的操作标准,同时佩戴口罩。所有人员须1天2次确认有无发热和咳嗽等症状。如果有一个楼层或多个楼层有老人或护理员有发热和咳嗽的症状,且有症状的人数每天都在增加,那么应该怀疑病毒已在机构内流行,必须立即采取紧急防护措施。

(二) 美国

当地时间2020年2月29日,位于美国华盛顿州西雅图市的柯克兰生命照护中心(Life Care Center,以下称LCC)50多名老人和工作人员出现感染症状,其中2人确诊。这是美国最早暴发新冠肺炎疫情的养老机构。截至目前,已经有至少41位老人在LCC去世。当地时间3月25日,美国新泽西州圣约瑟夫养老院94人全部确诊。

当地时间3月13日,美国总统特朗普宣布全国进入紧急状态。全美养老机构"限制访问",进入中国养老机构过去两个月所经历的"封闭式管理"状态。根据美国疾控中心(CDC)的建议,美国政府对养老机构的指导意见主要包括限制养老机构所有来访者,临终探访等特殊情况例外,但是要求探访者佩戴口罩,并且只能进入特定区域;取消团体活动和公共用餐;取消不必要的人员交流;积极对居民和医护人员进行筛查。美国医保和医疗补助服务中心(CMS)还鼓励用网络视频、电话等方式代替探访,为了让家属了解老人的生活情况,每个机构可以安排一名专门的工作人员负责对外沟通。居家生活的老人应及时储备药品、家用物品和食品杂货。

鉴于新冠病毒的高度传播性,并且在严重情况下可治愈的选择有限,预防应当成为养老社区的第一道防线。对员工、居民、访客和志愿者的教育与培训至关重要,同时,养老社区工作人员应考虑到给居民、工作人员和访客提供洗手液,尤其是在社区的入口处,应提供至少有60%酒精含量的洗手液。在此期间,即使没有疑似病例,也应严格遵守预防措施,以防病毒传播。例如,应指导身体不适的员工待在家里,避免居民和同事受到感染。养老社区可根据其工作职能(尤其是有过境外旅行史的员工),酌情实施远程办公的政策。目前在美国,还没有可靠的方法将新冠肺炎症状与普通流感引起的症状区分开来,因为这两种疾病在严重的情况下都会引起发烧、咳嗽和肺炎。养老社区可通过对其居民和员工进行调查,确认他们是否在过去30天内前往过CDC警告级别较高的国家。随着疾病的传播,除旅行问题外,管理人员通常还需要询问过去30天内,居民或工作人员是否接触过已知存在新型冠状病毒的任何人或地方。如果工作人员或访客出现新冠肺炎相关的症状,则社区应禁止其探访,直到症状消失。如果居民出现与新冠肺炎有关的症状,社区应立即联系居民的保健医生,尽快通知居民的家属;获得居民详细的30天接触记录等。如果在社区内发现了疑似新冠病毒携带者,应尽快隔离。如果确认的携带者是居民,社区应防止其他居民在公共区域聚集,并限制团体活动和访客。如果该地区有隔离设施,社区管理人员应考虑将病毒携带者迁移至隔离设施。如果病毒携带者是社区员工,则应暂停其工作,并要求其进行隔离。同时,与受感染居民接触的工作人员应使用口罩、手套和防护服。为了减少传染的风险,工作人员应留在固定的工作区域。此外,已确认的新冠肺炎病例应尽快报告给相关机构,将标志张贴在受感染居民被隔离的地方,并向其他访客提供书面通知。如果疫情在社区暴发,可能需要限制新居民的入住。

相较于国内和日本养老机构只出不进的全封闭政策,美国养老社区并没有采用全面封闭,即使社区内对某位住户进行隔离,如果获得社区总经理及医护经理的允许,家属也可在采取防护装置的前提下进行探望。这里需要注意的是,美国养老社区的内控体系里会有详细的隔离措施,并且规定16周岁以下的访客进行探望时,须接受隔离监管。在心理慰藉方面,美国养老社区在关注老人的心理健康的同时,也为社区工作人员提供心理疏导服务。长时间的工作,与家人的分离,以及老人产生的焦虑情绪,给社区的员工带来了无比巨大的压力。关注员工心理健康,为员工提供心理支持服务,对打造健康社区起着至关重要的作用。

二、突发公共卫生事件下养老服务政策国内比较和创新

2020年1月31日,武汉市洪山区一家养老院出现新冠肺炎确诊病例,这也是全国第一例养老机构内老人感染病例。2月15日,黑龙江省齐齐哈尔市圣水湖老年公寓出现3名确诊病例,其中2名为养老院老人,1名为老人家属。新冠肺炎疫情的发生,对我国养老服务发展与养老机构建设是一个新的考验,因为老年人是易感人群,自身免疫力不高且常伴有慢性病发生,是疫情防控中需要重点保护的人群,加之本次疫情恰逢中国农历春节假期,养老机构内许多护理人员无法出行、滞留老家,很多人员无法按时返岗,机构内护理人员紧缺,值班人员照护任务重,工作压力大。多数养老机构实施全封闭管理,亲人无法探视,老年人情绪不高,心理变化较大。此外,养老机构属于生活照料机构,本身也不是按医疗机构建设的,工作人员也不是经过专业护理培训的护士,护理员本身的防护意识和专业能力是不够

的。恰逢当时医疗资源紧张，导致一些老年人基础性疾病得不到及时治疗的问题。养老机构是老年人集中的地方，这次个别养老机构因新冠肺炎疫情防控失当，发生多名老年人死亡的案例给我们敲响了警钟，如何建立养老机构的应急机制值得深思。

疫情发生以来，我国民政部办公厅相继印发《养老机构新型冠状病毒感染的肺炎疫情防控指南》第一版、第二版，其中明确提出老年人和养老机构是重点防护对象，规定了各类养老机构封闭管理的各项流程。国家卫健委发布《关于进一步做好医养结合机构新冠肺炎疫情防控工作的通知》《关于印发新型冠状病毒肺炎疫情防控期间养老机构老年人就医指南的通知》，主要对疫情期间养老机构完善防控机制、服从当地联防联控指挥、责任落实等方面做了详细要求，以及对本身患有基础性疾病的老年人在疫情期间的就医服务工作做了明确指导①。

上海市民政局从 2020 年 1 月初起陆续发布各类关于加强本市养老服务机构及场所疫情防控的政策文件，主要内容包括：各养老机构建立 24 小时应急值守制度，实施封闭式管理；严格人员出入管理制度，鼓励家属采用视频、电话等方式进行探视；增强养老院内部防控管理，密切关注老年人各项身体指标；对于养老照护各类刚性需求服务要予以保障；同时，继续做好各项服务工作，对在隔离区观察的老年人在生活和情绪上都保持密切关注，和老人家属第一时间取得联系并沟通；同时积极协调口罩、防护服、测温仪、消毒液等疫情防控急需物资，保证养老机构物资充足。

青岛市宣布为全市养老机构在岗工作人员发放工作补贴。青岛市新冠肺炎疫情防控指挥部办公室印发《关于印发〈关于积极应对新冠肺炎疫情支持养老服务行业发展的若干措施〉的通知》（以下简称“《通知》”），以支持养老服务行业平稳度过疫情。根据疫情防控期间养老机构实际收住老年人和在岗工作人员数量，按照每位入住机构老年人每月增发 30 元的补贴标准，为养老机构增发运营补贴，按照每位在岗工作人员每月增发 300 元的补贴标准，为在岗工作人员增发工作补贴，所需资金由市、区（市）两级按照 1∶1 的比例分担。《通知》要求关爱一线服务人员，加强对他们关心关爱，帮助解决他们的实际困难，以稳定服务人员队伍。对做出突出贡献的人员纳入青岛市各级新冠肺炎疫情防控表彰和奖励范围，选拔“敬老使者”要重点向养老一线工作人员倾斜②。

南京市民政部门积极落实中央疫情防控的各类政策，要求市内各类养老机构

①　国家卫健委.关于印发新型冠状病毒肺炎疫情防控期间养老机构老年人就医指南的通知［EB/OL］.［2020-02-17］. http://www.gov.cn/xinwen/2020-02/17/content_5480124.htm.

②　王振宇.11 条硬核举措助力养老服务业平稳发展——山东省应对新冠肺炎疫情若干措施解读［J］.中国民政,2020(04)：47—48.

建立隔离点,老年人隔离差价由地方财政负担。隔离点主要针对三类老人:一是从春节期间回家之后,现在需要返回养老院的老人;二是外出就医后需要回到养老院的老人,三是申请新入住的老人。以上三类老人应严格遵守南京市养老机构疫情防控要求,统一隔离 14 天。

第四节　突发公共卫生事件下养老保障政策创新

一、国内外政策总结

从 2020 年 4 月 20 日开始,法国的养老机构"在严格监督的条件下",将允许家属去养老机构探望。探望时需要遵守包括"只允许两位家庭成员进入","和老人不能有肢体接触","按照要求做好防护"等相关约束条件。

这一做法引起了很多争议,但因为制度、组织能力乃至社区形态的不同,法国确实已经不大可能像中国一样通过各种严格的措施控制病毒传播。法国的卫生部门也承认,疫情在法国的长期存在已经不可避免。再加上法国乃至大部分欧美国家都做不到像中国一样让员工住在养老机构里,因此他们的封闭式管理也不会像中国一样有效。这种情况下,想要完全隔离病毒几乎不可能,因为通勤的员工很可能会把病毒带回机构。养老机构里的老人很多都有基础疾病,有些还生命垂危。如果封闭期一直持续,很多老人将在人生的最后一段时间内见不到自己的亲人。很多子女甚至会失去和父母最后告别的机会。在这种时候,其实就是在生存和生命质量之间做终极抉择。目前看来,法国的老人、家属更愿意选择后者。

老龄化是社会文明进步的一个标志,它是发达阶段的一个产物。这次疫情给养老服务行业的发展制造了不少麻烦,也带来了许多挑战。此次疫情期间,养老机构对于老人们来说就是一个安全的避疫场所,刷新了老人对养老机构的认识。

二、政策建议

(一)养老保险方面

新冠肺炎疫情当前,许多相关行业受到严重影响,开工无限期延迟,营业额下降,一些企业由于经营严重受损,冒险开始开工,或者裁员,带来不可预料的后果。为了切实帮助大量受影响的企业及其员工渡过难关,我国推出了"推迟调整社保缴费基数"和"可延长社会保险缴费期"等措施。对于新冠肺炎疫情受损企业,"推迟调整社保缴费基数"和"可延长社会保险缴费期"等措施推出后,其负担并未得到最有效的减轻。因为疫情期间,相关企业的损失非常严重,甚至达到亏损可能。疫情结束后,也不可能立即盈利,需要一段很长的过渡期。企业在疫情期间的损失是实实在在的损失。故建议建立社会保险梯度缴费基数,根据企业受损程度,分梯度切实降低社会保险缴费基数,切实降低新冠肺炎疫情受损企业的负担。

1. 按照行业,调研企业受损程度,建立分行业的梯度降低社会保险缴费基数政策

据上海市审计局公布的消息,2018 年,上海市社会保险基金收入预算总额 4 294 亿元,支出预算总额 3 797 亿元,调整后收入预算总额 4 408 亿元,支出预算总额 3 982 亿元,收支相抵后,收大于支,结余 426 亿元[①]。上海市社会保险基金可以承受降低社会保险基数的政策后果。

从社会保险基金的角度看,不适合对所有行业进行"一刀切"式的降低社会保险缴费基数方案。实践调查表明,政府部门、事业单位等受损少,旅游、餐饮、娱乐、交通等行业受损大。故可以将旅游、餐饮、娱乐、交通等行业作为第一梯度,金融、贸易等行业作为第二梯度,事业单位等作为第三梯度。第一梯度的行业社会保险缴费基数优惠幅度高于第二梯度,第二梯度的社会保险缴费基数优惠幅度高于第三梯度。

2. 按照新冠肺炎疫情发展,按时间进行分梯度切实降低社会保险缴费基数

2019 年 4 月 4 日,《国务院办公厅关于印发降低社会保险费率综合方案的通知》(国办发〔2019〕13 号)规定:自 2019 年 5 月 1 日起,降低城镇职工基本养老保险单位缴费比例,养老保险单位缴费比例高于 16%的,可降至 16%,合理降低部分参保人员和企业的社保缴费基数。然而,这一政策红利被过快上涨的社会保险缴费基数抵消了大部分,虽然社会保险缴费率下降 4%,但社会保险缴费总额并没下降多少,甚至有所上升。

以最低工资为例,2019 年最低工资为 2 480 元,缴费基数却是 4 927 元,缴费基数是最低工资标准的 2 倍,那照此来说,拿最低工资的员工,个人需缴费 517 元,约占最低工资的 20.8%,单位缴费占 53.2%,合计占最低工资的 74.5%。这种计算方法对低收入群体是一种极大的负担。低收入群体由于社会保险缴费基数上涨过快,没有享受到中央政策的红利。

建议在 2020 年 2 月到 3 月受损最严重的时间段,社保缴费基数降 50%;在 4 月到 5 月降为 70%;6 月到 7 月降为 80%;8 月到 10 月,社保缴费基数降为 90%;从 2020 年 11 月开始恢复按照 100%的社会保险缴费基数征收。

(二)养老服务方面

民政部、国家卫健委以及各地方政府高度重视养老机构的新冠肺炎疫情防控,

---

① 数据来源:上海市 2018 年度社会保险基金预算执行的审计结果[EB/OL]. [2020-02-11]. http://sjj.sh.gov.cn/node553/20191126/0029-30781.html.

纷纷发布措施以保证其安全。如今疫情尚未结束，养老服务行业仍需面对严峻的挑战。养老行业如何找到突破口，顺利度过瓶颈期，应从以下几方面入手。

首先，对养老护理人员进行心理干预。疫情期间养老服务人员长时间处于高负荷工作状态，有的一天只能休息三到四个小时，工作压力大，护理任务重，需要定期对其进行心理疏导，合理明确分工，合理设置班制和持续工作时间，适当轮休，保证睡眠饮食规律，合理宣泄负面情绪，和家人保持沟通。因此建议有关部门及时介入养老机构护理人员的心理干预。目前一些针对医护人员的心理干预措施已经在进行，但是在养老等其他服务领域还未开始，需要引起重视。

其次，加大养老行业补贴力度。养老机构在疫情中由于大量采购口罩、防护服、消毒液等防护物资，经营成本大大增加，因此针对疫情对养老行业的冲击，各地政府除了中央制定的税收优惠等措施外，也要加强额外的财政补贴，以确保养老机构不因疫情冲击而倒闭。

再次，确保养老机构对医疗资源的需求。养老机构老年人多，本身患有一些基础疾病和慢性病，对医疗资源的需求较大，建议民政部门加大对养老机构医疗资源的投入，以免造成养老机构与市场抢购医疗资源的情况，医养结合实现医疗服务与养老服务的融合，同时满足医疗和照护需求，在医疗资源配置上要适当予以倾斜。

最后，大力发展智慧养老。疫情期间智慧养老发挥了较大作用，对于居家养老的老年人，子女不便前往照看的可通过智能可穿戴设备、室内定位系统、一键通服务等查看老年人的生活状况，对于居住在养老机构的老年人，疫情期间实施全封闭管理，因此也多依靠智能产品了解老年人在机构的情况，让家属更加放心，由此可见，智慧养老将成为今后我国养老服务发展的一个重要领域，大力发展智慧养老，结合老年人的身体特征和实际需求开发出智慧养老产品，大力推进养老服务智能化。

第六章　突发公共卫生事件下医疗保障政策比较与创新研究

第一节　我国医疗保障政策现状介绍

一、医疗保障政策演进

自中华人民共和国成立以来,我国的医疗保障政策发展历经了艰辛摸索的四个时期。

第一个时期是 20 世纪 50 年代至 80 年代的医疗保障产生时期,彼时对应于中华人民共和国成立后的计划经济体制,搭建起以劳保、公费医疗政策和农村合作医疗政策为主的传统医疗保障体系。

第二个时期是 20 世纪 90 年代开始的医疗保障转型时期,伴随经济体制改革的推进,原有医保政策弊端显现,而"两江试点"(江苏镇江和江西九江)打开了医疗保障制度改革的新思路。此后国务院在借鉴地方经验的基础上出台 44 号文件,即 1998 年国务院《关于建立城镇职工基本医疗保险制度的决定》,规定了城镇职工基本医疗保险制度的成套政策,并相继出台新型农村合作医疗政策、城镇居民基本医疗保险政策,标志着我国进入建立社会医疗保障的时代。

第三个时期是 2009 年开启的"新医改"到 2016 年出台"十三五"深化医药卫生体制改革规划时期,在此期间相继出台医疗服务体系改革政策、医疗保险支付方式改革政策、城乡居民大病保险政策、长期护理保险试点政策,同时我国在吸取医保改革的经验教训后,逐步加快城乡居民医保制度的整合进程,全民医保制度基本建立。

第四个时期是 2017 年至今的医保改革新发展时期,党的十九大报告指出,"要按照兜底线、织密网、建机制的要求,全面建成覆盖全民、城乡统筹、权责清晰、保障适度、可持续的多层次社会保障体系",依循以人民健康为中心的发展理念,我国出台医疗保障扶贫政策、社会保险降费政策、"互联网＋"医疗保障政策等,进一步增进全民福利水平。

历经 70 年发展,我国逐步建立了以城乡基本医疗保险制度为主体,以商业保险、公务员医疗补助及大病补充保险为补充,以社会医疗救助为托底的多层次医疗保障体系。① 医疗保障政策的演进过程既体现出政策改革的长期性和曲折性,也表明我国对于全民健康的美好追求永远不会停止。

二、医疗保障政策现状

(一)医疗保险政策

1. 城乡居民基本医疗保险政策

国务院于 2016 年出台《关于整合城乡居民基本医疗保险制度的意见》(以下简称"《意见》"),《意见》从覆盖范围、筹资政策、保障待遇、医保目录、定点管理等六个方面对城镇居民基本医疗保险和新型农村合作医疗保险提出具体的整合要求,我国各省市将遵循统筹规划、协调发展、立足基本、保障公平、因地制宜、有序推进等原则进行制度的渐进式整合,②有助于城乡居民公平享有医疗保险权益、推动医疗保障服务在城乡之间公平覆盖。城乡居民基本医疗保险的筹资以个人缴费和政府补助为主,2019 年起城乡居民医保人均筹资标准提高 60 元,其中财政补助标准提高 30 元,达到每人每年不低于 520 元,个人缴费提高 30 元,达到每人每年 250元。③ 普通门诊、慢性病门诊、住院诊疗等的费用报销根据国家医保目录和当地医保政策进行具体报销。

2. 城镇职工基本医疗保险政策

1998 年国务院颁布的《关于建立城镇职工基本医疗保险制度的决定》(以下简称"《决定》")标志着我国城镇职工医疗保险制度的建立。这是在原有公费和劳保医疗制度的基础上进行的一项改革,现已建立起覆盖所有用人单位与职工个人的社会医疗保险制度。《决定》中规定了城镇职工医保的建立原则、覆盖范围、缴费方法,基本医疗保险费由用人单位和职工双方共同负担,并建立基本医疗保险统筹基金和个人账户。其中,个人账户主要支付个人在定点医疗机构发生的普通门诊、门诊大病和定点药店购药费用,统筹账户主要支付住院费用和门诊大病费用中个人支付不足的部分。④ 城镇职工参与普通门诊、慢性病门诊、住院诊疗等的费用报销根据国家医保目录和当地医保政策进行具体报销。

3. 城乡居民大病保险政策

基于基本医疗保险保障水平有限、居民医疗费用负担重等现实考虑,城乡居民

---

① 卢祖洵,汪凯,郑建中.社会医疗保险学[M].北京:人民卫生出版社,2012.

② 国务院.关于整合城乡居民基本医疗保险制度的意见[EB/OL].[2020-11-05]. http://www.gov.cn/zhengce/content/2016-01/12/content_10582.htm.

③ 国家医疗保障局,财政部.关于做好 2019 年城乡居民基本医疗保障工作的通知[EB/OL].[2020-11-05].http://www.nhsa.gov.cn/art/2019/5/13/art_37_1286.html.

④ 卢祖洵,汪凯,郑建中.社会医疗保险学[M].北京:人民卫生出版社,2012.

大病保险政策应运而出。国家六部门于 2012 年联合发布《关于开展城乡居民大病保险工作的指导意见》，此后经过一系列试点工作，国务院办公厅于 2015 年发布《关于全面实施城乡居民大病保险的意见》，对大病保险政策的施行提出了具体的目标机制、筹资机制和保障机制。① 政策目标是以补充性医疗保障的形式解决城乡居民在医疗过程中的因病致贫、因病返贫等问题，从而更广泛地保障人民群众的健康权益。

（二）医疗服务政策

医疗服务在广义范围包括预防、康复、保健、诊疗等服务，由医院或医疗技术人员面向社会全体成员提供一切卫生保健活动。② 医疗服务政策制定的目的是为了确保患者得到高质量的医疗服务，其主要内容包括公立医疗机构、营利性医疗机构和非营利性医疗机构的数量分配、医疗资源的地域分布、提供医疗服务的方式、医疗服务的价格标准和患者医疗权利的保障。③ 自新一轮深化医药卫生体制改革启动以来，我国在医疗服务政策改革中侧重通过理顺医疗服务定价、推进分级诊疗建设、完善药品保障机制等重点工作的落实，促进了医疗服务领域的健康发展。

第二节　突发公共卫生事件下医疗保险政策比较和创新

2020 年初，名为"新型冠状病毒感染的肺炎"的突发公共卫生疾病来势凶猛，给中国政府及民众带来了措手不及的打击。疫情暴发后，国家医疗保障局及时做出反应，联合财政部于 2020 年 1 月 23 日发布《关于做好新型冠状病毒感染的肺炎疫情医疗保障的通知》，就患者医疗费用、医保支付资金等问题作出安排，各省市则陆续结合本区域内疫情发展情况，制定具体的医保政策以保障患者在特殊时期的基本医疗权益。④ 医疗保障政策在此次新冠肺炎疫情中扮演了何种角色？与国际突发公共卫生事件中的医保政策应急反应相比，我国的医保政策是否有可取之处与不足之处？与 2003 年发生的 SARS 疫情相比，我国各省市在应对疫情过程中采取的医保政策是否有可取之处与不足之处？本章第二、三、四节将就以上问题进行深入讨论，以期从政策比较的角度为公共卫生突发事件下医疗保障政策体系的创新提供思路。

---

① 刘鹏."大病保险"的属性厘定与归路探析[D].武汉大学,2017.
② 查学安.开启智慧医疗之门[M].广州：广东人民出版社,2016.
③ 程胜利.社会政策概论[M].济南：山东人民出版社,2012.
④ 确保政策聚焦疫情防控　助力企业复工复产——财政部为打赢疫情防控阻击战,在资金和政策保障方面的系列政策举措[J].国有资产管理,2020(03)：10—14.

一、突发公共卫生事件下医疗保险政策国际比较和创新

社会制度、经济发展水平及文化传统的差异促成了世界各国形成不同的医疗保险模式。具体而言可概括为以英国、新西兰等为代表的国家医疗保险模式,以日本、德国等为代表的社会医疗保险模式,以美国为代表的市场医疗保险模式,以新加坡为代表的储蓄医疗保险模式。① 虽然上述四类医疗保险模式在世界范围内影响广泛,但各国在突发公共卫生事件中的医疗保险应对政策仍各具特色,无法以一言概之。

(一)英国医疗保险应对政策

英国 NHS(National Health Service)主要通过国家预算筹集医疗保障资金,向国民提供免费的医疗卫生服务。英国曾发生过疯牛病、口蹄疫、流感等突发公共卫生事件,对疫情的监测与预防比较重视,针对包括 SARS、天花、鼠疫等传染疾病制定应对方案供医务人员和普通民众参考。

(二)美国医疗保险应对政策

美国的医疗保险制度分为以医疗保健制度、医疗救助制度、儿童健康保险、公务员医疗保险为主的公共医疗保险和商业性质的私人医疗保险。近年来美国曾经历 1999 年"西尼罗河"病毒性脑炎、2002 年炭疽病、2009 年甲型 H1N1 流感等突发公共卫生事件,也因此建立健全了突发事件应急制度。以对美国影响面最广的甲型流感为例,美国奥巴马政府在甲流疫情扩大后投入 15 亿美元用于药物储备、疾病防治和公共卫生治理。部分州政府根据本州贫困人员实际数目推行不同的健康保障计划,为低收入家庭提供免费的医疗服务。

(三)日本医疗保险应对政策

日本的医疗保险主要包括职工医疗保险和国民健康保险,实行"全民皆保"的社会医疗保险制度。日本在第二次世界大战以前曾发生过麻风病、肺结核等传染性疾病,明治政府于 1890 年制定了《传染病预防法》。② 1996 年日本大阪发生肠出血性大肠杆菌感染症流行事件,在此次突发公共卫生事件发生后,日本政府重新制定关于感染症预防及感染症患者医疗的法律,由负责医疗保险的厚生劳动省对易感人群防护与感染人群治疗提供医疗保障。公共卫生预防工作则由各地区的保健所承担,定期向居民发布相关防疫通知。

(四)巴西医疗保险应对措施

巴西于 20 世纪 20 年代实行以全民免费医疗为主、个人医疗保险为辅的城乡

① 郭永松,张良吉,吴水珍,骆啸,戴羽.国内外医患关系现状的成因比较[J].医学与社会,2008(11):4—6.
② 王伟,王丽伟,曹锦丹,石东风,叶琳,刘雅文,马萱钺,栗学军,金明华,孙志伟.公共卫生应急体系系统信息网络建设研究[J].中国公共卫生,2003(10):5—6.

一体化医疗保险制度,覆盖范围广泛并建立了针对农村妇女和儿童的家庭保健计划。2015 年 5 月巴西出现寨卡病毒本土传播现象,疫情迅速扩散最终成为国际关注的突发性公共卫生事件。由于寨卡病毒主要通过受感染的埃及伊蚊在人群中传播,也会通过性行为和血液传播,因此受感染的孕妇也可能将病毒传染给胎儿并增加胎儿患小头症的概率。[①] 巴西政府在寨卡疫情中采取的医疗保险应对措施主要从保护易感人群出发,向高风险人群提供检测服务,研发疫苗,进而加强对小头症及其防治的研究,同时对患者家庭提供一定的补助,小头症患儿的母亲可以到社会福利部门领取家庭救济金。

二、突发公共卫生事件下医疗保险政策国内比较和创新

尽管已有 2003 年 SARS 疫情的警钟敲响在前,但对于我国民众而言,与 SARS 疫情具有诸多共同点的新冠肺炎疫情,传播能力更强、病情发展更快,进一步导致了疫情控制任务的艰巨性和长期性。面对突发性公共卫生事件的发生,原有的医疗保险政策可能无法应对民众临时急切的医疗需求,需要政府的政策制定者"因事制宜",及时作出政策调整和政策补充。

(一) SARS 疫情期的医疗保险政策

2003 年 SARS 疫情暴发时,我国尚未健全完善城乡医疗保险制度,参加基本医疗保险制度的人数仅为 10 900 万人,覆盖面狭窄亦导致医疗保险统筹资金基数小,难以应对突发情况下的医保支付需求。尤其是刚刚起步的农村合作医疗保险制度,由于农民参与积极性一般且城乡医疗保险制度差异较大,疫情的发生也对中国农村医疗保险制度提出了新的挑战。

财政部等多部门于 2003 年 4 月 18 日下发非典型肺炎患者救治费用等解决措施,要求放宽基本医疗保险条件以应对非典型肺炎疫情。具体措施包括采用记账、预付方式保障参保人员中的确诊患者及疑似患者获得及时住院治疗,放宽基本医保药品目录及诊疗服务项目,对基本医疗保险无法覆盖的部分通过大额医疗费用补贴、公务员医疗补贴和企业补充医疗保险予以补充。

2003 年 4 月 23 日,财政部对"非典"防治经费补助政策作出安排,对于困难"非典"患者救治工作提出具体的政策措施。对于包括进城务工农民在内的农村居民中确诊"非典"人群、参加有关医疗保障制度的城镇确诊人群,相关医疗机构应当及时给予救治,由地方财政对个人无力负担的医疗费用提供救助补贴。4 月 29 日,财政部和卫生部提出要加强农村地区 SARS 防治工作的开展,所发生的费用上报当地卫生部门,财务部门也要及时下拨医疗资金,保证防治工作的正常开展。

---

① 牛丹丹.公共卫生应急管理:以巴西应对寨卡病毒危机的措施为例[J].拉丁美洲研究,2017(02):122—139.

各省依据本地区疫情防控情况与财政状况采取不同的补偿机制。在医疗保险支付政策上,北京市公费医疗人员医疗费用按原资金渠道由同级财政承担;未参保但享受最低生活保障的城乡居民由区县政府承担医疗费用;参保人员医疗费用根据基本医保支付,仍需个人自付的部分由医疗救助资金支付;既不享受公费医疗也未参保的企事业单位人员医疗费用由所在单位负担,同级财政给予适当补助。在医疗保险缴费政策上,浙江等省对缴纳基本医疗保险费有困难的部分企业予以缓缴3个月的减负安排。

但是从"非典"时期的医疗保险保障范围来看,参保人中两类主体往往面临医保权益获取不足的弊端,一类是想要购买医疗物资的健康人群,一类是需要定期服用药物的慢性病患者,两类群体在看病取药过程中往往遵循就近原则,选择自费医疗的方式尽量减少交叉感染的危险。基本医疗保险的互济保障作用并未能在此次疫情防控期间发挥出来,这种情况将影响参保人的积极性和基本医疗保险的覆盖面。①

(二)新冠肺炎疫情期的医疗保险政策

2020年1月23日起,国家医保局连续发布有关疫情防控下医疗保障方法的相关通知,各省医疗保障局因地因时制宜,及时跟进医疗保险政策的调整工作,综合比较地方政府出台的医疗保险政策,主要集中在解决新冠肺炎患者的就医费用支付问题、异地就医医保结算问题、医疗保险减征和缓缴问题、医疗保险政府补助问题以及医疗保险网上经办问题等(表6-1)。

表6-1 部分省市医疗保险政策措施

省市	政策措施
安徽省 (报销政策)	临时新增药品和医疗服务项目不设个人先付比例,不受限定支付标准限制;对新冠肺炎患者的医疗费用予以单独核算保障
上海市 (征管政策)	2020年2—12月,本市职工基本医疗保险(含生育保险)单位缴费比例降低0.5个百分点,由现行10.5%降至10%;灵活就业人员缴纳职工基本医疗保险比例由现行11.5%降至11%
山东省 (报销政策)	对定点救治医院提前拨付不少于一个月的医保基金;无论患者是否参保,是否到外地就医,是否可以网上结算,医疗保险基金都将提前支付费用
北京市 (互联网就医政策)	制定互联网复诊项目及价格,纳入本市基本医疗保险支付范围
湖南省 (征管政策)	延长城乡居民基本医疗保险费集中缴费期,鼓励缴费人通过线上缴费渠道进行缴费
河北省 (报销政策)	现金报销受理不受时间和地点限制;全面落实异地就医网上备案

---

① 王一心.对北京医疗基本保险制度的思考[J].北京社会科学,2003(04):66—70.

1. 医疗保险报销政策

此次疫情发生后,国家医保局对确诊及疑似新冠肺炎患者采取特殊报销政策。一是将符合卫生部门新冠肺炎诊疗方案的药品和医疗服务项目暂纳入医保支付范围;二是对确诊患者给予全面保护,个人按照规定缴纳基本医疗保险、大病保险和医疗救助后,由财政补贴承担个人部分;三是确保救治医院的治疗不受缴费政策的影响,医疗保险机构将向接收更多患者的医疗机构预付医疗保险基金,减轻医疗机构的预付压力;四是对异地就医患者采取先诊疗后结算,保障患者及时就医;五是实施"长处方"报销政策,民众单次处方用药量可以经医疗机构诊断后合理增加单次处方剂量,慢性疾病患者经治疗医生评估后,可放宽处方剂量至 3 个月。[①] 特殊报销政策的出台是国家从人民切身利益层面出发,为实现"确保参保人不因费用问题影响就医""确保收治医院不因支付政策影响救治"的目标,由政府出面承担了特殊时期的医疗保险成本,减轻了民众就医压力。[②]

2020 年 3 月 2 日,医保局作出疫情期间开展"互联网 ＋"医保服务的政策安排,将医保支付范围扩大,符合条件的"互联网 ＋"医疗服务费用都可纳入医保支付环节,因此患者将能够享受更加方便快捷的优质服务。早在 2018 年 4 月,国务院就已经出台了《关于促进"互联网 ＋"医疗健康发展的意见》,以促进互联网与医疗卫生产业的合作发展。将"互联网 ＋"医疗费用纳入医保的方法将大大有助于"互联网＋医疗健康"行业的便民惠民化发展,从公民选择的角度看,就医途径增加了更有保障的选择,无疑会缓解"看病难"这一历史难题。

2. 医疗保险征管政策

为支持企业复工复产,国家医保局等多部门联合发布《关于阶段性减征职工基本医疗保险费的指导意见》(以下简称《意见》),提出对职工医保单位缴费部分实行减征期不超过 5 个月的减半征收举措,对职工医保统筹部分的减征举措根据统筹地区的实际情况决定减征安排。如北京市对市内所有参保用人单位实行为期 5 个月的减半征收,对因疫情影响未能按时缴费的用人单位实行延长缴费政策(部分行业经市级相关行业主管部门确认后可延长缴费至 7 月)。浙江省对企业减半征收 2—6 月基本医疗保险的单位缴费,同时明确缓缴医疗保险费的对象范围是受疫情影响生产经营出现严重困难且无力足额缴纳社会保险费的企业,缓缴期限原则上不超过 6 个月,在此期间免收滞纳金,不影响企业参保职工应享受的基本医疗保

---

① 鲁全.社会保障在重大突发公共卫生事件中的功能研究[J].中共中央党校(国家行政学院)学报,2020,24(03):36—41.

② 确保政策聚焦疫情防控　助力企业复工复产——财政部为打赢疫情防控阻击战,在资金和政策保障方面的系列政策举措[J].国有资产管理,2020(03):10—14.

险待遇。①

3. 医疗保险经办政策

疫情防控期间,国家医疗保障局出台医保经办服务的通知,通知要点集中于通过非接触式医保经办服务实现经办服务的创新、采取灵活多样的方式做好医保经办服务、放宽医保相关业务办理时限以减少人员流动等内容。② 各省市医保部门积极转变经办服务方式,借助各类互联网政务平台、"12345"政务热线以及邮政办理等服务,发展多种"非接触式"办理方法。江西省通过"赣服通"生活号向民众提供包括医保关系转接受理、异地就医备案等在内的12项业务;山东省通过精简医保经办服务事项的流程与材料,实现了85%的服务事项"网上办""掌上办",通过省直个人网上服务系统和省直医保单位网上经办服务系统,在疫情防控期间有效推行"不见面"办理。

(三) 两次突发公共卫生事件下的医疗保险政策比较

从2003年到2020年,中国发生了两次极为相似的突发公共卫生事件,相同的是疾病侵害的影响巨大、范围甚广,不同的是,在此次新冠肺炎疫情中我国医疗保障的表现更为出色,全国医疗保险参保率在95%以上,为医疗保险在此次疫情中提供充足的资金奠定了财政基础,而医疗保障部门及时出台应对政策为确保人民安心就诊创造了重要条件。两次重大疫情下,医疗保险政策的进步之处体现在以下方面。

1. 医疗保险政策内容体现了以人民健康为中心的价值理念

医疗保障政策作为政府公共政策的重要组成部分,表现出以公共利益为价值取向的特征,政府承担的是政策负责人的角色,政府职能在政策的制定与执行过程中应当占据主导地位。疫情发生后如果没有及时出台针对性强的制度安排,医保政策将无法起到应尽职责。此次出台的系列专项政策,对于解决患者医疗费用负担、异地就医和定点医疗机构资金不足等问题起到了相当大的作用。截至2020年4月16日,全国确诊住院患者人均医疗费用已达2.15万元,重病患者人均医疗费用已超过15万元③。相比于非典时期一些未参加医疗保险的人们由于害怕负担昂贵的医疗费用而选择瞒报、逃避检查的情况,此次疫情发生后人们积极主动地到医院检查、就诊,表明全民医保背后的政策信任与政策回应。

---

① 浙江省医疗保障局,国家税务总局浙江省税务局.关于支持企业做好缓缴医疗保险费工作的通知[EB/OL]. [2020-11-05]. http://ybj.zj.gov.cn/art/2020/3/19/art_1615796_42322707.html.

② 国家医疗保障局办公室.关于优化医疗保障经办服务 推动新型冠状病毒感染的肺炎疫情防控工作的通知[EB/OL]. [2020-11-05]. http://www.nhsa.gov.cn/art/2020/2/2/art_37_2325.html.

③ 张萍.国家医保局:新冠肺炎重症患者人均治疗费用超过15万元[EB/OL]. [2020-11-05]. https://3w.huanqiu.com/a/26ef70/3xnukXMd3gK.

2. 医疗保险缴费政策凸显了医保政策对经济社会的调节作用

自 2020 年 2 月起,我国各地区根据统筹地区实际情况对职工医保单位缴费部分实行减半征收举措,对于 2 月已缴费的企业按规定进行退抵,同时缓缴单位医保费、免收缓交期间滞纳金,从而缓解企业经营压力,支持企业复工复产。当前我国各项社会保险费由税务部门统一征收,社保费用征收力度大,企业缴费负担较大。社保减征缓免措施是国家医保局在非常时期的一种非常政策,在全国各省市实施减缓免政策,企业将有望减负 1 500 亿元左右,对于降低企业用工成本、增强企业复工复产决心大有裨益。相较于"非典"时期的医保缴费政策而言,此次疫情发生后出台的减征缓免政策对于企业与民众的考虑更为周全及时,具有较强的政策实质性和利民性质,是国家医保部门表现成熟的方面之一。

3. 医疗保险经办政策提高了医保服务经办效率和人民满意度

"不见面办""及时办""便民办""延期办""放心办"的五个"办"措施是国家医保局在疫情防控期间提出的特殊举措,出发点是为了在减少人员聚集、方便群众办事的基础上以服务方式的创新保障参保人员及时获得医保权益。该系列举措要求医保经办机构提高自身服务效率,充分发挥互联网优势,创新服务形式,提高办事体验,网上办、自助办、邮寄办、就近办等成为抗疫时期最重要的便民举措。相较于"非典"时期,互联网的发展为实现"足不出户享服务"提供了技术前提。发挥互联网技术优势,创新医保服务体系,对于特殊情况下保障民众医保待遇具有重要意义,而在疫情过后,将此次应急过程中采取的医保经办服务进行常态化保留或成考虑。

第三节　突发公共卫生事件下医疗服务政策比较和创新

一、突发公共卫生事件下医疗服务政策国际比较和创新

(一) 英国医疗服务应对政策

英国的国家卫生服务体系分为中央医疗卫生服务机构、大区医疗服务机构和社区初级医疗服务机构三级组织,分别提供不同医疗需求层次的医疗服务。[1] 同时英国还建立了突发事件计划协作机构(EPCU)和健康保护机构(HPA),二者组成了英国的突发公共卫生事件应对系统。前者包括初级卫生保健服务和二级卫生保健服务,其中全科家庭医生为英国民众提供疾病预防、诊断和治疗等方面的医疗

---

[1]　卢祖洵,汪凯,郑建中.社会医疗保险学[M].北京:人民卫生出版社,2012.

服务,国民医疗服务联合体设立专门化的传染病医院、急性病医院和特殊护理专业中心,提供家庭医生医疗服务之外的其他服务。后者在全国范围建立传染病监测中心,通过传递突发公共卫生事件的跟踪信息为应急医疗服务提供应对依据。

(二)美国医疗服务应对政策

突发公共卫生事件发生后,美国的应急医疗服务由自上而下的三个医疗应急系统提供:疾病预防与控制中心(CDC)、医院应急准备系统(HRSA)和城市医疗应对系统(MMRS)。CDC提供卫生预防服务和疾病监测服务,HRSA协调医院、门诊中心以及其他卫生保健机构的医疗服务供应,MMRS与公共卫生系统中各类机构协同合作,确保突发公共卫生事件发生后的城市应急工作有序进行。[1] 另外,在突发公共卫生事件发生后,临床药品应急供应与监管是医疗服务体系中至关重要的一环。美国食品药品监督管理局通过建立医疗应对政策以解决紧急情况下的医疗产品需求问题,对于在突发公共卫生事件时期有效控制疫情和确保公众身心健康具有实效意义。

(三)新加坡医疗服务应对政策

新加坡医疗服务体系分为不同层级,医生或者医疗机构承担着不同的职责和功能。初级保健主要是通过家庭全科医生和私人诊所提供,全国大约有1 700个全科医生诊所,能够满足80%的基本医疗需求,包括门诊、母婴、接种、体检和制药等。由于新加坡实行严格的分诊诊疗制度,在疫情发生时能够极大减少医疗资源的挤兑和疫情的交叉传染情况。

(四)日本医疗服务应对政策

保健所是日本政府负责保障地方居民健康与公共卫生安全的行政机构,当突发公共卫生事件发生后,由保健所担负起调配医疗资源、监测公共卫生危机的责任。倘若保健所无法及时提供患者所需的医疗服务,本地其他医疗机构、医师协会、市町村和都道府县将协同提供临时救助场所,通过消防部门进行患者急救运送工作。[2] 此外,保健所还向日本民众和一线工作人员提供心理疏导和干预服务等精神卫生服务,为普通家庭及社区工作人员开设创伤后应激障碍知识宣讲会,以便筛查出心理创伤患者并向其提供相应的医疗服务。

(五)韩国医疗服务应对政策

韩国于2007年颁布《应急医疗法》,建立了应对突发公共卫生事件的应急医疗体制并取得了一定成绩。突发公共卫生事件发生后,韩国的应急医疗网络形成从中央到地方的专门应急医疗中心和机构,分门别类地向民众提供医疗服务。应急医疗患者接受医疗救助后,因经济困难等原因无法支付医疗费用的,医院可通过应

---

① 温靖.中美突发公共卫生事件应急系统的比较研究[D].南京师范大学,2007.
② 俞祖成.日本地方政府公共卫生危机应急管理机制及启示[J].日本学刊,2020(02):12—21.

急医疗基金管理机构或团体收取患者本人应负担部分。① 在此过程中,韩国对医疗服务实行垂直式逐级管理,有效指挥各地区快速启动紧急医疗体制,从而加强各级医疗部门的协调与配合。

(六) 巴西医疗服务应对政策

巴西在遵循"分区和分级"治疗的原则上建立了统一的卫生保健系统,"分区"有利于了解当地居民的健康状况,及时防治与及时治疗;"分级"管理有利于合理配置医疗资源,节约开支,合理分流不同病症的患者。② 寨卡病毒疫情期间,巴西政府考虑到病毒对孕妇及婴儿的影响最大,先后发布小头症患者照料方案和卫生保健方案,同时向医护机构发放孕妇手册,加强医护人员对育龄妇女、孕妇、产妇的护理指导。巴西的统一卫生体系拥有 1 543 个康复中心和 4 106 个家庭卫生支援中心,在小头症患者增加后,这些中心的医护人员担负起照料、治疗和康复的责任。③

二、突发公共卫生事件下医疗服务政策国内比较和创新

医疗服务是由医院、药店等医疗服务机构向患者提供包括检查、诊断、治疗、康复等在内的相关服务,进而实现保障患者医疗需求的目标。突发公共卫生事件发生后,及时提供有效完善的医疗服务对于降低人们的疾病传染风险、稳定社会生产生活具有重要意义。

(一) SARS 时期的医疗服务政策

2002 年末我国广东首先发生 SARS 疫情传播感染病例,但彼时的政府信息公开不够及时、新闻媒体宣传滞后,加之医疗卫生体制的多头分块管理,疫情发生初期我国政府和医院并未意识到传染病的危害性和严重性,导致失去了防控先机。④ 随着疫情在全球的进一步扩散,我国政府和医疗卫生部门相继出台疾病防控和医疗服务政策,采取各种紧急措施应对 SARS 疫情的侵袭(表 6-2)。

表 6-2　SARS 疫情期间国家医管部门实施医疗服务细则政策

政策名称	政策文号
《卫生部疾病控制司关于发布非典型肺炎防治有关技术方案的通知》	2003 年 4 月 2 日
《卫生部关于印发〈国家救灾防病与突发公共卫生事件信息报告管理规范〉(2003 版)的通知》	2003 年 4 月 4 日

---

① 富贵,张宏伟.韩国的应急医疗体制[J].全球科技经济瞭望,2003(07):28—30.

② 马丹,任荨.巴西医疗保障体系[J].医学与哲学(人文社会医学版),2007(10):1—3.

③ 牛丹丹.公共卫生应急管理:以巴西应对寨卡病毒危机的措施为例[J].拉丁美洲研究,2017(02):122—158.

④ 于海中.非典对我国医疗卫生体系的冲击及反思[J].人口与经济,2004(S1):55—57.

（续表）

政策名称	政策文号
《卫生部关于将传染性非典型肺炎（严重急性呼吸道综合征）列入法定管理传染病的通知》	卫疾控发〔2003〕84 号
《卫生部非典型肺炎领导小组关于印发非典型肺炎中医药防治技术方案（试行）的通知》	卫非典发〔2003〕1 号
《卫生部办公厅关于临床医师在接诊疑似传染性非典型肺炎患者应询问流行病学史的通知》	卫机发〔2003〕7 号
《卫生部办公厅关于进一步做好传染性非典型肺炎诊疗工作的通知》	卫机发〔2003〕10 号
《卫生部办公厅关于加强非典型肺炎社区防治工作的紧急通知》	卫机发〔2003〕13 号
《关于加强防治非典型肺炎药品监督和管理工作的紧急通知》	国食药监办〔2003〕20 号
《卫生部办公厅关于进一步做好医院非典型肺炎诊疗工作中防止交叉感染工作的紧急通知》	卫机发〔2003〕22 号
《卫生部办公厅关于非典型肺炎集中收治医院做好医疗服务工作的通知》	2003 年 4 月 25 日
《关于进一步落实防治非典型肺炎所需医疗器械监督管理具体事项的通知》	国食药监办〔2003〕26 号
《卫生部办公厅关于下发传染性非典型肺炎临床诊断标准和推荐治疗补充说明的通知》	2003 年 5 月 5 日
《传染性非典型肺炎防治管理办法》	卫生部令第 35 号
《卫生部关于加强传染病防治工作的通知》	2003 年 5 月 13 日
《卫生部办公厅关于医院在防治传染性非典型肺炎过程中做好正常医疗工作的通知》	2003 年 5 月 15 日
《卫生部办公厅关于做好传染性非典型肺炎病人痊愈出院后有关工作的通知》	2003 年 5 月 15 日
《关于加强农村传染性非典型肺炎防治工作的指导意见》	2003 年 5 月 20 日
《卫生部办公厅关于做好当前艾滋病病毒感染者或感染非典后救治工作的通知》	2003 年 6 月 6 日

资料来源：笔者根据国家卫健委、医保局等部委网站的政策文件自制

（二）新冠肺炎疫情时期的医疗服务政策

1. 基本医疗服务政策

新冠肺炎疫情期间，国家医保局、国家卫健委、国家民政部等多部门出台的医疗服务政策分为 3 个主要阶段（表6-3）。

第一个阶段为政策初始期，表现为针对疫情传播速度快、范围广而出台的应急

类政策。医疗服务政策内容主要关注对新冠肺炎确诊人群、疑似人群和受影响人群的隔离管理、诊疗制度、服务设施和用药目录的特殊规定,确保各群体在疫情发生后得到安全、有效、可负担的医疗服务。

第二个阶段为政策防控期,表现为针对疫情蔓延状况得到初步遏制而出台的防控类政策。医疗服务政策内容主要集中在完善互联网医疗服务管理、老年与慢性病群体医疗服务提供、社会办医与基层医疗机构服务管理,最大限度发挥不同层面医疗机构的患者分流作用。

第三个阶段为政策稳定期,表现为针对疫情防控工作循序推进而出台的保障类政策。医疗服务政策内容体现于在兼顾不同省市疫情防控情况下逐步恢复正常医疗服务,同时进一步提高医疗机构隔离、防控与救治的能力。

表6-3　新冠肺炎疫情期间国家医管部门实施的医疗服务细则政策

政策名称	政策文号
《国家医疗保障局财政部关于做好新型冠状病毒感染的肺炎疫情医疗保障的通知》	2020 年 1 月 22 日
《关于印发新型冠状病毒感染的肺炎疫情紧急心理危机干预指导原则的通知》	肺炎机制发〔2020〕8 号
《国家医疗保障局办公室财政部办公厅国家卫生健康委办公厅关于做好新型冠状病毒感染的肺炎疫情的补充通知》	2020 年 1 月 27 日
《国家卫生健康委办公厅关于进一步加强县域新型冠状病毒感染的肺炎医疗救治的通知》	2020 年 1 月 28 日
《关于进一步做好农村地区新型冠状病毒感染的肺炎疫情防控工作的通知》	肺炎机制发〔2020〕14
《国家卫生健康委基层司关于进一步做好基层医疗卫生机构防控新型冠状病毒感染的肺炎疫情工作的通知》	国卫基层运行便函〔2020〕1 号
《国家医疗保障局办公室关于优化医疗保障经办服务推动新型冠状病毒感染的肺炎疫情防控工作的通知》	2020 年 2 月 2 日
《国家卫生健康委办公室关于加强信息化支撑新型冠状病毒感染的肺炎疫情防控工作的通知》	国卫办规划函〔2020〕100 号
《国家卫生健康委办公厅关于在疫情防控中做好互联网诊疗咨询服务工作的通知》	国卫办医函〔2020〕112 号
《关于加强新型冠状病毒肺炎疫情防控期间孕产妇疾病救治和安全助产工作的通知》	肺炎机制发〔2020〕25 号
《关于进一步加强社会办医管理做好新冠肺炎疫情防控工作的通知》	国卫医函〔2020〕63 号

（续表）

政策名称	政策文号
《关于印发新型冠状病毒肺炎疫情防控期间养老机构老年人就医指南的通知》	肺炎机制综发〔2020〕65 号
《国家卫生健康委办公厅关于加强疫情期间医疗服务管理满足群众基本就医需求的通知》	国卫办医函〔2020〕141 号
《关于加强新冠肺炎疫情期间严重精神障碍患者治疗管理工作的通知》	肺炎机制综发〔2020〕70 号
《国家卫生健康委办公厅关于在国家远程医疗与互联网医学中心开展新冠肺炎重症患者国家级远程会诊工作的通知》	国卫办医函〔2020〕153 号
《关于印发基层医疗卫生机构在新冠肺炎疫情防控期间为老年人慢性病患者提供医疗卫生服务指南（试行）的通知》	国卫基层家医便函〔2020〕2 号
《关于印发加强医疗机构药事管理促进合理用药的意见的通知》	国卫医发〔2020〕2 号
《国家医保局国家卫生健康委关于推进新冠肺炎疫情防控期间开展"互联网＋"医保服务的指导意见》	2020 年 2 月 28 日
《国家卫生健康委办公厅关于印发新冠肺炎重症、危重症患者护理规范的通知》	国卫办医函〔2020〕170 号
《国家卫生健康委办公厅关于基层医疗卫生机构在新冠肺炎疫情防控中分类精准做好工作的通知》	国卫办基层函〔2020〕177 号
《国家卫生健康委办公厅关于印发新冠肺炎出院患者康复方案（试行）的通知》	国卫办医函〔2020〕189 号
《关于印发新冠肺炎疫情心理疏导工作方案的通知》	联防联控机制〔2020〕34 号
《关于进一步推进分区分级回复正常医疗服务工作的通知》	联防联控机制发〔2020〕35 号
《关于印发新冠肺炎患者、隔离人员及家属心理疏导和社会工作服务方案的通知》	联防联控机制〔2020〕39 号
《关于进一步巩固成果提高医疗机构新冠肺炎防控和救治能力的通知》	联防联控机制综发〔2020〕141 号

资料来源：笔者根据国家卫健委、医保局等部委网站的政策文件自制

2. 远程医疗服务政策

随着"互联网＋"作为国家战略计划的提出，"互联网＋"医疗迎来前所未有的发展机遇，融合互联网的医疗服务在此次疫情期间大显身手，极大提高了优质医疗资源的地域共享水平，同时患者减少出行，通过网络问诊获得足不出户的医疗服务体验，大大减少了病毒二次传播、交叉感染等情况，对于疫情防控期间的患者分流

起到重要作用。

2020年2月初,卫健委发布有关疫情防控信息支持工作的安排,积极鼓励各省市开展远程医疗服务。信息技术的利用提高了专家资源下沉效率与基层医疗卫生机构的医疗服务能力,减少了人员跨区域传播感染的风险。2月末,防疫相关的"互联网＋"医保服务政策出台,该政策鼓励定点医药机构提供"不见面"购药服务,对于城乡居民中高血压、糖尿病等慢性病患者的用药保障提供了更加便捷的服务方式;对于线上就医需完善在线处方审查制度和医疗服务行为监督机制。此外,国家医保局指出医保经办机构与医保定点医疗机构应当将"互联网＋"医疗的服务范围、条件、收费与支付方式、费用标准等纳入管理协议中,确保双方密切配合、更好地为群众提供优质服务。

3. 精神卫生服务政策

疫情防控期间,国家卫健委疾控局发布紧急心理危机干预指导原则,分别对疾病确诊人群、居家隔离人群、受疫情影响的相关人群等制定紧急心理危机干预计划,其目的是向需要人群提供心理健康服务,并且预防和减轻该疫情可能带来的心理社会影响。具体的心理健康服务内容包括以线上通信手段为有需要的群体提供实时心理支持和心理援助服务、动员社会力量提供社会支持等。

4. 医疗服务管理政策

在医疗服务管理政策上,国家卫健委一方面加强对新冠肺炎首诊隔离点的医疗管理,另一方面高度重视非隔离点医疗服务的提供和医疗资源的供给,先后出台一系列管理政策助力各地医疗保障相关部门。

对于确诊人群和疑似人群的隔离管理,卫健委建议各省市应根据患者人数和需求在各自的隔离点整合医疗资源,如医疗服务人员、医疗设备资源、药品防护品配备,以确保安全、有效地进行医疗服务工作,随时掌握隔离人群病情变化情况,按照规定及时进行转诊或解除隔离。

对于疫情期间的基本医疗服务管理,卫健部门高度重视在疫情防控过程中部分省市出现的医疗服务不足、群众基本医疗需求不足等问题,要求各省市在科学防控的基础上坚持因地制宜、精细管理、分类救治等原则,落实疫情期间的医疗服务管理制度,切实保障不同患者的医疗需求。

对于基层医疗卫生机构的医疗服务管理,卫健委办公厅对基层医疗卫生机构的预防服务提出具体要求,要求基层医疗卫生机构配合社区居委会、村委会加强排查;对不明原因的发热、咳嗽人员做好信息登记并立即就近转诊至设立发热门诊的上级医院。

对于县域新冠肺炎医疗服务的管理,卫健委提出加强提前检查的分诊和发热门诊管理,要求所有县级医院严格执行相关规定并相应做好救治准备工作,加强贫困地区县级医院医疗资源供给,确保贫困地区县级医院具备基本医疗救治能力。

对于农村地区新冠肺炎医疗服务管理,乡镇卫生院及其工作人员要及时完成人员排查、预检分流、医疗跟踪等工作。与此同时,还要时刻关注基层医疗卫生资源的储备情况,以便确保医疗服务的有效供应。

(三) 两次突发公共卫生事件下的医疗服务政策比较

1. SARS 疫情与新冠肺炎疫情期间出现的医疗服务问题比较

在 SARS 疫情期间,我国医疗服务出现的第一个问题是各级医院传染病防护能力较低、应急医疗物资无法满足基础医疗服务,而医院防护不足增加了医护人员感染率,导致确诊"非典"患者的总人数中医护人员占比较大,医院成为病毒交叉感染的重灾区[①];第二个问题是正常医疗服务供应不足,我国医疗保险参保人群中的老年群体、慢性病群体在"非典"防控时期难以获得自身所需要的医疗服务;第三个问题是城乡医疗基础差异巨大,农村医疗服务体系不健全,本就需要加强防控以免"非典"疫情在农村地区流行,但进城务工者等流动人口的医疗保障权益在城镇很难得到满足,在感染疫情后往往因为经济情况选择返乡治疗,这增加了"非典"防控的难度[②];第四个问题是未能出台社会补偿机制以解决"非典"患者痊愈后出现的后遗症问题、抗击"非典"疫情中牺牲的一线人员遗属家庭困难问题。

相较于 SARS 疫情期间的医疗服务问题,新冠肺炎疫情时期我国医疗保障服务能力和水平都有了较为明显的进步,但仍存在一些医疗服务问题需要引起我们重视。首先,各级医疗卫生系统传染病应急防疫能力有待加强,在突发公共卫生事件后无法迅即调取医疗人才和防疫物资应对爆发增长的感染人群;其次,基层医疗卫生机构发挥患者分流作用的同时暴露出卫生技术水平下滑、医护人员负担过重等问题;再次,互联网医疗发展存在地方差异,政府鼓励发展远程智慧医疗但尚缺乏细节化的法律法规作为支撑。此外,疫情发生后我国政府及医保、卫生部门出台了一系列应急性医疗服务政策,侧面反映出当前应急医疗服务体系的漏洞与不足,存在事后补救的问题。

2. SARS 疫情与新冠肺炎疫情的医疗服务政策比较

尽管距离 SARS 疫情流行已经过去 17 年,2020 年初突发的新型冠状病毒感染的肺炎疫情的流行仍然对我国医疗服务体系提出了挑战,及时出台相应的医疗服务政策是有效防控疫情的重要保障。对比两次突发公共卫生事件中医疗服务政策与措施,可以发现新冠肺炎疫情期间医疗服务政策的进步之处主要体现在以下方面。

一是医疗服务政策覆盖人群考虑全面,不顾此失彼,体现了以人民健康为中心

---

① 刘务琴.SARS 之后医疗卫生政策与医院体制改革的思考[J].行政与法,2003(09):50—52.

② 王健,陈秋霖.SARS 拷问农村医疗[J].发展,2003(07):50—52.

的服务理念。如对于高血压、糖尿病等慢性病患者和特殊门诊患者实行"长处方"报销政策,患者单次处方用药量延长至 2 或 3 个月,该类人群由于疾病的特殊性需要长期服用治疗性药物,"长处方"报销政策保障了疫情期间慢性病患者的用药权益,同时减少了不必要的出行与感染概率。再如疫情期间"互联网＋"医保工作的推进免除了普通群众参与互联网医疗过程中的后顾之忧,对于减少非新冠肺炎患者线下就医行为、缓解线下诊疗压力具有明显作用。

二是医疗服务政策对精准分级诊疗的重视,发挥了基层医疗卫生机构在疫情防控过程中的联动作用。此次疫情发生后,全国各省市加强社区医疗的预防检查和初步诊疗服务,强调基层医疗卫生机构的重要性,政策对基层医疗卫生机构的倾斜降低了疫情传播的可能性,同时在应急医疗资源紧急调配的情况下减少了基层医疗机构医疗资源的浪费情况和大型医院医护人员的看诊压力。

三是医疗服务政策应急性、针对性、可操作性强,在医疗服务提供、医疗服务监管等方面保证了疫情期间群众能够获得各类公平可及的医疗服务。根据疫情防控的不同阶段,我国政府部门出台不同的医疗服务政策,为各省市加强疫情防控提供了政策导向。考虑到城乡医疗服务水平的差异问题,卫生部门及中央财政加大对乡村医疗服务的政策投入与财政投入,从而满足不同层次的卫生服务需求。

第四节　突发公共卫生事件下医疗保障政策创新

一、国内外医疗保障政策创新的启示

(一) 国外医疗保障政策创新的启示

近 50 年来,全球范围内发生过不计其数的突发公共卫生事件,医疗保障作为突发公共卫生事件发生后最直接、可行的保障措施,早已列为各国应对急情的首要策略之一。从国际经验来看,应急性医疗保障政策与一般性医疗保障政策往往存在补足关系,有时因政策的反响良好而逐步过渡为一般性政策。政策在执行过程中的效果决定了政策的延续性和发展性,因此借鉴国际经验有助于我们更加系统地建立医疗保障政策的大局观念,从而更好地保障人民健康和生命安全。

1. 建立国家重大公共卫生事件应急医疗保障联动制度

突发公共卫生事件具有紧急性和意外性,事件发生后的应急举措将直接影响突发事件对社会造成的危害程度。目前,一些国家已经建立起应急医疗保障制度,如韩国建立了专门的应急医疗救助体系、澳大利亚设立完善的医疗卫生应急管理组织系统、日本现行的地方公共卫生危机应急管理机制等,由此确定每个医疗管理和执行单位的职能和责任,在重大突发公共卫生事件发生后,以完整联动的应急体系迅速作出反应。① 尽管我国在公共卫生预防领域已经建立起突发事件预防控制系统,但公共卫生的分散化管理使得应急医疗保障方面的建设未能构成联动体系。为此,有必要建立专门化的国家重大公共卫生事件应急医疗保障联动机制,在横向上设立应急医疗物资储备机制、应急医疗机构救助机制、应急医疗服务补偿机制和应急医疗保障管理机制,确定各机制的责任主体和责任分担方式;在纵向上设立从中央、省(自治区、直辖市)、地级市(区)、县级市的四级联动机制,共同构筑应急医疗保障空间网络。

2. 加强国家重大公共卫生事件应急医疗保障条例立法

立法先行是国际普遍的政策执行依据,国际上对于突发公共卫生事件的应对往往遵循本国的相关法律规定,从而起到强化政策应对机制的作用。如美国在现行的《国家紧急状态法》《公共卫生服务法》《公共卫生安全与预防生物恐怖法案》等多部法律中对公共卫生中的服务保障、管理保障等作出明确规定以合理应对突发公共卫生事件。② 我国自 2003 年 SARS 疫情后便加快了突发公共卫生事件法律体系的建设,相继颁布《中华人民共和国急性传染病管理条例》《中华人民共和国传染病防治法》等公共卫生法律,但在应急医疗保障法治建设方面仍存在层次较低的问题,在突发公共卫生事件后出台的以国家行政机关制定的法规、地方性法规以及政府部门的规章、政策性文件居多,国家立法机关制定的专门的应急医疗保障法律较少。因此建立和完善应急医疗保障法律法规体系,对于弥补应急公共卫生法律体系的不足具有重要意义。

3. 建立健全国家应急医疗保障线上线下社会服务系统

从国际实践来看,各国应急医疗保障系统或多或少地都有社会参与的身影,动员社会的力量共同抗击突发公共卫生事件的冲击,实则体现了医疗保障作为社会保障机制的风险共担原则。以日本的"官民协作"为例,由中央政府、地方政府、企业、非营利组织、市民团体等多元主体参与形成"官民协作",各自承担责任,共同应对突发公共卫生危机;其中非营利组织承担了大量医疗救治、资源调配等任务,体现了社会组织参与社会治理的示范作用。③ 在突发公共卫生危机到来时,政府与民间的有效合作能够提高资源的配置效率和利用效率,同时在互联网时代下,政社协作还能够通过多个平台实现信息传递的及时性与精准性,因此建立健全国家应急医疗保障线上线下社会服务系统将对危机应对大有裨益。

---

① 李雪峰.健全国家突发公共卫生事件应急管理体系的对策研究[J].行政管理改革,2020(04):13—21.

② 王重建,向浩,柳东如,何晶晶,聂绍发.我国突发公共卫生事件法制建设的思考[J].医学与社会,2007(02):38—40.

③ 胡澎.日本"官民协作"的危机治理模式及其启示[J].日本学刊,2020(02):7—11.

（二）国内医疗保障政策创新的启示

1. 医疗保障应急政策的出台要考虑常态化和一般化

新冠肺炎疫情期间，我国医疗保障有关部门出台了多个医疗保障应急政策，化解了疫情迷雾下中国民众的燃眉之急。医疗救治财政补助政策、异地就医财政补助政策、医保经办服务政策、医疗药品长处方政策、医疗保险"减缓免"政策、"互联网＋"医疗服务政策等深受人民好评，切实让人民体会到政策的利民、便民。尽管政策实施好评如潮，我们也需要反思：此类应急政策是否应当有选择地发展成为医疗保障一般性政策，从而弥补现行医疗保障政策中存在的短板？中共中央、国务院于 2020 年 3 月 5 日出台《关于深化医疗保障制度改革的意见》，指出要完善重公平适度的待遇保障机制、优化医疗保障公共服务等要求，当突发疫情发生后，医疗机构遵循先救治后收费的原则为民众提供救治服务，而医疗保险支付政策和异地就医结算政策也有待进一步完善。①

2. 医疗保障应急管理的建设要遵循现行法律的实践

在 2003 年的 SARS 疫情中，我国政府虽以措手不及之态应对疫情挑战，但此次疫情提高了政府对于突发公共卫生事件的高度重视，应急管理体系的建设以多项法律条例的出台迅速推进。《突发公共卫生事件应急条例》《重大动物疫情应急预案》《国家突发公共事件总体应急预案》《中华人民共和国传染病防治法》等先后颁布和修订，其中明文规定了医疗救治、医疗服务、医疗管理等在内的医疗保障应急原则。

然而，观察新冠肺炎疫情中的医疗保障应急管理过程，不难发现各省市在防疫应急处理中出现的如应急医疗供给储备不足、医疗机构应对速度迟缓、医疗保险与服务匹配不佳等问题，表明在突发公共卫生事件发生后我国医疗卫生系统对于公共卫生安全的防范意识不到位，对于现行法律条文的理解未能付诸行动中。医疗保障应急管理的建设要遵循现行法律的实践，从医疗保障政策部门到医疗服务提供机构，不同主体应当明确突发公共卫生事件下医保管理的有所为与有所不为，在日常化的工作中恪守法律法规的约束，提高对重大事件反应的灵敏性，增强抵御风险的能力。

3. 医疗保障应急服务的实施要坚持以人民健康为中心

从"健康中国 2030"发展规划提出至今，医疗保障作为维护人民健康、增进人民福祉的一项基本制度安排，在多个方面解除了人民的疾病医疗后顾之忧。而突发公共卫生事件发生后，我国政府对于医疗保障应急服务的实施无一不是从人民群众的健康出发，提供可负担、可获得的医疗医药服务。医疗保障应急服务的实施

---

① 中共中央国务院关于深化医疗保障制度改革的意见[N].人民日报,2020-03-06(001).

要坚持以人民健康为中心,要求医保系统在政策的制定与执行过程保持灵活性和适应性,审时度势,尽力而为,从而向人民提供更全面的医保应急服务,让人民享有更加公平更加可持续的医疗保障。

二、我国医疗保障政策设计

在我国国情影响下,医疗保障政策的制定通常有两种方式,其一由中央政府根据期望目标出台政策,通过层级扩散机制下达到地方政府,后者接受指示后根据本地区实际情况再作详细安排(或试点,或全面推行),从而实现自上而下的政策扩散;其二由地方政府先行进行政策首创,在一段时间后中央政府根据地方政府实施情况决定是否进行全国推广,从而实现自下而上的政策采纳。① 而此次疫情中,中央医疗保障政策的出台对医保政策的完善设计提出了新的创新思路。

(一)中央医疗保障政策的扩散

1. 建立重大疾病医疗保险和救助制度联动机制

在中共中央、国务院最新发布的《关于深化医疗保障制度改革的意见》中指出,"要完善重大疫情医疗救治费用保障机制"。② 医保部门在特殊时期应采取特殊报销政策与经办政策,及时解决人民医疗费用负担问题,使广大人民在紧急情况下保持心安。一是确保医疗机构先看病后收费,完善异地医保实时结算制度;二是探索建立特殊人群和特殊疾病的费用免除制度,取消医保缴费清单、缴费限额、药品用量等定向限制;三是探索建立疫情患者医疗费用财政兜底保障制度,健全重大疫情医疗救治医保支付政策,提高对基层医疗机构的支付比例。③

2. 建立防范和化解因病致贫长效机制

我国脱贫攻坚工作已经进入关键环节,而此次新冠肺炎疫情的发生在一定程度上会对部分人群带来因病致贫、因病返贫的危机。医疗保障政策在基本医疗保险、大病保险、医疗救助等方面为患者提供了基本保障,因此对于建立防范和化解因病致贫长效机制而言,应当加强各类医疗保障制度和医疗救助制度的衔接和补充,确保制度之间的协调与合力,对不同的人群实行精准医疗保障措施,着力提高重点人群的保障水平。④

3. 加快发展商业健康保险补充机制

两次重大突发疫情中,商业保险都发挥出巨大作用。与基本医疗保险相比,商

① 王浦劬,赖先进.中国公共政策扩散的模式与机制分析[J].北京大学学报(哲学社会科学版),2013(06):18—19.

② 中共中央国务院关于深化医疗保障制度改革的意见[N].人民日报,2020-03-06(001).

③ 习近平主持召开中央全面深化改革委员会第十二次会议强调完善重大疫情防控体制机制 健全国家公共卫生应急管理体系[J].中国行政管理,2020(02):2.

④ 顾雪非.中国特色医疗保障制度内涵与改革逻辑[J].中国发展观察,2020(Z3):57—59.

业健康保险能够满足人们多层次多样化的保障需求。尽管已有的基本医疗保险和大病保险能够缓解绝大多数患者的就医压力,但配置商业保险对于并发症患者和医保之外的患者而言将起到健康安全防线的功能,避免患者家庭在突发事件后因巨额的医疗费用而陷入困境。

4. 完善"互联网+"医疗保障机制

对于"互联网+"医疗而言,首先应完善互联网医疗机构准入制度,提高医疗机构开诊门槛和质量,既要向高水平的线下医疗机构打开大门又要防止部分医疗机构浑水摸鱼。其次,应改善医疗数据安全保障系统,通过将医疗大数据分散保管以确保病患医疗信息不泄露。再次,应拓宽多方病患救助通道,借助非官方组织和舆论的监督投诉渠道,各医院设立网上医疗中心负责医患纠纷处理工作,通过建立社区、省市级医疗保障监督平台,提高病患就诊满意度水平。最后,完善多层次医疗保障体系,加快商业保险一体化建设,从而缓解基本医疗保障压力。

(二)我国医疗保障政策新框架

通过前文阐述可以看出,我国现行医疗保障政策框架主要由医疗保险和医疗服务两大部分组成,前者以风险分担机制化解人们的疾病风险,后者以提供各类医疗卫生服务保障人们的健康权益。而新冠肺炎疫情使我们看到了当前医疗保障政策体系中的进步与不足,由于医疗保障充当着人类健康促进的重要角色,国家在进行顶层政策设计时应当充分关注到医疗保障领域服务提供的特殊性和复杂性,考虑到医疗保障制度与现行社会保障制度框架的耦合,从而合理进行政策设计。

20世纪70年代以来,西方福利国家曾在社会保障改革领域浪潮中兴起"目标定位政策",包括用类别定位、财富定位、需要定位、行为定位、道德定位等方法,对于资源优化配置取得了较理想的效果。[①] 从"目标定位政策"的工具论视角看,我国可以首先确定医疗保障政策服务人群和服务目标,建立起包含事前保障政策、事中保障政策和事后保障政策三个层面的医疗保障政策框架(图6-1)。

首先,事前保障政策体系主要满足常态化的医疗保障需求,包括健康教育与促进机制、社区诊断与干预机制、疾病监测与防控机制、物资储备与流通机制,四个环节以法律法规保障机制为依据,相互联系,构成事前医疗保障服务网络。具体而言,健康教育与促进机制的主要责任包括:医疗保障行政部门制定健康宣传策略,通过传统媒体和自媒体平台发送医疗保障相关信息、向各级医疗机构发放医疗保障服务指导手册、组织社区和学校及社会团体发起医疗卫生公民教育等方式增强公众的健康意识和对医疗保障的认知能力。培养公共卫生和医疗管理人才,在大学教育中穿插更多的公共卫生和医疗教育课程,培养专业知识扎实的公共卫生和

---

① 郑秉文,孙婕.社会保障制度改革的一个政策工具[J].中央财经大学学报,2004(08):42—46.

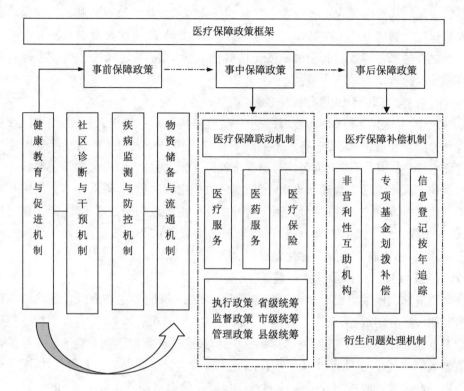

图 6-1　医疗保障政策框架

医疗管理人才。充分发挥社会各类专业人员的积极作用,吸收专家、学者、社会组织等在健康教育问题中提出的合理对策建议,建立信息共享平台。社区诊断与干预机制的主要责任是将公共卫生预防工作和医疗资源下沉至社区居委会或村委会,建立健全社区首诊制和双向转诊制的分级医疗制度。如突发公共卫生事件发生时,由社区医疗服务机构先行确认本区域内的患者数量,及时上报给上级卫生管理部门,做好医疗资源调配工作,同时定期定时组织医务人员上门为各家各户提供健康检查和保健服务,在社区医疗卫生中心建立家庭健康档案以掌握本区域内人员健康状况。疾病监测与防控机制的主要责任是由各地区内的疾病防控中心衔接各个社区的医疗卫生中心信息系统,通过社区检测即时传递居民健康和公共卫生相关情况,同时利用大数据收集患者的临床症状信息以做好疾病监测变化谱图。物资储备与流通机制主要通过建立药品、医用耗材、应急类医疗物资等在内的国家医疗保障物资储备制度,保障群众获得各类所需医疗医药服务。

其次,事中保障政策体系主要应对诸如突发事件的发生,考察政策的反应速度与抗压程度,因此需要建立起医疗保障联动机制,从医疗服务、医药服务、医药保险等方面进行政策调整和政策发布。在突发事件发生后,及时启动联合防控方案,建立卫生部、医疗保障局、疾控中心等多个行政机构跨部门合作机制,实现信息的收集、传递和共享。在突发事件演化发展的不同阶段中,医疗保障联动机制应根据不同情况制定阶段性策略,在政策执行、政策管理和政策监督方面做好应急准备,确保政策进行的连续性和即时性。

最后,事后保障政策体系以医疗保障补偿机制为主,主要解决医疗保障中的衍生问题和后发问题。因此,我国可以从资金和服务两方面建立衍生问题处理机制,应对如因病致贫和因病返贫问题、传染病患者痊愈后遗症问题、大事件中牺牲医护人员的家属保障问题等,而这一处理机制可以与我国的社会救助机制相结合,发挥医疗救助的特殊保障功能。同时鼓励非营利性社会团体组织建立互助保障机制,为需要帮助的群体提供心理疏导服务和医疗保健服务,扩大社会参与的影响力。

第七章　突发公共卫生事件下就业 促进政策比较与创新研究

第一节　我国现有就业促进政策体系

我国就业政策伴随经济体制改革,在改革开放之后呈现大量涌现的状态,从时间维度上可以分为:"改革初始化阶段"——以"三结合"政策①为代表实施多元化的就业政策;"全面展开阶段"——"就业市场化"②、转折中"再就业政策"③登上历史舞台;"深化改革阶段"——迈向"就业促进""就业扶持""社会保障""就业服务"四位一体的积极就业政策时代。在深化改革阶段,关于就业促进政策最有代表性的是 2008 年开始施行的《中华人民共和国就业促进法》,并于 2015 年第十二届全国人民代表大会常务委员会第十四次会议进行修订。该法案要求"国家应把扩大就业放在经济社会发展的突出位置"。内容上包括总则和附则在内的九章内容,涵盖了政策支持、公平就业、就业服务和管理、职业教育和培训、就业援助、监督检查和法律责任六大方面,成为新时代制定就业促进政策体系的风向标。

从内容维度上可以把我国现有的就业促进政策体系分为宏观政策体系和核心政策体系两大部分。其中宏观政策体系是围绕扩大就业和公平就业展开的,不仅有以调整结构为导向的产业政策、提供激励和资金支持的财税政策,还有融资与贷款并进的金融政策、拓展就业岗位的国际贸易政策;不仅有打破"二元结构"的城乡统筹政策、促进一体化发展区域政策,还有鼓励灵活用工的灵活就业政策、服务于"特殊人群"的公平就业政策。

---

① 1980 年《进一步做好城镇劳动就业工作》中提出"三结合"就业方针——在国家统筹规划和指导下,实行劳动部门介绍就业、资源组织起来就业和自谋职业相结合(简称"三结合")。

② 1993 年《中共中央关于建立社会主义市场经济体制若干问题的决定》提出"发展劳动力市场是当前培育市场体系的重点之一";1992 年《关于实行全员劳动合同制的通知》开始以劳动合同制度保护企业和职工的合法权益;1994 年《中华人民共和国劳动法》颁布,成为第一部适应社会主义市场经济的劳动法。

③ "再就业政策"是为了解决国企改革中隐性失业和下岗人群问题而提出的,通过前期试点和《关于全面实施再就业工程的通知》等多项政策,切实改善了社会主义市场经济中的失业困境,也是在此期间失业保险制度被推出,不仅构成下岗职工生活保障的"三条社会保障线",而且也成为日后我国社会保险体系的重要组成部分。

核心政策体系是围绕就业服务和管理政策、职业培训和教育政策、失业保险政策和就业援助政策四个方面展开的,下面将进行具体论述。

一、就业服务和管理政策

统一开放、竞争有序的人力资源市场依赖于政府和社会提供的就业服务和管理,最大限度减少市场经济中由于结构性失业、技术性失业、摩擦性失业所带来的社会不稳定因素。2018 年 12 月 14 日《就业服务与就业管理规定》完成第三次修订,为劳动者市场的供给方、需求方以及中介机构提供政策支持。

(一)完善公共就业服务

公共就业服务机构的主要职能是向社会提供公益性岗位或公益性就业服务以促进就业,如进行就业咨询指导、就业介绍、就业培训等。我国把建立健全覆盖城乡的公共就业服务体系作为重要目标。

早在 2012 年,为了贯彻落实《就业促进法》和"十二五"促进就业规划,人力资源和社会保障部就颁布了《关于进一步加强公共就业服务体系建设的指导意见》,明确提出"保基本、可持续、均等化"的公共就业服务原则,并规定了服务内容,明确服务水平考核机制,落实经费保障和监督管理[①]。2017 年出台的《关于推进公共就业服务专业化的意见》更是针对我国公共就业服务面临的"服务内容简单、服务方式粗放、服务手段落后、服务能力不足"等突出问题提出指导意见,目前我国已基本形成覆盖城乡的公共就业服务体系,并基本建成统一规范的公共就业服务制度。

(二)鼓励和发展社会职业中介服务

社会职业中介服务机构是指开展职业介绍活动的私营机构,具有机制灵活、服务优先、探究市场的活力与特点,构成促进就业的生力军,弥补公共职业介绍机构的不足。《就业服务与就业管理规定》鼓励为提高服务质量,充分发挥社会职业中介服务机构在促进就业中的作用,并具体提出了职业中介机构的设立条件、审批流程、经营业务、禁止行为等,通过政策支持该类机构平等参与社会主义市场经济的竞争,充分调动就业服务市场的活力。《劳动力市场管理规定》也赋予了劳动行政部门较为充分的管理权限,及时纠正和责罚市场上中介机构的不合规行为。

(三)健全信息网络建设和服务

在大数据时代,为了解决就业服务和管理过程中的矛盾与问题,更是需要不断运用新技术、新方法。2016 年出台的《关于加快推进公共就业服务信息化建设和应用工作的指导意见》提出分两步走,实现到 2020 年提升信息化应用水平的目标,着力突破公共就业服务过程中的业务应用系统建设、创业服务平台建设、就业形势

①　陈雪晴.完善拉萨市公共就业服务体系的研究[D].西藏大学,2019.

分析、绩效考核等重点任务。

依托于信息网络的建设,当前我国已形成全国统一的就业与失业管理制度,围绕落实促进就业税收新政策,进一步完善了就业失业登记制度,实行了全国统一样式、统一编号的《就业失业登记证》,实现劳动力资源的统一管理。除此之外,劳动调查和统计制度的建立,可以及时判断劳动力总量、结构和分布情况,为政府施策、进行宏观调控提供数据支撑和现实依据[①]。

二、职业培训和教育政策

面向 21 世纪,我国职业培训和教育体系已初步建立,在此阶段出台了《国务院关于加强职业培训促进就业的意见》《国务院关于推行终身职业技能培训制度的意见》等多项政策文件[②]。根据《就业促进法》,我国现有的职业培训机构与内容主要包括职业院校和培训机构、企业的职业教育和培训以及针对初高中生的劳动预备制度,除此之外,国家对特殊职业种类的劳动者实施职业资格证书制度,还有针对失业者的再就业培训,针对残疾人的特殊职业培训以及针对农村劳动者的技能提升培训。当前我国的职业培训和教育政策呈现以下特征。

(一) 以坚持公平普惠为原则

在改革开放初期,我国职业培训面临着师资力量严重不足的问题,当时的政策片面追求效率,使得培训队伍日益扩大,但是面对日益动荡、风险渗透的现代化社会,体现公平普惠原则的职业培训和教育体系成了必然要求。2018 年《国务院关于推行终身职业技能培训制度的意见》明确提出,要建立覆盖城乡、贯彻终身、适应人才发展的技能培训制度,并以逐步实现对 7 亿名劳动者的全覆盖,服务于劳动者职业生涯全过程为重要目标,可见我国的职业培训和教育政策逐渐体现出兼顾效率和公平普惠的价值取向。[③]

(二) 以提升师资力量为抓手

20 世纪末颁布的《中华人民共和国职业教育法》提出"将职业教育教师的培养工作纳入教师队伍建设规划,保证职业教育教师队伍适应职业教育发展的需要"[④]。进入 21 世纪后,职业学校教师在数量上缓解了供给不足的情况,在质量上不断加大职业学校教师培训、发展师资培训基地,以期巩固职业教育的发展[⑤]。

---

① 柯尊全.中国新型城镇化制度创新研究[D].武汉大学,2017.

② 潘姿曲,祁占勇.改革开放四十年我国职业培训政策的变迁逻辑与未来走向[J].职教论坛,2018(11):70—76.

③ 潘姿曲,祁占勇.改革开放四十年我国职业培训政策的变迁逻辑与未来走向[J].职教论坛,2018(11):70—76.

④ 罗嘉福.学习《职业教育法》开创职教新局面[J].云南教育,1997(Z2):5—5.

⑤ 罗嘉福.学习《职业教育法》开创职教新局面[J].云南教育,1997(Z2):5—5.

(三) 以终身职业培训为导向

在学习型社会中,要牢牢抓住"人"这一重要因素,不断通过技能培训和职业教育提升人力资本价值。从先后印发的《全国职工素质建设工程五年规划(2010—2014 年)》《全国职工素质建设工程五年规划(2015—2019 年)》两项提升职工队伍全面素质发展的规划,到 2016 年"大国工匠"一词更是写进了政府工作报告,从《国家中长期人才发展规划纲要(2010—2020 年)》提出要建设网络化、开放式、自主性的终身教育体系,到 2018 年出台《关于推行终身职业技能培训制度的意见》重点突出"终身"理念,建设知识型、技能型、创新型劳动者大军①,可见我国的职业培训和教育政策紧跟时代潮流,适应人才培养的变化。

三、失业保险政策

失业保险是帮助对因失业而暂时失去生活来源的劳动者抵御风险的一项制度②,具有二重性和三位一体功能。二重性是指横跨社会保障和就业领域,三位一体功能分别指"保生活、防失业、促就业"。中华人民共和国成立以来,我国的失业保险政策日益完善,其发展历程围绕不同的社会背景展开,呈现不同的时代特征③。

(一) 国企改革的配套措施

第一阶段的保险主要为在国有企业改革中下岗的职工提供过渡性保障。1986年,《国营企业职工待业保险暂行规定》的颁布标志着我国失业保险制度的建立,但当时的失业保险制度存在资金来源渠道单一、保障能力有限等问题④。面对国有企业改革逐步深化所带来的"隐性失业"问题,过渡性的制度安排加快调整。1993年,《国有企业职工待业保险规定》的颁布又从国家立法层面正式确定了失业保险制度。这一阶段的失业保险也可称为待业保险,该《规定》中的缴费来源也主要是企业。但也有一些地方因地制宜,扩大了失业保险的覆盖范围,还实行了个人缴费的规定。为进一步配合国有企业改革,1998 年国务院要求成立"再就业服务中心",主要发挥提供保障及引导就业的作用。同时,失业保险的资金来源也转向了"三三制",即由财政、企业、社会共同负担。

---

①　谷晓洁,祁占勇.新中国成立 70 年来我国职工教育政策的历史演进[J].中国职业技术教育,2019(19):51—58.

②　崔晔.我国失业保险与促进再就业法律问题研究[D].吉林大学,2018.

③　张盈华,张占力,郑秉文.新中国失业保险 70 年:历史变迁、问题分析与完善建议[J].社会保障研究,2019(06):3—15.

④　郑大军.失业保险促进就业功能研究[D].吉林大学,2009.

（二）经济发展的制度保障

1999 年《失业保险条例》的颁布进一步规范了我国的失业保险制度,以解决失业保险制度缺少内在激励、有效管理不足等问题。《失业保险条例》中提出的企业和职工双方缴费、明确市级统筹、在失业保险金的基础上同时提供医疗补助金等规定,使得我国的失业保险制度具备了失业保险制度必备的内容。另外,通过对保险基金缴费和待遇等多方面进行调整,明确了失业保险保障生活、促进就业的两大制度定位,符合社会主义市场经济体制改革的内在需求。2005 年至今,失业保险的促就业功能不断强化。2007 年国务院印发《关于完善城镇社会保障体系的试点方案》,国有企业下岗职工基本生活保障开始向失业保险并轨①。另外,随着失业保险基金扩大支出范围的试点,失业动态监测和预警机制的建立,援企稳岗应对金融危机多项政策的出台,失业保险的功能不断扩展,预防失业、促进就业的作用开始凸显。

（三）社会治理的防范机制

2011 年,我国第一部《社会保险法》正式实施,失业保险功能进一步提升拓展,作为五大保险之一更深入地参与社会治理。《社会保险法》也进一步将失业保险的参与对象扩展至用人单位和职工,而非城镇企业事业单位及其职工,并提高了失业人员的医疗保障水平以及新增了生育补助金。在一些突发公共事件下,我国政府也会在原有失业制度框架的基础上,发布一些临时性的规定,从而更好地发挥社会保障"安全网""减震器"的功能。常见的临时性政策包括减少或允许缓交失业保险费、为失业人员提高医疗补助水平等。在 2002 至 2003 年"非典"期间,各地政府为因受"非典"影响而停业的企业降低社会保险缴费率,并为失业人员提供失业保险金。2008 年全球金融危机期间,为了帮助困难企业稳定就业,提出了"一缓一减两补贴"政策,具体是指允许缓缴及阶段性降低费率并提供社保补贴和岗位补贴。在 2015 年开始实施的"稳岗补贴"政策中,失业保险基金成为稳岗补贴资金的重要来源,帮助经营困难企业实现经济转型。同时,失业保险用于提升员工职业技能,帮助员工适应经济转型,起到预防失业、促进就业的作用。在脱贫攻坚战略持续深化的过程中,失业保险也通过提高生活补贴、增加稳岗补贴和扩大技能培训补贴范围等方式,助力经济发展和社会稳定。

四、就业援助政策

就业援助也是《就业促进法》中提出的一项就业促进政策,具体指各级政府采取税费减免、贷款贴息、社会保险补贴、岗位补贴等办法,通过公益性岗位安置等途

---

① 刘国星.失业保险举步难[J].中州审计,2004(03):25.

径,对就业困难人员实行扶持和重点帮助,就其属性而言,就业援助制度也是一种专项社会救助制度,兼具就业促进和社会救助的功能①,其特点体现在以下三个方面。

(一) 围绕援助对象的能力提升

就业援助通过恢复、提高弱势群体的劳动技能帮助其脱困,能够减少失业人口,提高就业质量,是一种能力型的社会救助。能力型社会救助具有"造血"功能,是一种积极的"自助",它与被动的"他助"有所区别。一是在救助目的上,"输血型"社会救助侧重解决基本生存问题,是最低层次的社会保障,具有临时性和应急性,而就业援助的目的在于使得被救助者实现自立,具有持续性和稳定性;二是在救助对象上,"输血型"社会救助的救助对象一般为"三无"人员,而就业援助的救助对象主要是具有劳动能力和劳动意愿,但就业困难的人群;三是在救助手段上,"输血型"社会救助一般采用直接物质或现金支付的方式②,而就业援助是进行人力资本投资。

(二) 关注弱势人群的就业保障

就业权是一项基本的人权,关系到人正常的生存和生活。在就业市场中,弱势人员难以就业,但他们与其他公民一样享有平等的就业权。就业援助的核心内容就在于通过保障就业困难人员的就业权以实现就业促进,是就业权具体化的表现,能够尊重和保护就业困难人员。同时,就业援助能够保障就业困难人员有尊严地享有帮助,也可以防止救助资源的浪费。通过对残疾人、低收入者、大龄失业人员、离土农民等就业困难人员提供企业招用岗位补贴和社会保险补贴扶持、职业介绍指导服务、免费就业培训、及时救助等政策,帮助其提高在劳动力市场上的竞争力。

(三) 克服福利给付的固有依赖

传统的社会救助以直接给予物质或现金支持为主,受助者只需满足一定的标准即可接受帮助。而就业援助让受助者接受就业培训,并给予充分的、较高质量的就业公共服务,使得其通过实现就业的方式解决自身问题。如果受助者未接受岗前培训或岗前培训不达标,则不能得到岗位安置的待遇。这可看作受助者需要尽到一定的义务,通过自身努力,打破"贫困陷阱"。这种"就业福利"不仅能够帮助弱势群体维持基本生活,更能够增强其在劳动力市场上的竞争力,克服"福利依赖",实现自身发展。就业援助的生产性功能还体现在与失业保险等制度的衔接上,就业困难人群在不满足失业保险待遇领取条件或失业保险金领取期限满后,可以得到就业援助,能够从根本上解决就业困难人群的家庭困难。

---

① 熊文竹.政府在社区大龄人员就业援助中的角色研究[D].大连理工大学,2012.
② 穆维博.我国就业援助法律制度研究[D].西南政法大学,2016.

第二节　突发公共卫生事件下就业促进政策比较和创新

一、突发公共卫生事件下我国失业保险政策比较和创新

我国失业保险的保障对象主要为两类：一类是由单位和个人共同缴费的城镇企业事业单位职工；另一类是只由单位缴费的城镇企业事业单位农民合同制工人。两类人员领取失业保险均需满足一定的要求，前者需要满足缴费满一年，非自愿性失业且办理失业登记的要求，后者需要满足连续工作满一年的要求。城镇企事业单位参保职工，其失业保险主要待遇包括以下几个方面：一是按月发放的失业保险金；二是医疗补助金；三是参加职业培训的补贴以及在失业期间死亡的丧葬补助费和抚恤金。农民合同制工人只能得到一次性的生活补助。在经济发展的平稳时期，失业保险的防失业和促就业功能逐渐凸显。但在突发公共卫生事件下，失业保险的基本保障功能首先得到发挥及强化。

（一）针对个人

1. 延长领金期限

失业保险的领金年限与缴费年限密切相关。根据《失业保险条例》可知，单位和本人累计缴费时间满 1 年不足 5 年的情况下，职工失业后能领取的失业保险金最长期限为 12 个月，满 5 年不足 10 年的和累计 10 年以上的情形分别对应 18 个月和 24 个月，失业保险金申请的期限可以合并计算但其最长期限不超过 24 个月。在突发公共卫生事件下，领取失业保险金的人群包括因为受到突发卫生事件冲击而失去工作的职工，也包括原先存在的一部分失业群体。突发公共卫生事件在其发生时就会对经济产生直接冲击，而事件结束后社会经济也需要一段时间的恢复期。所以一些职工可能会有持续一段时间的失业状态，而对于原先就失业的人群而言，其本身就业竞争力相对较低，可能会有更长时期的失业。对此，失业保险规定的领金期限可能会使失业人群在突发公共卫生事件下处于保障空白的状况。所以，为了更好地发挥失业保险的功能，保障失业人群的基本生活，政府会制定出延长失业保险金领取期限的相关规定。

在 2020 年新冠肺炎疫情中，我国政府延长了大龄失业人员领取失业保险的期限，具体指距离法定退休年龄不足一年的职工，如果其已满领取失业保险金的期限而仍未就业的，可以领取失业保险金直至法定退休年龄。另外，对于不符合法定领取条件或者已满领取失业保险金的期限的参保人员，可以得到政府的阶段性失业补助金。对于发放的期限，政府一般会根据突发公共卫生事件的严重程度及其持续时间进行制定，在此次疫情中实行的是 6 个月的阶段性支持。

2. 提高补助水平

失业保险金和失业补助金是失业保险里最主要的待遇构成。对于失业保险金的支付水平由各地自行决定，一般不低于城市居民最低生活保障标准。在突发公共卫生事件下，由于生产经营活动受阻，所以日常生活用品的价格会有一定程度的上涨。对此，政府会在原来失业保险金和失业补助金的基础上发放价格临时补贴，并根据现实情况设置临时价格补贴的数额。在新冠肺炎疫情期间，国家发改委等部门就联合发布了《关于进一步做好阶段性价格临时补贴工作的通知》，指出在3到6月，将领取失业补助金人员纳入保障范围，将价格临时补贴按现行标准提高一倍发放①。在新冠肺炎疫情发生的两个月间，全国已经向超过200万名失业人员发放了近100亿元失业保险金，代缴医疗保险费20亿元，发放价格临时补贴6亿元②。

3. 发放培训补贴

失业保险促就业的功能主要体现在对职业培训和职业介绍的补助上。在突发公共卫生事件下，为了帮助失业人员尽快找到工作，重回原有的生活轨迹，我国政府积极发挥失业保险的促就业功能，支持失业人员报名参加各类技能培训。且对于存在生活困难的失业人员，还会给予一定额度的生活补助，解除其后顾之忧。

4. 简化申领流程

在突发公共卫生事件下，申领失业保险金人数激增且人们出行不便。为了保障失业人员能够方便快捷地领取到失业保险金，我国政府出台了一系列放宽条件及简化流程规定。在新冠肺炎疫情中，人力资源和社会保障部规定进一步放宽失业保险的申领期限，各地经办机构不得以申领期限超过距离解除合同60天为由拒绝为失业人员发放失业保险金。同时，为了支持失业人员进行技能培训，将申请条件由参加失业保险3年以上放宽至1年以上③。另外，同时进行失业人员失业保险金申领和失业登记，并办理申领不需要要求其提供解除劳动关系的证明或者失业登记的证明，经办机构也不允许提出任何与领取失业保险金有关的附加条件。另外，随着信息技术的快速发展，全国绝大多数城市都发布了网上申请平台，失业人员可以通过小程序等途径直接进入失业保险金申请渠道，快速实现网上申请。

（二）针对企业

1. 降低失业保险费

在突发公共卫生事件下，为了降低企业尤其是中小微企业的经营成本，我国政府

---

① 国家发展改革委，等.关于进一步做好阶段性价格临时补贴工作的通知[EB/OL].[2020-11-05].https://www.ndrc.gov.cn/xxgk/zcfb/tz/202004/t20200408_1225373.html.

② 李泽杰.人力资源和社会保障部：截至3月底全国已经向230万名失业人员发放失业保险金93亿元[EB/OL].[2020-11-05].http://www.rmzxb.com.cn/c/2020-04-10/2553333.shtml.

③ 苗青.内蒙古：培训合格失业人员给予失业培训补贴[N].呼和浩特晚报，2019-02-25.

出台一系列社会保险减免政策。在新冠肺炎疫情期间,国务院常务会议作出了将失业保险单位和个人缴费总额从3%阶段性降低至1%的决定。对此,各地政府也出台相关政策实行阶段性降费规定,阶段性降费的时长根据各地实际情况进行制定(表7-1)。

表7-1　新冠肺炎疫情期间部分城市降低失业保险费率相关规定

城市	政策内容
武汉	自2020年2月起,免征各类参保单位(不含机关事业单位)企业职工基本失业保险单位缴费部分,免征期限为5个月。阶段性降低费率期限延长实施至2021年4月30日
北京	2020年2月至4月,减半征收大型企业、民办非企业单位、社会团体三项社会保险单位缴费部分,失业保险单位缴费比例由0.8%调整为0.4%,2020年2月至6月,免征中小微企业(包括以单位形式参保按照企业缴费比例的个体工商户)和其他特殊类型单位三项社会保险单位缴费部分
上海	从2020年2月到6月,免征中小微企业三项社会保险的单位缴费部分。从2020年2月到4月,减半征收大型企业等其他参保单位(包括民办非企业单位、社会团体等各类社会组织)三项社会保险的单位缴费部分
广州	中小微企业、以单位形式参保的个体工商户符合享受免征政策的,2020年2月至6月的单位缴费予以免征;大型企业及其他单位2020年2月至4月的单位缴费减半征收

2. 返还失业保险费

在突发公共卫生事件下,为了支持企业进行稳岗,鼓励其减少裁员,各地还会制定失业保险稳岗返还政策(表7-2)。首先,各地政府会放宽相应的裁员率要求。如在新冠肺炎疫情期间,上海针对中小微企业的裁员率要求放宽至不高于上一年度全国城镇调查失业率的控制目标,对于参加失业保险人数较少的企业进一步放宽要求。在此基础上,政府会返回一定额度的失业保险费给继续不裁员、少裁员并符合一定条件的企业,以减轻它们的生产经营压力。返还失业保险费也在于鼓励企业尽量减少裁员规模,让职工有基本的收入来源。返还的比例取决于企业的类型、规模、裁员情况和受到突发公共卫生事件影响的程度等因素。在新冠肺炎疫情期间,武汉对于企业裁员(减员)率不高于5.5%以及受疫情影响生产经营遭遇较严重困难的企业,返还上年度实际缴纳失业保险费的70%,参保职工500人(含)以下返还标准为50%。北京则对于符合要求的中小微企业给予了100%的返还标准。

表7-2　新冠肺炎疫情期间部分城市返还失业保险费规定

城市	政策内容
武汉	裁员(减员)率不高于5.5%,返还上年度实际缴纳失业保险费的70%;对参保职工500人(含)以下的企业,按50%予以返还。稳岗返还政策实施期限延长至2020年12月31日

（续表）

城市	政策内容
北京	中小微企业裁员率不高于上年度全国城镇调查失业率控制目标,30人(含)以下的参保企业,裁员率不超过参保职工总数20%的,可返还上年度缴纳保险费的100%。受疫情影响较大、经营困难且恢复有望、不裁员或少裁员的,可返还6个月失业保险费
上海	中小微企业裁员率条件放宽至不高于上年度全国城镇调查失业率控制目标;2019年底参保30人(含)以下的企业裁员率放宽至不超过20%
广州	符合不裁员少裁员等条件的,可返还其上年度实际缴纳失业保险费的50%

二、突发公共卫生事件下国际失业保险政策比较和创新

在全球范围内,当前已有50%的国家建立失业保障制度,失业保险已成为国际社会公认的、最有效的应对失业问题的公共收入支持计划[①]。在突发公共卫生事件下,各国政府也依靠失业保险制度,通过发放临时补助、提高补贴范围、发放培训补助等方式,对失业人员及其家庭提供资金帮助和再就业服务。

(一)发放临时补助

为失业人员发放临时补助满足其基本生活所需是各国政府在应对突发公共卫生事件中比较常见的保障措施。德国的失业保险待遇中设置有短期工作津贴和短期转移津贴。短期工作津贴能够在有效需求不足等外在经济问题出现时,给予因缩短工作时间而减少收入的就业人员相应的补贴,短期转移津贴会给在特定情况下破产的公司职工相应的补助。短期工作津贴的待遇水平由雇员的收入净损失决定,和失业保险金的比例保持一致。如果雇员拥有孩子,比例还会有所提升。雇员最多能申请领取短期工作津贴12个月,但因突发公共卫生事件等原因,政府可能会延长一定的时间。

在新冠肺炎疫情期间,许多国家为因疫情而失业的劳动者提供经济补助。西班牙政府针对因疫情被解雇的临时合同工每月发放440欧元的经济补助,失业临时工可以在疫情期间一直申领该项补助直至疫情结束找到工作。英国政府出台了类似德国短期工作津贴的政策,对于在疫情期间无法工作的人补贴其个人工资的80%,并设置了每人每月2500英镑的支付上限。日本和加拿大的补助范围更为广泛,不仅包括因为疫情失业或缩短工时的情况,还对于劳动者照顾家人或子女的情况进行补贴。如日本的失业保险制度中设置按本人工资的25%支付给那些因护理家人而中止劳动的劳动者连续的就业补助,在新冠肺炎疫情期间又为个体户、

---

① 郝君富,李心愉.失业保险制度机制设计的国际比较与启示[J].兰州学刊,2018(08):173—185.

灵活就业者每天发放 4 100 日元标准的补助。另外,对于需要在家照顾停课孩子的婴幼儿和小学生家长,每天给予最高不超过 8 330 日元的补助。

(二) 提高补贴金额

与发放临时补助相配合的是提高失业保险金的支付额度,强化失业保险的保障功能。在日本,失业保险金标准与劳动者失业前 6 个月的日平均收入相挂钩,支付的标准在 50%—80%不等,取决于劳动者原有的收入水平,即原收入水平越高,支付比例越低,反之则越高。这样一种浮动比例很好地体现了失业保险的互助共济性,能够让低收入者获得更多的补助。在新冠肺炎疫情期间,美国出现大量劳动者申领失业保险。为了保障公民的基本生存权进而维护社会稳定,美国加州出台政策,将原来每人每周 150 美元的失业保险提高至每人每周 600 美元。

(三) 提供培训补助

多数国家和地区的失业保险待遇除了失业保险金外,还包括其他相关的福利项目,最常见的包括职业培训、求职补助、就业援助。在突发公共卫生事件下,为了促进经济尽快回归常态并降低劳动力市场的失业率,许多国家会运用失业保险制度中的职业培训补贴帮助失业者提升就业能力,从而在事件结束后尽快找到工作。日本的失业保险法律中设置了专门的教育训练补助,对于参加特定教育训练的工人,可得到培训经费 80%的补助。同时,在职员工接受培训也可得到这一部分的补助。

(四) 降低申请条件

为了让失业保险制度发挥更大的保障功能,在突发性公共卫生事件发生后,许多国家也会降低原有失业保险的申请条件并简化申请流程以保证更多有需要的困难群体及时得到援助。为了应对此次新冠肺炎疫情危机,美国降低了失业保险的申请要求,因疫情影响而被解雇的劳动者基本都能领到失业保险金。在德国,短期工作津贴的门槛大大降低,企业不需要达到原先三分之一的劳动者收入降低这一标准,而主要满足有 10%的员工失去了超过 10%的收入,便可申请短期工作津贴。此外,国家还将返还缩减工时所对应的全部社会保险金。同时,德国政府也将申请流程简化,让更多申请者尽快得到补贴。

第三节　突发公共卫生事件下就业促进服务政策比较和创新

一、突发公共卫生事件下我国就业促进服务政策比较和创新

新冠肺炎疫情发生以来,中央和地方提出了全面强化稳就业举措。我国各级

政府出台多项政策文件,不仅有强调加强公共服务培训机构职能的总体战略,也有重点解决特殊人群就业问题的具体方案;不仅有突出疫情防控就业保障与就业扶贫脱贫攻坚"组合出击"的思想方针,也有鼓励"互联网+"就业服务的创新对策。

(一)中央层面政策内容

新冠肺炎疫情突如其来,各行各业皆受影响,就业面临巨大挑战。中央层面主要是人力资源和社会保障部门出台多项政策促进就业服务的推进(见表 7-3)。其中针对就业促进服务的政策主要包括疫情防控、就业信息监测与发布、职业介绍、重点人群就业安排、扶贫工作等内容。

表 7-3 新冠肺炎疫情期间我国国家层面的主要就业服务促进政策

发布时间 （2020 年）	政策文件	发布机构
1 月 23 日	《关于人力资源和社会保障系统做好新型冠状病毒感染的肺炎疫情防控有关工作的通知》	人力资源和社会保障部
1 月 30 日	《关于进一步做好新型冠状病毒感染的肺炎疫情防控工作的通知》	人力资源和社会保障部
2 月 5 日	《关于做好疫情防控期间有关就业工作的通知》	人力资源和社会保障部、教育部、财政部、交通运输部、国家卫生健康委
2 月 6 日	《关于做好新型冠状病毒感染的肺炎疫情防控期间人力资源市场管理有关工作的通知》	人力资源和社会保障部
2 月 6 日	《关于切实做好新型冠状病毒感染肺炎疫情防控期间技能人才评价有关工作的通知》	人力资源和社会保障部
2 月 7 日	《关于做好新型冠状病毒感染肺炎疫情防控期间稳定劳动关系支持企业复工复产的意见》	人力资源和社会保障部、全国总工会、中国企业联合会/中国企业家协会
2 月 17 日	《关于实施职业技能提升行动"互联网+职业技能培训计划"的通知》	人力资源和社会保障部、财政部
2 月 18 日	《关于切实做好新冠肺炎疫情防控期间人力资源服务有关工作的通知》	人力资源和社会保障部
2 月 21 日	《关于应对新冠肺炎疫情进一步做好就业扶贫工作的通知》	人力资源和社会保障部、国务院扶贫办
3 月 16 日	《关于应对新冠肺炎疫情影响做好事业单位公开招聘高校毕业生工作的通知》	中共中央组织部、人力资源和社会保障部
4 月 3 日	《关于开展 2020 年人力资源服务机构助力脱贫攻坚行动的通知》	人力资源和社会保障部

1. 与就业服务相关的疫情防控工作

我国在疫情暴发初期,人力资源和社会保障部针对就业服务场所的疫情防控发布了相关政策文件,部署有关就业服务领域的疫情防控工作。重点把握线上就业服务工作、人力资源市场监测和监管工作等初期就业劳动力市场的服务工作安排。这主要和我国疫情暴发恰逢春节假期有关,导致疫情对于就业劳动力市场用工的影响有一定的缓冲期,这也使得我国相关就业促进服务政策的出台在2020年2、3月才大量出现。

2. 就业情况监控和就业信息发布

要解决疫情期间"就业难""用工难"问题,首先应该保证劳动力市场就业信息的充分流动,我国政府在疫情期间也是时刻把握就业动向,一是对复工时间的公布。利用政府官方媒体的权威性和时效性统计企业开复工时间,并进行信息发布。同时指导用人单位通过线上线下多种途径向员工告知开复工时间。二是对就业信息的掌握。各地要做好辖区内劳动力市场供求信息的统计分析,及时掌握、积极监测供求变动情况,及时向劳动者提供市场信息,以确保就业市场的稳定和人才有序流动配置。①②

3. 线上职业培训和职业招聘

我国的疫情防控首先是避免大规模的集中聚会,这就对传统的线下职业招聘带来了挑战,所以在疫情期间,首先暂停开展集中考核评价活动、招聘活动等,然后加强线上培训配套服务,推广在线进行职业技能等级评价机构以及召开线上招聘面试。如此既可以保证用工质量和数量,又可以帮助企业减少招聘成本。开放网络培训平台的全部功能,免费提供培训教学资源;同时还规范人力资源服务收费,坚决打击恶意哄抬劳动力价格行为,并鼓励人力资源服务机构减免费用提供招聘服务,通过培训费补贴及其他的就业补贴政策,促进受疫情影响的企业稳岗就业。

4. 重点群体就业工作

公共就业服务机构创新服务方式,充分运用"互联网+"、云平台等,针对高校毕业生、农民工等重点群体,加大对疫情防控物资生产等企业招用工支持力度,通过短信、微信公众号等多媒体渠道发布岗位供求信息,并采取电子邮件、传真、视频等多样化形式开展远程笔试面试和人力资源培训等非现场服务。③

5. 就业扶贫工作与脱贫攻坚计划

2020年是我国全面建设小康社会、脱贫攻坚的决胜之年,面对新冠肺炎疫情重大突发公共卫生事件,就业促进的鼓励政策也是和就业扶贫紧密相连。一是企

---

① 国家发展改革委.发改系统全力战"疫"保供应促复产[J].中国经贸导刊,2020(Z1):4—24.
② 防疫稳就业——人社在行动[J].中国就业,2020(03):4—10.
③ 人社部:部署做好疫情防控期间人力资源市场管理服务工作[J].中国就业,2020(03):13.

业层面,鼓励重点企业优先招录,提供适合贫困劳动力的就业岗位,实施远程精准推送,同时提供其一次性就业补贴促进就地就近转移就业。二是贫困地区层面,重点做好深度贫困地区就业帮扶,适当扩大乡村公益性岗位规模,提高政策补贴标准。三是农民工层面,安全有序组织外出返岗务工,开展"点对点"集中运送到岗。四是就业服务机构层面,鼓励就业服务机构发挥其应有的作用,及时发布就业信息、组织就业,以及进行就业、创业补贴。

(二)地方层面政策内容

各地就业部门在中央的就业政策指导下,充分发挥地区能动性,寻找地区在就业领域的主要困难和突破口,涌现出许多创新性的就业促进服务政策。

1. 武汉市

武汉市作为疫情暴发的重点城市,不仅在医疗救治方面需要政策扶持,在就业发展方面也面临着疫情后期的恢复与重振。在就业服务促进中体现了"点面结合"的特点。从"点"来看,明确高校毕业生、农民工、就业困难人员等重点群体就业。例如针对农民工就业,武汉市目前已实名制登记全市近 130 万名农村劳动力并建立数据库,并在线上招聘平台开设农民工就业专场,在促进困难人员就业方面,武汉市加大就业援助力度,为 9.45 余万名就业困难人员发放 2019 年第四季度社会保险补贴 1.62 亿元,为 8.62 余万人次发放失业保险金 1.27 亿元。[①] 在促进高校毕业生就业方面,实施"高校、企业、地方政府"联动政策,利用大数据"云平台"的技术手段,采取"云众筹"的校友帮扶措施,力保高校毕业生的充分就业。从"面"来看,武汉市利用网络、电话、短信等多种形式密切跟踪就业人员的就业动向,及时更新就业岗位供给和就业人员需求动态;同时大力开发网络平台就业服务业务的办理功能,在疫情防控推动下,实现了电子政务的发展与进步。

2. 福建省

福建省在就业服务政策方面主要采取了"六个一批"措施,积极做好相关生产企业用工服务保障工作。一是线上招聘一批。自 2020 年 1 月下旬开始,福建省集中开展互联网招聘服务,实现线上和线下、劳动者和企业的无缝对接。一方面通过公开渠道提供企业和员工信息的对比,保证招聘信息和求职信息的真实性,另一方面通过网络平台的宣传和培训提高就业供给双方的诚信意识,重点解决在利用信息技术便捷性的同时可能带来的隐私泄露等问题。二是就近就地推荐一批。就业难题在福建省的农民工群体中体现得尤为重要,该群体因为过年返乡团聚,又因为疫情管控无法及时回到外地的就业岗位上,甚至由于就业萎缩而失去原先的工作。福建省根据企业用工需求和疫情防控要求,就近就地发布就业信息,优先安排有就

---

① 　武仁轩.武汉全力促就业助复工[N].中国组织人事报,2020-04-16.

业困难、生活困难的人群就近就业。三是用工调剂一批。疫情暴发初期,生产重点防疫物资的企业急需人手,福建省采取"用工调剂"政策,调剂一批熟练工支持疫情防控产品企业生产,为他们提供相匹配的技能培训,而且利用"共享用工"模式解决就业结构的临时性失调问题。四是动员社会力量调配一批。主要是通过公关就业服务机构发布重点企业的用工信息。五是协调老员工提前返岗一批。福建省动员和鼓励各地接纳湖北省低风险地区的务工人员就业,采取"点对点、一站式"包车运输方式,这不仅有助于福建省对于疫情防控重点地区就业情况的纾解,还安全有效地增加了福建地区熟练工的供给数量。六是省际劳务协作预对接一批。加强与省际劳务协作地的沟通联系,在云南楚雄等地发布推介疫情防控用品企业用工信息,扩大省际之间的用工合作,同时贯彻精准帮扶政策,切实解决困难群体的生活难题。①

3. 江苏省

江苏省作为外来人口流动的大省,在疫情期间重点关注农民工的就业问题,分地区、分类别地合理安排农民工及时返回就业岗位。首先是对来自无疫情地区的农民工,在进行常规检测后,符合安全标准的农民工可以直接返岗;其次是对于重点地区的返乡农民工,密切跟踪其健康和生活动态;最后,还把农民工就业问题的解决拓展到农业产业优化升级的领域,如当地产业园区、环境卫生等生活服务业,帮助暂时不能返岗的农民工就近就业。

二、突发公共卫生事件下国际就业促进服务政策比较和创新

(一) 公共就业服务机构比较

公共就业服务机构是落实政府就业政策的重要机构。就目前而言,发达国家的公共就业机构的发展具有较为成熟的演变路径和模式。美国以"一站式就业服务中心"为核心,由其作为窗口提供整合的就业服务,其完整的公共就业服务包括州级劳动力投资委员会、地方劳动力投资委员会、各地一站式就业服务中心和指定的训练提供者,其中劳动力投资委员会主要承担制定各项中长期劳动力发展计划的任务②。在这种体系下,就业服务机构建设具有去中心化、弹性化、整合公私资源的特点,同时还符合国家的经济导向。英国的公共就业服务机构是以"失业给付"作为主要工作内容,英国工作和年金部于2002年设立特别就业服务和失业给付中心,作为统筹各项失业给付和就业协助的机构,根据失业者的相关特征制定就业方案,因此英国的公共就业服务机构是在政府公权力主导下的、强调福利给付和就业服务结合的部门,并且侧重于对弱势群体的就业援助③。澳大利亚的公共就

① 防疫稳就业——人社在行动[J].中国就业,2020(03):4—10.
② 许艳.发达国家公共就业服务机构比较研究[J].人才开发,2009(03):12—13.
③ 贾林.我国聋人大学生就业保障问题研究[D].天津理工大学,2013.

业服务机构是以"市场模式"为核心,依托自 1998 年开始进行的"就业网"工程,开启了就业服务的市场运营模式,主要通过外包形式发放给符合条件的私营机构,通过市场竞争,实现国家的整体就业目标。日本公共就业服务机构大致分为中央、地方、基层三个层次[①]:中央劳动省的职业安定局主要负责职业规划和组织职业培训,同时还附带管理集中征缴的职业保险金;地方职业安定课作为地方的主管机构,除了履行和贯彻中央部门的政策法规,还承担着制定本地方的就业政策的职能,同时对下属的就业服务机构具有监督和管理的职责;各地的公共职业安定所作为最基础的一级就业服务机构,主要承担着就业政策的落实工作,不仅需要统计所辖区域的人员就业情况,并上报上级部门,还直接与就业者和地方企业对接,是劳动双方的最为直接的"中介机构"。由此可见,福利国家的公共就业服务在侧重于政府资源和市场资源整合的同时,还秉持着关注弱势群体的人道主义特征,通过劳动者和机构双方负责来避免福利依赖问题。

(二)就业信息相关服务比较

主要发达国家的公共就业信息服务系统建设相对成熟,服务方式也随着国民的需求而逐步完善化和精细化。美国通过建立门户网站、数据库资源、地区资源和其他网络资源构建整个网络就业信息服务体系,为公众提供跨地域、及时详尽的就业市场职业需求、职业培训、失业保险等信息,试图解决求职者在就业过程中的一系列问题[②]。为了解决残疾人、老年人和不懂计算机人群的特殊服务需求,结合线上和线下面对面方式开展服务;同时开发一系列求职者自我评估工具,帮助求职者找到更适合的岗位。美国联邦政府要求每个州都要建立自己的"跟踪介绍和再就业服务系统",主要是针对失业保险福利使用完,但是仍有再就业能力和意愿的人群,并为该类人群提供就业信息和就业咨询。[③] 英国利用其领先于世界的电子政务,服务于本国的就业服务市场发展,最有代表性的就是建立了一套成熟的公共就业服务体系。其中,英国工作中心(Job Centre Plus)是一个由政府资助的提供公共就业服务的代表性机构,该机构所支持的在线公共就业服务网站一直是英国提供公共就业服务的重要载体。主要面向普通求职者提供常规工作信息和就业经历检索;面向残疾人提供专业工作指导员,并通过大数据匹配残疾人友好型雇主;面向有犯罪记录的人通过严格的资质审查保证双方要求的匹配;面向新近毕业生通过毕业生人才库提供公共部门、私人部门和志愿部门的多样化工作机会;面向青年群体提供培训生和大量兼职岗位。但是对求职者来说,JCP 提供的职位总体上看数

① 李颖,李战军.日本公共就业服务体系及特点的借鉴研究[J].吉林省教育学院学报(学科版),2011,(04):60—61.

② 赵宁.美国公共就业网络服务体系初探[J].电子政务,2010(05):11—16.

③ 陈力.美国公共就业服务鸟瞰[J].中国人才,2008(05):65—67.

量较多的是较低层次的工作,这在一定程度上限制了服务受众面。① 综上可知,发达国家在提供就业信息相关服务上越来越侧重信息技术手段的利用,但是在大数据潮流下依然重视不同人群所需信息的差异性、服务的整合度、人才的匹配度以及各级服务提供者的互联性。

(三) 就业培训相关服务比较

在世界性灾难危机频发的背景下,美国通过立法形成了覆盖整个社会的就业培训体系。依托于公共就业服务机构的一站式就业培训服务把职业介绍所和就业培训机构不断融合,为雇主和求职者提供帮助,其中最具特色的培训模式就是社区学院,能够与市场紧密结合并获得法律保障和政府财政支持,提供全方位的就业培训服务。美国政府还针对不同失业群体的特点制定多种培训计划,并由政府财政提供培训补贴和就业服务补贴等经费支持,联邦政府财政还对与企业合作为失业青年提供培训实习机会的学校予以资助。21 世纪以来,英国就十分重视教育和培训对于国家发展的作用,其中《教育法案》《学习与技能法案》《就业法》对就业培训服务发展的影响最为重要,强调对弱势群体培训的优惠性、鼓励青年人去丰富技能的多样性。日本的公共职业安定所所提供的公共职业训练服务主要通过委托专门学校、地方职业能力开发学校、残障者职业能力开发学校的方式进行,培训目的主要是促进求职者职业能力的开发,培训相关费用除了教材费之外均由国家负担,训练时间根据职业种类的不同进行差异化安排②③④。从发达国家的实践经验来看,就业培训的主导权问题、企业和政府谁为培训买单以及职业培训和教育体系如何衔接等问题始终是就业培训服务体系建立的长期命题,但是从以上介绍中,对国家把握就业方针、倡导多方共付、培训与教育相融合的导向也可提供一定借鉴。

第四节 突发公共卫生事件下就业促进政策创新

一、突发公共卫生事件下国内外就业促进政策总结

通过梳理国内外在突发公共卫生事件下的就业促进政策,以及主要国家的常

---

① 徐青.英国在线公共就业服务的实践与经验——以 Job Centre Plus 为例[J].经济研究导刊,2019(36):170—171.
② 孔微巍,刘爽.发达国家典型就业模式的公共服务体系经验借鉴及启示[J].商业经济,2015(09):23—26.
③ 王江涛.日本职业教育体系的历史溯源及其现代化启示[J].中国职业技术教育,2013(30):66—72.
④ 刘国翰,阳盛益,张建伟.日本的公共职业训练:准市场机制的实践与启示[J].浙江工商大学学报,2012(01):79—86.

态化就业服务体系,我们可以从失业保险和服务提供两个角度总结国内外应对突发公共卫生事件的就业促进政策经验教训。

从失业保险角度来看,我国和西方发达国家都建立了较为完善的失业保险制度。在突发公共卫生事件下,失业保险的基本保障功能得到强化,之后进一步发挥稳定就业和促进就业的作用。在我国,针对个人,主要通过延长特定人群的领金期限、提高临时性价格补贴、发放培训补贴的方式帮助失业困难人群渡过难关,并辅之以简化申领流程的方式方便失业人群快速领取待遇。针对企业,主要通过降低失业保险缴费比例和返还失业保险费的方式减轻企业的生产经营压力。发达国家在突发公共卫生事件下发布的失业保险政策与我国相似,包括发放临时补贴、提高补贴金额、提供培训补助、降低申请条件等。

从就业促进服务角度来看,发达国家拥有较为完善和成熟的公共就业服务体系,并依赖于公共就业服务机构提供大数据化的就业信息和咨询,试图帮助有求职需要的不同类型劳动者找到相匹配的雇主;对于长期的劳动力维持和劳动力技能提升,这些国家出台了多部关于培训和教育的法案,建立培训教育机构,并通过财政资金进行支持。由此可见在风险社会中,为了应对重大突发公共卫生事件,不仅需要积极出台应对疫情的就业政策,更重要的是建立常态化就业促进服务体系。对于我国在此次新冠肺炎疫情中就业服务领域的表现来看,首先应该是给予肯定的,我国多地在促进就业服务应对疫情的政策中,体现了分类治理、分层施策的特点,充分结合了地区的就业形势和人口特征。但是应急性、临时性的就业扶持政策也反映了我国在建立常态化就业服务促进体系的弊端:信息技术的使用如何规避就业信息泄露问题?网络招聘形式如何保证就业的公平和诚信?临时的岗位调动如何保障日后稳定的生活来源?这些问题都是我们在常态化就业促进服务体系建设中需要思考和解决的。

二、我国应对突发公共卫生事件就业促进政策的启示

(一)建立健全常态化失业预警机制

大规模的突发公共卫生事件会对就业产生较大的冲击,大批人员面临失业问题。虽然部分岗位会在事件得到控制后得以恢复,但整体的就业结构必然受到影响。对此,建立并完善常态化的失业预警机制十分重要,有利于提高管理劳动力市场的应急调控能力。一是设立失业预警系统,在常规失业统计的基础上结合以往公共危机的发生规律,设立动态化的失业预警线。同时,根据失业预警线制定包含一系列政策的应对预案,包括延缓缴费、降低费率、培训补贴等措施。二是建立应急调控管理机制。在突发公共卫生事件下,要对企业的裁员行为进行一定的宏观调控,也要调动各项资源以恢复原岗位以及创造新岗位。在此过程中,为保证快速

反应,可将实施部分指令的应急调控权下放到地方,但要进行统筹协调并形成相应的法律文件以保证有章可循。三是针对特殊人群实施紧急援助。在突发公共卫生事件下,要特别关注受到疫情直接冲击或影响较大的人群,及时为他们提供基本生活补助和医疗保障。同时,通过就业援助使其获得脱离困境的"造血能力"。除了原本生活困难的人群外,要加强农民工群体、新就业形态、灵活就业人员和高校毕业生的就业促进,提高劳动力市场灵活性并保持平衡。

(二)建立资源整合型公共就业服务机构

应对突发公共卫生事件对于就业劳动力市场的冲击依赖于一个国家具有完备的公共就业服务体系,尤其是公共就业机构提供服务的辐射范围以及覆盖人群。所以,我国应该发展建立资源整合型的公共就业服务机构。一是实现服务机构的整合。我国进入社会主义市场经济后,就业服务机构也呈现多样化发展,这就需要公共服务机构适当吸纳市场资源,尽量减小劳动力市场的就业摩擦。二是实现就业信息的整合。应该充分利用信息技术,发布及时的就业信息,同时使用大数据手段为不同需求的就业劳动者提供定制化就业信息服务。三是实现服务与补贴的整合。我国现行制度下就业市场服务提供者和就业补贴经办机构是相互独立的,并且面临着信息不畅通的困难,因此在就业信息整合的基础上,为就业服务机构嵌入现金补贴功能有一定的必要性。

(三)后疫情时代要充分发挥新岗位的潜力

在后疫情时代,我国疫情防控已逐渐常态化,提出要加大"六稳"工作力度,并提出"六保"要求,而这其中首先需要保证的就是疫情期间的复工复产。不管是对于因为疫情防控受到地域阻隔的外来务工群体,还是对于疫情限制发展需要的第三产业,用工难、就业难的问题可能只是临时性的,而我们需要着眼于后疫情时代可能常态化的经济发展动力不足、就业供需匹配不充分的难题。这就不能仅仅局限于现有的"就业池"的供给,需要不断发掘能够带来有效就业岗位的新职业、新行业、新产业,尤其是疫情期间逐渐崭露头角的"新基建"领域,这些领域的拓展需要的是完善、稳定、全面的就业岗位孵化环境,这就需要对公共就业服务领域提供政策支持,保证新岗位的产生在信息流通、人员招聘、教育培训等方面不断削弱壁垒效应,从而激发新岗位促进就业的潜力。

(四)创新适宜新型灵活就业的劳动关系

就业问题的解决不仅依赖于供给方与需求方能力的提升、供需的匹配,也离不开适宜就业模式维持就业关系的链接双方的"劳动关系"。上文提及新经济的发展离不开新岗位的产生,但是维稳新岗位还需要不断变革企业和劳动者之间的合作模式。后疫情时代的就业会更倾向于由传统的长期工、固定工向"新式零工""多重兼职"转变。所以我们应该在发扬疫情期间创新出的"共享用工"模式的基础上,鼓励企业调整和改革传统劳动关系,鼓励劳动者多点就业、分段就业等。这就需要国家在宏观的顶层设计层面,不断拓展和完善《劳动法》《劳动合同法》《社会保险条例》等的适用范围,让灵活的劳动关系有更充分的法律保障。在微观的政策扶持层面,充分利用税收优惠政策对开发新型用工方式的企业给予财政支持,对保护灵活就业者合法权益的企业在社会保险费用缴纳上也可做适当减免。"法律保障+财政支持"的双管齐下政策为后疫情时代的就业促进助力领航。

第八章　突发公共卫生事件下社会救助
政策比较与创新研究

第一节　我国现有社会救助政策体系

一、社会救助体系的发展历程

社会救助自古就有,是对社会弱势群体提供款物救助的一项制度安排。作为社会保障体系的重要组成部分,社会救助在保障民生、消除贫困等方面发挥着重要的作用。

(一) 1978—1992 年社会救助体系的建立

1978 年民政部门的工作得以复原,并设置了若干内设机构,在救助方面主要有优抚局、农村社会救济司、城市社会福利司。同年 9 月,优抚、复退安置、生产救灾、社会救济和社会福利被明确为民政工作的主要任务。

在这一阶段,主要措施有:一是探索定期定量救济,救济对象主要是农村常年生活困难的特困户、孤老病残人员和精减退职老职工,一般按照一定周期(按季节或按月)给予固定数额的救济金或救济粮等实物,以保障其基本生活[①];其他贫困人口则实行临时救济。二是继续完善农村五保供养救助。三是进行农村开发式扶贫,针对农村绝对贫困人口主要集中在"老、少、边、穷"地区的现状,国家开展了有计划、有组织、大规模的农村扶贫开发[②]。

在该时期,民政部也在推动城市救助救济工作的建立和完善,其发展主要体现在救助对象的范围扩大、救助标准的提高上。1979 年 11 月,民政部召开全国城市社会救济福利工作会议,明确规定"无依无靠、无生活来源的孤老残幼和无固定职业、无固定收入、生活有困难的居民"为城市救助的对象[③]。

---

① 潘华.改革开放 40 年来我国社会救助事业发展成就、历程与经验[J].市场论坛,2018(12):5—9.

② 刘喜堂.建国 60 年来我国社会救助发展历程与制度变迁[J].华中师范大学学报(人文社会科学版),2010(04):21—28.

③ 田俊乐.我国城市社会救助中多元主体参与及协作问题研究[D].山西财经大学,2015.

（二）1992—2014 年社会救助体系的形成与完善

在该阶段,城乡居民最低生活保障制度的确立标志着我国社会救助体系的基本形成。

1993 年我国城市居民最低生活保障制度开始试点。1997 年国务院下发了《关于在全国建立城市居民最低生活保障制度的通知》。1999 年底,全国县级市和县政府所在地的城镇建立起最低生活保障制度[①]。1999 年《城市居民最低生活保障条例》正式颁布。

1995 年我国农村居民最低生活保障制度开始在山西省阳泉市、山东省烟台市、四川省彭州市、河北省平泉县试点。1996 年 12 月,民政部发布了《关于加快农村社会保障体系建设的意见》,农村低保制度进行差额补助,且确立了"保障资金由当地各级财政和村集体分担"[②]。2004 年《关于促进农民增加收入若干政策的意见》颁布,提出"有条件的地方要探索建立农民最低生活保障制度"。2007 年国务院印发《关于在全国建立农村最低生活保障制度的通知》,对农村低保制度目标和总体要求、救助标准、救助对象等内容作出明确规定[③]。

与此同时,我国的专项救助制度与临时救助制度也在逐步建立和完善。

我国的专项救助制度主要包括医疗、教育、住房等方面。2003 年开始探索农村医疗救助制度[④]。2005 年开始探索城市医疗救助[⑤],满足困难群众基本医疗需求。在教育救助方面,2001 年国务院提出对农村义务教育阶段家庭经济困难的学生实行"两免一补"政策,即免除学杂费、书本费,给予寄宿生生活费补助[⑥]。2007 年全国农村义务教育阶段家庭经济困难学生均享受到了"两免一补"政策[⑦]。我国还确立了包括国家奖学金、国家助学金、助学贷款、学费减免、勤工助学等在内的高校资助政策体系。在住房救助方面,我国主要向低收入家庭和其他需要保障的特殊家庭提供保障性住房或现金补贴,建立了以廉租房、经济适用房、公租房等为主要措施的住房救助制度。

我国的临时救助制度主要是为了帮助人们渡过由突发性事件所造成的临时困难。2014 年《全面建立临时救助制度的通知》出台[⑧]。至此,我国的社会救助体系

---

① 林闽钢.我国社会救助体系发展四十年:回顾与前瞻[J].北京行政学院学报,2018(05):1—6.
② 石欣圆.城乡二元结构下的最低生活保障制度及其统筹[J].赤峰学院学报,2014(10):45—46.
③ 石欣圆.城乡二元结构下的最低生活保障制度及其统筹[J].赤峰学院学报,2014(10):45—46.
④ 田安华.政府社会救助责任研究[D].湖南大学,2010.
⑤ 毕芳.我国城市医疗救助制度的实施及发展策略研究[D].大连医科大学,2008.
⑥ 韩锦绵,白雄.西部地区扶贫历程:1999—2019[J].开发研究,2019(06):16—22.
⑦ 杨穗,鲍传健.改革开放 40 年中国社会救助减贫:实践、绩效与前瞻[J].改革,2018(12):112—122.
⑧ 兰剑,慈勤英.现代风险社会与"急难"风险的应对——兼论社会救助救急的常态化机制构建[J].青海社会科学,2015(04):64—70.

逐渐形成并完善。

（三）2014 年至今社会救助体系的整合

2014 年《社会救助暂行办法》出台，为我国社会救助事业的发展提供了法律依据，组成了"8＋1"式社会救助政策体系。2017 年，国务院印发了《国务院办公厅关于加强困难群众基本生活保障有关工作的通知》，进一步完善政策措施①。

二、社会救助体系的基本内容

我国社会救助体系主要包括最低生活保障制度、特困人员供养、受灾人员救助、医疗救助、住房救助、教育救助、就业救助和临时救助八项社会救助制度以及社会力量参与（图 8-2）②。

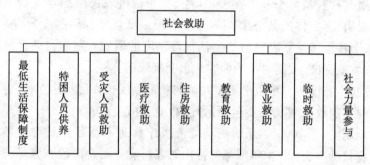

图 8-1　"8＋1"式社会救助政策体系

第二节　突发公共卫生事件下国家救助政策比较和创新

一、突发公共卫生事件下国家救助政策国际比较和创新

（一）美国突发性公共卫生事件的相关立法

美国是一个自然灾害和突发公共事件频发的国家。早在 1950 年美国已经出台了《联邦灾害救援法》，该法规定联邦政府可在灾害发生时给予各州相应的援助。同年，《联邦民防法》得以颁布，该法明确指出联邦政府可向各州及地方政府提供与装备和给养采购相关的指导、援助、协调、培训和贷款③。1974 年《减灾法案》出台，随后 1988 年美国国会通过了《斯塔福德灾害救援和紧急援助法》，这项法案鼓励地

---

① 王勇：切实保障困难群众基本生活　给困难群众更多关爱和温暖[J].中国应急管理,2017(01)：1—1.

② 林闽钢.新时期我国社会救助立法的主要问题研究[J].中国行政管理,2018(06)：5—5.

③ 王宏伟.美国应急管理的发展与演变[J].国外社会科学,2007(02)：54—60.

方在制定救灾计划、储备救灾基金,同时明确各个公共部门救助的责任。1992年,美国商务部、红十字会等多个部门共同签署了《联邦紧急反应计划》,成为各州和地方政府预防、应对突发公共事件的指南①。然而灾害的多样性和复杂性使得救助措施不断暴露出短板和弊端,因此1992年美国出台了《美国联邦灾害紧急救援法案》,它提出了美国灾害救助的基本原则、救助的范围和形式,同时明确了政府各部门、社会组织、军队、公民等在救助中承担的责任和义务,各级政府和州的救助权限,以及救助资金和物资的供给②。

1994年美国通过了关于防范传染病的联邦法律——《公共卫生服务法》(也称为《美国检疫法》)。在联邦法律出台后,州、县等地方也相继颁布突发公共卫生事件相关的法律法规,如南卡罗来纳州制定的《传染病法》③。

2001年"9·11"事件发生后,美国将安全防范加入突发公共事件中,先后颁布了《反恐怖法案》和《国土安全法》,接着2004年出台了《国家应急计划》,该计划涵盖了事前预防、事中应对以及事后恢复等一系列环节④。在重大突发公共事件发生的前期、中期、后期,充分整合了各方面的资源和力量,协调政府部门、非政府组织以及民众共同应对突发事件,有效地把灾难性的后果控制在最低限度。

(二)美国突发性公共卫生事件的救助政策

在新冠肺炎疫情发生后,为了确保紧急救援,美国总统特朗普签署了《新冠病毒援助、救济与经济安全法案》(CARES Act),为美国家庭、工人、医疗工作者等提供救援。在具体的救助上包括如下方面。

1. 发放一次性补偿金

对于提交了纳税申报的个人和家庭可获得一次性补偿金。收入在7.5万美元或以下的个人(包括救济领取者)可获得1 200美元的补偿金;收入在15万美元或以下的夫妻共同申报纳税可获得2 400美元的补偿金;收入高于15万美元的人将得到部分报酬。收入超过9.9万美元的个人和收入超过19.8万美元的夫妇将不会收到补偿金。除此以外,有子女需要抚养的家庭,每个孩子可以获得500美元的一次性补偿金。对于一些特殊群体如低收入的工人、某些退伍军人和残疾人等则不需要提交纳税申报表,也可获得一次性补偿金。

2. 加强失业救济

失业救济金的涵盖人群扩大到包含临时工和合同工,所有失业工人可在6个

---

① 陶良云,胡旭东.美国应对公共突发事件的特点及启示[J].科学之友,2011(04):122—124.

② 王世军.美国救灾体制对我国的启示[D].河北师范大学,2012.

③ 马卫华,陈榆生.美日加突发性公共卫生事件应急法律机制探析[J].华北电力大学学报(社会科学版),2005(04):70—74.

④ 顾锦龙.美国突发公共事件应急体系特点及启示[J].现代职业安全,2009(11):56—57.

月内每周额外领取 600 美元失业救济金,同时失业工人将获得目前各州规定时限额外 13 个周的救济金额。对在于疫情期间失业的自雇者(self-employed)和独立承包商(independent contractors)也可获得失业救济金①。

3. 住房援助

为了缓解疫情造成的住房困难,美国联邦政府实行了住房贷款减免和租客救济两项举措。在住房贷款上展开了为期 60 天的止赎令和暂停驱逐举措,在此期间,不对房主收取滞纳金,同时暂停已经进行的止赎程序。对于疫情期间无法支付抵押贷款的人可推迟或减少 6 个月的付款。在租客救济上,若租客无法支付房租时可享受暂停驱逐 120 天,且在这段时间内无需缴纳滞纳金或罚款。

4. 发放紧急医疗资金

政府对处于此次疫情前线的医疗工作者提供了有效的援助:1 000 亿美元将捐给医疗保健提供者,包括应援前线的医院,270 亿美元用于增强救生能力,包括开发疫苗和购买、分发关键物资等活动,450 亿美元捐给联邦应急管理局救灾基金以授权州、地方和部落领导人有效应对该次突发公共卫生事件②。

5. 儿童照料服务

在此次疫情下,美国联邦政府为儿童保育机构提供了 35 亿美元的紧急资金,以维持儿童保育机构的正常开放,保障机构育儿人员的工资正常发放,为家庭提供儿童照料服务,并且优先满足全国各地医疗、急救和环卫工人的儿童照料需求。

6. 灾害补充营养援助计划(D-SNAP)

为了保证受灾群体的生存,美国制定了灾害补充营养援助计划(D-SNAP),使得遭受灾害的家庭能够迅速得到短期粮食援助福利。当受灾地区收到联邦紧急管理局(FEMA)局长的个人援助灾难声明后,FNS[食物与营养服务(美国农业部)]根据《斯塔福德灾害救援和紧急援助法》批准在受灾地区进行 D-SNAP 计划。该计划规定符合条件的家庭可获得一个月的福利,福利通过电子福利转移卡发放,该卡可用于在大多数杂货店购买食品。通过 D-SNAP 计划,受灾家庭可通过简化的应用程序在 72 小时内获得救助福利③。如此不仅加快了对灾民的援助,更减轻了在灾后条件下运作的国家机构的行政负担。在实施 D-SNAP 计划的同时,正在实

---

① Usa.gov.Disaster Financial Assistance for Workers and Small Business Owners[DB/OL]. [2020-11-05]. https://www.usa.gov/disaster-help-workers-businesses.

② Usa.gov.Disaster Financial Assistance for Workers and Small Business Owners[DB/OL]. [2020-11-05]. https://www.usa.gov/disaster-help-workers-businesses.

③ Usa.gov. D-SNAP Helps With Food Costs After a Declared Disaster[DB/OL]. [2020-11-5]. https://www.usa.gov/food-help#item-214136.

行的 SNAP 计划（Supplemental Nutrition Assistance Program）的受助者也可以获得灾难粮食援助。

7. 低收入家庭能源援助计划（LIHEAP）

低收入家庭能源援助计划（LIHEAP）帮助家庭解决能源成本问题，使得家庭保持安全和健康。在以下相关的成本方面提供联邦资助的援助：帮助支付供暖或制冷费用；在能源危机的情况下提供紧急服务；低成本的家庭装修，降低水电费。在新冠肺炎疫情发生后，为了保障低收入家庭的正常生活，该计划可提供救灾资金来帮助低收入家庭：支付水电费、修理或更换炉子和空调、买外套和毯子、购买风扇和发电机、使用需要付费的公用设施等。

8. 灾后失业援助项目（DUA）

灾后失业援助项目（DUA）给因为重大灾难而失业的个人提供失业救济金和再就业服务。救济金的发放由个人因灾难失业之日起，可延长至总统宣布灾害日期后的 26 周。这项救济金计划涵盖了其他失业补助计划未包括的人员，如自由职业者、农民、民工、季节性工作者，及不符合领取其他失业补助的人员。所有失业人员须在州失业服务处办理登记，方能领取 DUA 的救济金。虽然大多数州规定个人必须能够且必须被提供与受灾失业前相当的再就业机会，但并非所有州都要求个人重新就业。

9. 法律服务

美国总统宣布灾害发生后，FEMA 与美国律师协会的青年律师部签订协议，为灾民提供免费的法律援助。灾后法律服务的对象是灾害前或灾害后无法获得因重大灾害而需要的适当的法律服务的低收入个体，法律咨询服务仅限于不会产生费用的案件（即律师不收取报酬）。包含费用的案件将交给当地律师咨询服务处。参与援助的律师提供的帮助主要包括：保险索赔类援助（人寿、医疗、财产保险等）；租赁房主/租户类问题的咨询；消费者维护事宜、补救措施、程序类援助；重大灾害中损毁的遗嘱及其他重要法律文件的变更。

（三）日本突发性公共卫生事件的相关立法

日本在灾害应对上出台了一系列的法律。1947 年日本颁布了《灾害救助法》，1961 年《灾害对策基本法》出台，对灾害预防、防灾计划、责任划分、灾害对策以及灾后重建等进行了明确的规定。此后日本政府相继颁布《地震保险法》《大规模地震对策特别措施法》等配套法律以完善灾害应急体系。

在应对突发公共卫生事件上，日本坚持立法先行的理念，构建了成熟的应急管理法律体系。早在 1897 年日本就制定了《传染病预防法》，1998 年《传染病预防法》被新修订的《传染病预防与传染病患者医疗法》取代，该法明确规范了中央和地方政府的传染病防控对策，对于疫情信息的收集与公布、患者诊断与治疗、污染场所消毒、新发传染病防控、相关费用分担以及法律责任等都作了详细规定①。1999年4月《感染症法》正式颁布实施，内容包括基本指针、信息的收录公布、消毒措施、医疗费用负担和罚则等。

（四）日本突发性公共卫生事件的救助政策

2020年初暴发的新型冠状病毒感染的肺炎疫情对日本造成了极大的冲击，为了保障国民健康安全和基本生活，日本政府提出了以下救助措施。②

1. 家庭生活补助金

由于新冠肺炎疫情的缘故，开始阶段，政府为收入减半的家庭提供30万日元的现金补贴。另外，低收入家庭也可以享受补助。而后随着民众出现不同声音，日本政府改变方案，将范围扩大，取消了收入限制。对于领取儿童补贴的家庭，将支付每个儿童加1万日元的临时特别补助金（临时金）。除此之外，在教育上还将采取减免保险费、减免学费等支援措施。

2. 小企业补助

对于资金周转存在困难的小型企业，在日本公库以及地方银行、信用金库等民间机构可以享受无利息、无担保融资，如日本政策金融公库等主要向中小微企业提供总额为1.6万亿日元的金融措施。关于既往债务，可以转借无利息、无担保融资，大大改善贷款条件。除资金周转援助外，政府还对小企业发放补助来帮助其走出困境：对于中小型经营者支付最高200万日元的补助金，对个人经营者支付最高100万日元的补助金，同时发放雇佣调整补助金。

3. 提供防疫用品

为早日结束疫情，日本政府向疫情防护物品提供补助。例如口罩供应，政府从供需两方面来解决这一问题：禁止倒卖口罩，包括网络在内，不得以高价倒卖为目的购买口罩；国家将一次性购买2 000万个布口罩，紧急分发到护理设施等处；国家将一次性购买1 500万个医疗机构专用口罩，优先分发到有需要的医疗机构；进一步支持口罩厂家增产口罩。

4. 加强 PCR 检测体制

在回国人员和密切接触者外来门诊，为配合医生诊断，加强新冠病毒 PCR 检测体制，使医生认为需要接受 PCR 检测的所有人员都能受检，同时支持民间机构等引进 PCR 检测设备，进一步提高了检测能力（一天最多可检测约7 000例），PCR检测可适用保险，也即检测为公费补助，个人零负担。

---

① 刘宏韬.日本的卫生应急管理体系[J].社会治理,2016(01)：132—141.
② 裴桂芬.疫情背景下东亚区域经济合作及日本政府的政策取向[J].日本问题研究,2020(04)：15—23.

5. 完善医疗应对体制、加快开发治疗药物

在采取防止疫情扩大措施的同时,在国内患者人数大幅增加前做好准备,完善以重症对策为主的医疗应对体制,为重症患者提供所需的救助:一是国家支持扩充设备,确保紧急状态时有5 000多张床位和人工呼吸机等设备(国家承担一半的费用);二是通过日本医疗研究开发机构(AMED)等加快开发治疗药物等。对于出现发烧等症状、在家中疗养的患者,也可依据健康保险制度获得规定的伤病补贴。

(五) 加拿大突发性公共卫生事件的相关立法

在卫生法律上,1984年加拿大通过了《加拿大卫生法》,该部法案的出台统一了医疗卫生服务标准,并且为全民享受免费医疗提供了法律依据。在防止大规模传染病的立法上有《检疫法》,该法的目的是防止流行性或传染性疾病传入国内,《检疫法》详细规定了检疫区的设置与管理、执法、违法与惩处等多个方面,以及检疫官员的职权①。

在应急法律上,1985年加拿大议会通过了《应急法令》,对公共紧急状态进行了相应的规定。2007年《应急管理法》出台,该法对灾害进行了全面、有针对性的应急管理规划,对于各级官员在预防、减缓、恢复等应急管理活动中的职责作出了规定。加拿大各省及地方政府均可制定公共卫生的相关法律,如安大略省制定了《健康保护与促进法》。

(六) 加拿大突发性公共卫生事件的救助政策

1. 发放紧急救助金

疫情的发生严重破坏了正常的经济运作,造成民众经济困难。加拿大联邦政府推出了总额1 070亿加元的"加拿大应急福利"(Canada Emergency Response Benefit, CERB)救助计划救助受疫情影响的家庭,为其提供每月2 000加元(相当于每周500加元)的救助金,领取期限长达16周,对于有孩子的家庭,政府通过加拿大儿童福利金(Canada Child Benefit, CCB)为每个儿童额外提供300加元②。

2. 住房救助

加拿大新冠肺炎疫情的扩散使得各地宣布进入紧急状态,越来越多的人受新冠肺炎的影响导致收入锐减,有些人更是因此难以支付房租或房贷。对此,加拿大六大银行宣布,为受新冠肺炎疫情影响的居民提供财政支持,房贷可推迟6个月还款。

3. 延期偿还学生贷款

加拿大联邦政府提出时长6个月的无息暂停付款计划以帮助大学生渡过难

---

① 马卫华,陈榆生.美日加突发性公共卫生事件应急法律机制探析[J].华北电力大学学报(社会科学版),2005(04):70—74.

② Government of Canada. Canada's COVID-19 Economic Response Plan[DB/OL]. [2020-11-05]. https://www.canada.ca/en/department-finance/economic-response-plan.html.

关,顺利完成学业。

4. 对老年群体的支持

在疫情期间,加拿大将注册退休收入基金(RRIF)的最低提款幅度降低 25%,还向当地组织捐款 900 万加元为加拿大老年人提供服务。同时通过老年人新视界计划(New Horizons for Seniors Program)为受到疫情影响的老年人提供服务,包括:通过提供电子设备、虚拟活动和远程辅导,支持老年人与社区和家庭保持联系;为孤寡老人提供食物和药物;协助老年人进行必要的活动,如看病;向老年人传递预防感染的信息等①。

5. 对弱势群体的支持

加拿大联邦政府提供 1 亿加元以帮助弱势群体,为他们提供食物、防护物资等必需品。对于无家可归的人,联邦政府通过向"重归家园"计划提供 1.575 亿加元来帮助无家可归者得到庇护。向遭受暴力的妇女和儿童提供 5 000 万加元的资金;在少年儿童的保护上,加拿大政府向儿童救助热线服务提供 750 万加元的资金,为受疫情影响的少年儿童缓解心理负担②。

(七) 英国突发性公共卫生事件的相关立法

作为老牌工业化国家,英国 1848 年颁布了世界上第一部《公共卫生法案》,开启了国家干预卫生的历史。1948 年《民防法》出台,至此,英国的应急法律均源于该立法③。2001 年英国政府出台了《国内突发事件应急计划》,对国内发生突发事件后的一系列安排做了详细的规划。2004 英国通过《国内应急法案》,整合过去相关法律,构建了以该法案为中心的应急法律,此后英国又相继出台了《2004 年消防与搜救服务法》《2005 年国内紧急状态法案执行规章草案》《2006 年反恐法案》等④。

(八) 英国突发性公共卫生事件的救助政策

1. 职工收入补贴

在新冠肺炎疫情期间,英国政府为因疫情而无法工作的职工支付 80% 的薪水,一直到疫情结束,这些职工包括临时工与合同工。

2. 自我雇佣收入支持

在疫情期间,对于因经营困难而收入锐减的自我雇佣者,可申请自我雇佣收入支持计划。该计划为个体经营者和自我雇佣者提供其交易利润 80% 的应税补助金,最

---

① Government of Canada.Canada's COVID-19 Economic Response Plan[DB/OL]. [2020-11-05]. https://www.canada.ca/en/department-finance/economic-response-plan.html.
② Government of Canada.Canada's COVID-19 Economic Response Plan[DB/OL]. [2020-11-05]. https://www.canada.ca/en/department-finance/economic-response-plan.html.
③ 蒋春燕.地铁工程建设期的应急管理体系研究[D].南京林业大学,2014.
④ 方韬东.浅谈英国法制与应急管理机制[J].防灾博览,2011(3):63—69.

高不超过每月 2 500 英镑,该计划的领取期限是 3 个月,但视情况可能会延长①。

3. 对少年儿童的支持

为了少年儿童的身心健康,学校暂停开放,但学校、托儿所和其他注册的儿童保育机构尽可能对一些特殊家庭(包括医务人员,教育和社会工作人员,基础设施人员如水电气和通信,政府工作人员,食物和必要服务人员,警察等)的孩子及弱势儿童(如残疾儿童)开放,为这些孩子提供照料服务。

4. 住房救助

英国政府为因疫情而遭遇住房困难的家庭提供了政策支持。一是禁止房东在未来 3 个月内(从 2020 年 3 月 27 日开始)驱逐无法交纳房租的租户;二是疫情期间无法支付房租的住户可免租金,由政府补偿房东的损失;三是允许受疫情严重影响的个人房贷还款延长 3 个月的时限。

5. 免费救治新冠肺炎患者

英国政府提出免费诊疗政策,感染新冠肺炎的患者可享受免费的治疗。值得一提的是,非法移民、来英游客等若感染新冠肺炎也将获得免费的治疗,同时英国政府承诺国际人士在进行新冠病毒检测或接受肺炎治疗时不会检查签证。

(九)澳大利亚突发性公共卫生事件的相关立法

在公共卫生法律上,1908 年澳大利亚联邦政府发布了《检疫法》,该法对生物安全和检疫进行了规范。随后《全国卫生法》(1953 年)、《健康保险法》(1973 年)、《流行病学研究(保密)法》(1981 年)等卫生健康法律陆续出台②。2015 年《生物安全法》得以通过,该法涵盖了人类、动植物或环境健康、管理海陆空进出澳大利亚的人员和货物、司法和卫生部门的监测、控制和应急响应等。《生物安全法》的出台取代了《检疫法》。除联邦制定的法律外,各州/特区也制定了公共卫生法律,如首都直辖市特区的《公共卫生法》,塔斯马尼亚州的《公共卫生法》,维多利亚州的《公共卫生与健康法》③。

在应对突发事件上,澳大利亚建立了较为完善的应急管理法制体系,先后颁布了《灾害管理法》《紧急救援法》《民间国防法》等应急法律法规,这些法律对政府应对突发事件的职责、措施、行使权力的程序、对公民的保障、救助等做出了详细的规定。同时,各个州、领地政府也根据属地管理的原则及地区特征制定了独立的地方

---

① Government of UK. Part of Support for businesses and self-employed people during coronavirus[DB/OL]. [2020 - 11 - 05]. https://www.gov.uk/guidance/claim-a-grant-through-the-coronavirus-covid - 19 - self-employment-income-support-scheme.

② 徐缓,陈浩,黎慕.澳大利亚基本公共卫生服务的法律保障(一)——公共卫生的法律支撑[J].中国卫生法制,2010(06):4—9.

③ 徐缓,陈浩,黎慕.澳大利亚基本公共卫生服务的法律保障(一)——公共卫生的法律支撑[J].中国卫生法制,2010(06):4—9.

性条例法规,如 2003 年昆士兰州制定了《昆士兰灾难管理条例》①。

(十) 澳大利亚突发性公共卫生事件的救助政策

1. "留工津贴"计划

澳大利亚政府在新冠肺炎疫情发生后推出了"留工津贴"计划(Job Keeper Payment),受新冠肺炎疫情影响的企业能够获得工资补贴,用以继续支付员工工资。从 2020 年 3 月 30 日起到 2020 年 9 月 27 日期间,受影响的雇主将能为每位符合条件的雇员每两周申领 1 500 澳元的津贴②。"留工津贴"有利于雇主与雇员保持关联,并在疫情结束后帮助企业快速重新运营。该津贴是澳大利亚政府针对疫情而出台的经济纾困计划的一项内容,旨在协助经济复苏。

2. 幼教与托儿援助计划

为了帮助早教和儿童看护行业渡过新冠肺炎疫情危机,并且继续为关键工人和需要这些服务的弱势家庭开放以提供必要的儿童照护,澳大利亚政府实行了幼教与托儿援助计划。该计划将每周直接向幼教与托儿服务中心发放补贴,用以取代托儿补贴(Child Care Subsidy)和额外托儿补贴(Additional Child Care Subsidy)。该项援助补贴将以某个时间为基点,根据该行业现有收费标准的上限来支付行业收入的 50%,家庭无需支付费用。

3. 高等教育救助计划

在高等教育计划中,主要包括如下内容:一是为失业者开设短期低价课程。澳大利亚政府将为受疫情影响的失业者提供技能培训,以提高其就业竞争力,失业者可获得为期 6 个月的低价线上课程,这些课程主要是护理、教学、保健、咨询、IT 和科学等。二是为学生提供 180 亿澳元的保证金,以帮助学生顺利完成学业。三是为学校提供 1 亿澳元的监管救济,该计划可为国内和国际学生提供必要的经济支持。除了以上三项举措,澳大利亚政府还将实行学生贷款费用豁免政策。

4. 放宽补助领取资格

为了帮助因疫情影响而陷入困境的公民,澳大利亚政府放宽了求职者领取失业金和青年津贴的资格,如个体经营者、长期失业者、照顾因接触冠状病毒而被感染或隔离的人。对于某些补贴,暂时取消了如下程序:资产调查、一般等待期、流动资产等待期、季节性工人滞留期、新来居民等待期。此外,还临时取消对离职证明、租房安排证明和关系状况核实的要求,申请者将更容易获得补助。

5. 一次性补助金

澳大利亚政府为养老金领取者、残障补助金领取者、退伍军人补助领取者等低

---

① 陈成文,蒋勇,黄娟.应急管理:国外模式及其启示[J].甘肃社会科学,2010(05):201—206.

② Austrian Government. JobKeeper plan [DB/OL]. [2020 - 11 - 05]. https://covid19inlanguage. homeaffairs.gov.au/zh-hans/gerenyujiating.

收入群体发放 750 澳元的一次性补助金。此外,给领取失业津贴、育儿津贴等福利的人额外发放疫情补贴,持续发放至少 6 个月时间,每两周可获得 550 澳元的补助金,对不符合该福利的人额外发补贴,每两周 1 100 澳元。

6. 免费医疗救治

在新冠肺炎疫情期间,澳大利亚提供免费的核酸检测,所有有医疗保健的澳大利亚人都可以享受远程问诊(telehealth)服务,政府承担所有费用。若有确诊病人需要入院治疗,无论患者有没有保险,不管是本地居民还是外籍游客,治疗费用全免。

7. 老年人免费送餐服务

为了减缓新冠病毒的传播,澳大利亚政府要求 70 岁以上的老年人居家隔离。在此期间,对居家老年人提供了近 6 000 万澳元的送餐服务。其中大部分用于购买餐食,一部分用于购买紧急食品供应箱。

二、突发公共卫生事件下国家救助政策国内比较和创新

(一) 我国突发公共卫生事件相关立法

在公共卫生法律的制定上,我国于 1987 年颁布了《国境卫生检疫法》,在实施传染病检疫、监测和卫生监督等方面进行了规定。1997 年《动物防疫法》通过。2004 年《传染病防治法》出台,该法将传染病分为甲类、乙类和丙类。在新冠肺炎疫情暴发后,国家卫健委根据《传染病防治法》第四条规定报国务院批准了新型冠状病毒肺炎为乙类传染病,同时采取甲类传染病的预防、控制措施[①]。2019 年 12 月 28 日《基本医疗卫生与健康促进法》得以通过,这是我国卫生健康领域第一部基础性、综合性的法律,它对基本医疗卫生服务、医疗卫生机构和人员、药品供应保障、健康促进、资金保障等方面进行了详细的规定,凸显了"保基本、强基层、促健康"的理念[②]。

2003 年《突发公共卫生事件应急条例》开始实行,该条例明确规定中央和地方应按照分类指导、快速反应的要求以及地方实际情况制定全国突发事件应急预案,建立重大、紧急疫情信息报告系统。2007 年 11 月 1 日起《突发事件应对法》开始实行,规定了突发事件的预防与应急准备、监测与预警、应急处置与救援、事后恢复与重建等应对活动[③]。针对受到突发事件影响的地区,当地政府制定救助、补偿、抚慰、抚恤、安置等善后工作计划并组织实施,妥善解决因处置突发事件引发的矛盾和纠纷,同时对在应急救援工作中伤亡的人员依法给予抚恤[④]。

① 周贤日.社会保障法视域下的突发公共卫生事件应对机制研究[J].法治社会,2020(02):1—12.
② 赵祯祺.我国首部卫生健康"基本法"出台[J].中国人大,2020(03):40.
③ 王颖.突发事件　应对有法——解读突发事件应对法[J].中国人大,2017(18):31—33.
④ 刘宏杰.边疆民族地区突发事件应急机制研究[D].中央民族大学,2010.

（二）我国突发公共卫生事件的救助政策

2020年1月下旬以来，新冠肺炎疫情由湖北开始向全国扩散，我国对其高度重视，提出要坚决遏制疫情蔓延势头。为了有效保障困难群体的健康和生活，中央和各地均陆续出台了一系列的救助措施。

1. 简化优化审核审批程序

为了做好疫情防控，各省市均对低保等社会救助的申请审核审批程序进行简化优化，全流程网上办理。例如天津市简化收取证明材料，采取承诺制先行审批，证明材料待疫情缓解后容缺后补。浙江省对疫情期间新申请孤儿及困境儿童基本生活费的，优化简化审核审批程序，尽量通过互联网、手机端等非现场方式办理。

2. 开展心理救助服务

疫情发生以来，全国人民都陷入紧张的氛围当中，为了缓解群众的心理负担和压力，各地均出台了专项救助热线。北京市民政局心理服务热线为市民提供免费心理咨询服务。甘肃省开展为一线医务人员的心理援助服务，为其提供心理干预和疏导、心理支持、心理健康评估等服务，为医务人员穿上心理"防护服"。

3. 为困难群众发放补助资金

疫情期间价格上涨，给国民的生活带来了巨大的影响。我国财政部与相关部门启动联动机制，发放临时价格补贴。在2020年3至6月适当扩大补助对象范围，并且将价格临时补贴标准提高一倍。对没有劳动能力也没有供养抚养人的老年人、残疾人等，发放特困救助、残疾人救助两项补贴。对疫情严重地区强调要增发生活补助金。

4. 广泛动员社会力量

在中央的指导下，我国各个省、（直辖）市均出台了动员社会组织、慈善力量的相关政策文件，鼓励慈善组织开展社会募捐活动和招募志愿者开展志愿服务，为共同打赢抗击疫情的人民战争贡献力量。

5. 保障生活物资供给

广西壮族自治区采取现金和实物相结合的方式进行救助，在疫情期间发放口罩等个人防护用品以及米、面、油等生活用品。四川省民政部门用临时救助资金购买口罩、消毒液等必要防护用品，对生活困难人群进行实物救助。天津、江西等地也纷纷向困难家庭发放基本生活和防疫所需实物以帮助困难群众渡过难关，保障其基本生活。

6. 加强线上办理救助服务

四川省充分利用"互联网＋社会救助"的模式，开展社会救助申请、审核、审批事项网上办理业务，实现群众"少跑腿"，数据"多跑路"，及时为困难群众提供优质、高效的网上救助服务。青海省为了进一步缩短救助时限，切实保障困难群众生活，加大了信息化系统使用力度,全面实现低保等社会救助网上审核审批。

7. 强化对困境儿童的保护

新冠肺炎疫情发生以来,困境儿童的救助保护工作面临严峻挑战,为了兜住苦难儿童的安全底线,国务院印发了《因新冠肺炎疫情影响造成监护缺失儿童救助保护工作方案》,通过提供医疗、资金、物资、心理关怀等措施全面保障困难儿童的身心健康。广东省开通省级"护童之声"困境儿童服务热线,24 小时接听求助电话,省民政厅通过在全省建立"双百"社工站关注儿童"停课不停学"的情况,疫情期间共有 1 653 名"双百"社工为超过 1 000 个城乡社区、近万人次困难儿童青少年提供复课支援。河北省在疫情期间对困难儿童发放生活补贴,针对疫情期间产生恐惧紧张情绪的儿童,组织心理专家开通心理辅导,动员全省多名儿童主任指导孤儿、留守儿童、困境儿童和临时监护缺失儿童家庭开展心理辅导活动。

8. 保障流浪乞讨人员的生命安全

流浪乞讨人员作为弱势群体,在新冠肺炎疫情防控工作中必须有效保障他们的生命安全,对此民政部印发了《关于进一步加强生活无着流浪乞讨人员救助管理机构及对象新型冠状病毒肺炎疫情防控工作的紧急通知》以及《生活无着的流浪乞讨人员救助管理机构新冠肺炎疫情防控工作指南》(以下简称《指南》),并要求地方政府做好流浪乞讨人员的救助管理和疫情防控工作,确保应救尽救、防控到位。在《指南》出台的当天,四川省便开始加紧落实防控工作细节。江苏省也采取以下措施对流浪人员进行救助管理:一是严格进站前安全检查;二是严格执行隔离措施;三是严格做好工作人员个人防护。

第三节　突发公共卫生事件下救助政策创新

一、国内外的创新做法

2020 年 1 月下旬以来,在武汉暴发的新型冠状病毒肺炎逐渐蔓延至全球,面对突如其来的新冠肺炎疫情,各国纷纷采取了紧急救助政策。从各国的疫情救助政策来看,呈现出如下特点。

1. 以经济支持为主要手段

在疫情的席卷下,经济生产、教育教学、娱乐消费等正常生产生活遭到极大打击,人民群众不仅受到生命安全的威胁,同时承受着疫情下的收入减缩。为了有效保障国民的正常生活,各国纷纷出台经济刺激计划以帮助居民走出困境。从失业者、残疾人等特殊群体到正常的个人和家庭,从生活补贴、儿童补助到减免水电费、延长房租支付,各国均以经济支持为主要手段来保障居民生活。

2. 开通多种求助渠道,简化救助申请程序

为了快速帮助有需要的人,网上申请救助、开通救助热线成为有效的途径。利用互联网模式宣传救助信息,畅通求助渠道,最大程度对有需要的群体提供救助。同时政府简化申请的审批程序,暂时取消申请救助所需的程序,如救济等待期、证明材料。这不仅节约了申请救助所需的时间,大大提高了办事效率,而且及时保障了群众的生活。

3. 扩大救助对象范围

疫情的大面积暴发,不仅影响了失业者、流浪乞讨人员等困难群体的生活,同样也给普通个人和家庭带来了困扰。除了困难群体之外,在疫情期间因患新冠肺炎而造成生活困难的个人和家庭也可以申请救助。同时,海外人士在遇到困难时同样可以寻求当地政府的帮助。如此一来,救助对象范围得以扩大,大大保障了人民群众的生活和生命安全。

4. 突出"救急难"的临时救助

面对受到疫情严重影响的个人和家庭,各国都采取了有针对性的临时救助政策,在疫情肆虐期间,为有需要的群体提供相应的救助,如发放生活补贴,延长还贷时限,提供必要的生活物资和防控物资等,让困难群体得到及时精准的救助。

5. 重视心理疏导

新冠肺炎疫情发生以来,确诊病例和疑似病例数字不断增长,在疫情蔓延的严峻形势下,新冠肺炎感染者及一线医护人员承受着巨大的压力,对病情的担忧、死亡的恐惧等负面情绪严重影响着他们的身心健康。除此以外,面对频频传出的负面消息,广大人民群众亦感到无助、害怕,尤其是学生、儿童、老年人等弱势群体。心理疏导有助于摆脱负面情绪,回归正常生活,传播心理健康知识。

二、突发公共卫生事件下的启示

新冠肺炎疫情的大面积扩散严重影响了人民群众尤其是困难群体的生活,为了进一步保障受新冠肺炎疫情影响的群众的身心健康,可在如下方面进行完善。

(一)完善突发公共事件立法及相关内容

1. 制定《突发公共事件救助法》,确立救助依据

纵观全球,许多发达国家和地区均出台了专门的突发公共事件应急救助法律。我国在自然灾害领域上有众多的条例和法规,却少有针对突发公共事件方面的立法。虽然制定了《中华人民共和国突发事件应对法》,但框架粗略,并未对不同类型的突发事件进行专门详细的规定。因此我国应在法律层面上尽快制定覆盖各种突发事件的救助规范,不局限于自然灾害,而是包括公共事故灾难、公共卫生事件和公共社会安全事件在内的各种突发公共事件的救助条例①。

2. 建议清晰界定救助对象

突发公共事件救助的对象是在生活上受突发事件影响的公民。在此次新冠肺炎疫情中,这种影响既包括确诊患者、疑似患者、医护人员、去世人员和治愈但有后遗症人员及其家属,也包括其他经济上受疫情影响的人,如所在行业或企业因疫情冲击而倒闭或萧条的职工,快递人员、餐饮行业人员和旅游业、零售业、交通业等行业人员。当前,我国各级政府的救助对象大多局限于低保户、困难儿童等弱势群体以及新冠肺炎患者及其家属,对其他在经济上受到重大影响的人涉及较少。建议对于旅游、餐饮、娱乐、交通等行业受损的个人,除了政府对企业提供税收优惠、社保缴费优惠等措施外,应建立专门的临时救助制度,对这些相关行业的个人提供临时救助。

3. 制定多维度的救助内容和多层次的救助标准

在救助内容上,将资金救助、实物救助和服务相结合。在此次新冠肺炎疫情中,根据不同的对象需求提供相应的救助,如对感染新冠肺炎的患者提供免费医疗;对疫情影响严重的地区免费发放口罩、消毒液等防护物资;对残疾人、失业者等经济困难群体给予生活补贴;对痊愈的患者、隔离的疑似病人及医护人员等进行心理疏导等。在救助标准上,应建立基本标准、浮动标准和特殊标准。基本标准是指参照失业救助标准或者低保、低收入标准而规定的救助标准;浮动标准是指根据受损者家庭情况,例如,孤儿、孤寡、特困人员等,按照一定的比例进行浮动;特殊标准是指对国家和人民作出巨大贡献者,例如一线抗疫的医护人员,建立远高于其他普通被救助者的特殊救助标准。

(二) 建立心理救助制度

1. 为新冠肺炎患者提供一对一心理疏导

针对新冠肺炎患者产生的不良心理,需要国家层面建立心理救助制度。首先,采用政府购买服务的方式,为新冠肺炎患者提供一对一的心理咨询师进行心理疏导,展开自我效能感培训;其次,在心理疏导的同时加强患者之间的沟通互动,在思想共鸣的基础上促进负面情绪的缓解;最后,在患者痊愈后继续进行心理干预,帮助他们尽快回归正常的生活轨道。

2. 对新冠肺炎疫情的心理影响进行评估和测量

新冠肺炎疫情发生后,我国即刻采取了隔离等有效措施,然而由于病毒传染的快速性以及缺乏针对性的治疗方案,人民群众被笼罩在恐慌情绪中。为此,我国应

---

① 马怀德,林鸿潮,赵鹏.论重大突发事件国家救助的制度完善——以 SARS 个案为中心[J].中国应急管理,2018(06):24—27.

组织心理研究专家及时对疫情下的群众心理进行评估和测量,建立不同级别的心理预警机制。

3. 依托社区进行心理健康宣传

在心理健康知识的宣传工作上,必须依托社区加强对群众进行新冠肺炎的认识,不信谣不传谣。通过巡逻、网络发布等方式传播正确的疫情信息,解除群众紧张心理。尤其是在农村地区,由于教育程度和经济发展水平的差异,需要加强宣传解释力度,必要时可进行挨家挨户的指导。

4. 开通多种心理救助渠道

为了及时满足群众的心理救助需求,政府可组织高校心理专业学生、专业咨询师等专业团队对群众进行心理疏导,同时通过以下渠道提供心理救助:一是公布心理咨询热线,24 小时免费提供服务;二是通过微信公众号、微博等社交软件进行线上心理救助,提高救助的时效性;三是鼓励村(居)委会展开有爱帮扶活动,对有需要的个人和家庭进行心理支持。

(三)疫情致贫可纳入低保范畴

对因疫情影响而生活困难的群众,若符合条件可及时纳入低保。尤其是对于感染肺炎而造成身体机能受损的,可适当提高救助标准,提供必要的康复治疗,以恢复其劳动能力。对于疫情致贫的群体,除了提供低保救助外,还可采取技能培训、就业帮扶等措施,以助其脱贫。同时完善低保退出机制,切实保障疫情致贫群体的权益。

(四)依据困难类型和程度实施类别化、差异化救助

疫情对不同群体有着不同的影响及影响程度,为了提高救助的精准度,必须依据困难群众的类型及困难程度来予以救助,如为疫情期间上网课存在困难的学生免费办理网络;为残疾人、行动困难的孤老等提供上门帮扶,解决日常生活困难;将新冠肺炎患者的治疗费用纳入财政支付中,以国家救助为主,减轻患者经济负担等。

(五)建立健全家庭医生服务系统

在我国,家庭医生制度并未普及,然而对于人口大国来说,家庭医生服务系统的完善可极大提高我国医疗卫生系统的成熟,保障群众的健康。在此次新冠肺炎疫情中,医院成为交叉感染的重灾区,然而慢性病患者、孕妇等群体仍需要去医院进行常规检查,在这种情况下,家庭医生可发挥重要支持作用。首先,在疫情期间可由政府出资为有需要的家庭提供免费家庭医生服务,减少医院人流量,降低感染风险。其次,政府组织高校医学生、老师等为所在社区提供基础身体检查服务。再次,开通家庭医生咨询热线,24 小时提供免费咨询服务。最后,各级政府、村(居)委会加大家庭医生服务的信息宣传力度,确保群众"应知尽知"。

（六）鼓励高校对困难学生进行帮扶

在新冠肺炎疫情中，大学生、研究生等群体也是受冲击较为严重的人群之一。对于受疫情影响而陷入生活贫困的学生，学校可按条件给予助学金；对于疫情严重的地区如湖北，学生可按困难程度发放一次性生活补助金；对于出现焦虑、恐慌等负面心理情绪的学生，可由辅导员组织心理干预援助。

（七）对外籍人士提供必要救助

新冠肺炎疫情不仅造成了本国国民的经济损失和健康损害，同时也损害了国际友人的生命健康。随着全球一体化的趋势加快，不少外籍人士来华工作、求学，秉着人道主义精神，在突发公共卫生事件下，可将留学生、外籍工作人员纳入防控系统中，采取"先治疗后付费"的方式及时帮助有需要的外籍人士。对于因疫情而无法出境的外籍人士，可加快审批相关出入境证件，全力服务保障出行。

第九章　突发公共卫生事件中因工外出感染的工伤认定政策国别比较与借鉴

当前我国新冠肺炎疫情逐渐得到缓解，人们的工作、生活、学习慢慢走向正轨。中央以及各地政府陆续发文表示支持各类企业复工复产，复工潮已经来临。伴随复工潮，职工开始陆续回到工作岗位，但新冠肺炎疫情并未真正结束，新冠病毒仍然存在，它主要通过接触、飞沫、空气等途径传播，而且在相对封闭的环境中还存在通过气溶胶进行传播的可能。研究发现，新冠病毒在封闭的空调车厢内传播距离能达到 4.5 米，在空气中能漂浮半个小时，传播风险极高。加之现在全国仍有无症状感染者的案例，外出与陌生人接触感染新冠肺炎的风险仍旧存在。

对此，不少职工对复工表示担忧，在上下班途中被感染了怎么办？在上班期间被传染了能被认定为工伤吗？单位要求出差，被感染的风险岂不是很大？那单位该不该承担工伤责任？……据《21 世纪经济报道》，目前金融机构已经有人开始出差，那对于出差职工来讲，他们在搭乘交通工具、与陌生人接触等过程中面临着较大的感染风险。在出差过程中感染了新冠肺炎能不能被认定为工伤、什么情形下才可以被认定为工伤，是这次疫情中需要处理的重要劳动问题之一。目前，对于职工因工外出感染新冠肺炎的情形，全国尚未统一工伤的认定与补偿机制，实践中各地方的评判标准也不一样。本章主要以此次新冠肺炎疫情为例，围绕突发公共卫生事件中因工外出感染的工伤认定政策进行分析，介绍职工在因工外出途中发生伤害认定为工伤的历史缘由，以及美国、欧盟、德国和日本相关的工伤认定政策，并搜集我国已有相关地方规定和法院判决，对其进行分析比较，从中获取经验，以期为相关部门提供对策建议，真正发挥工伤保障政策的效力。

第一节　因工外出工伤认定的历史缘由

纵观工伤保险制度的发展历史，工伤范围经历了一个从窄到宽的发展过程[①]。1921 年国际劳工组织发布的《（农业）工人赔偿公约》中提到，农业工人工伤指的是

---

① 孙树菡.工伤保险[M].北京：中国劳动社会保障出版社，2007.

"工作过程之中或之外的事故导致的人身伤害",1925 年的《工人(事故)赔偿公约》将因工业事故导致的人身伤害也纳入工伤范围。在工伤保险制度开始建设之时,工伤只包含因工业意外事故带来的伤害,这些事故应当与工作时间和地点相关。一直到第十三次国际劳动统计会议,工伤的范围扩展到"因为雇佣活动引起的,或在雇佣过程中发生的事故",即将所有由于工作原因导致的伤害、职业病以及通勤事故纳入工伤保障的范围内。国际劳工组织于 1964 年通过了《工伤事故和职业病津贴建议书》,它进一步对工伤范围做出了界定:第一,在工作时间内、工作场所及附近,或者劳动者由于工作原因去到任何场所,如果遭受了事故,不论原因如何,都列为职业事故;第二,在工作时间前后,因为做了和工作相关的事务如准备、保养、清洁等出现的事故;第三,在工作地点和住处之间往返的路途中发生的事故。

伴随制度的发展与客观环境的变化,工伤的范围也在不断扩大,"因工外出"这一特殊的工作情境逐渐被纳入进来。因工外出是指劳动者由于工作的需要,离开所居住的城乡或国家,去到另一个地方商谈业务或处理问题,从时间上来讲,"因工外出"是属于工作时间之内的;从空间上来讲,"因工外出"则超出了一般意义上的工作场所范围。在因工外出的背景下,劳动者会从事与工作相关的业务或事情,也有可能为满足个人需求去做些私人事情。对于那些明显的公务活动,法律必定会将"工作场所"这一标准范围拓展到与工作行为相对应的范围内;对于那些超出工作职责的个人活动,也有认定为工伤的可能①。

如果因工外出途中劳动者发生了与工作无关的疾病,比如完全因自身健康原因导致的突发的、非职业性的心脏病,不属于工伤的范围;而如果劳动者突发心脏病是由于因工外出导致身体劳累或压力过大而发生的,可以确定正是这种劳累或压力让劳动者自身健康缺陷恶化,符合工伤认定标准,是可以认定为工伤的。对于"因工外出感染"这一特殊情形,如果工作是感染事件发生的明显条件,由于工作原因使劳动者陷入感染当地传染病的危险之中,应予以工伤保障。同时,需要注意的是,"感染"这一情形与一般的职业伤害有所不同,从已有的规定来看,有些国家将其纳入职业病的范畴进行管理②。

美国的工伤认定工作在实践中形成了一系列理论与判例,能够对一些特殊情形下的工伤认定进行指导③。欧盟在一体化进程中面临着劳动者跨境就业问题,为了保持劳动者流动的积极性、促进一定范围内的自由流动,欧盟在实践中建立了

---

① 郑晓珊.工伤保险法体系:从理念到制度的重塑与回归[M].北京:清华大学出版社,2014.
② 翁仁木.从国际视角看新冠肺炎工伤认定政策[J].中国医疗保险,2020(06):74—77+80.
③ 谢增毅."工作过程"与美国工伤认定——兼评我国工伤认定的不足与完善[J].环球法律评论,2008(05):91—101.

完善的劳动者权益保障的国际协调机制[①]，在解决劳动者工伤保障问题方面具有一定的借鉴意义。德国工伤保险制度建立时间最久，具有许多成功的经验，同时在法律制度上与我国有一些相似的地方。日本的工伤保险制度特色鲜明，具有很多创新之处，比如它是最早将"过劳死"纳入工伤范围内的国家[②]。美国、欧盟、德国、日本的工伤保险制度已较为完善，具有各自的代表性，能够为突发公共卫生事件中因工外出感染这一特殊情形下的工伤认定政策提供借鉴。

第二节　典型国家因工外出工伤认定的标准

一、美国

美国跟工伤认定相关的法律不仅包括联邦政府发布的《联邦雇员伤害赔偿法》，各个州还出台了自己的伤害赔偿法，且各州之间的法律差别也很大。大部分州规定工伤成立必须包括四个条件：第一，雇员在工作时发生了人身伤害或者职业病；第二，是由于事故造成了人身伤害或职业病；第三，伤害或职业病与雇员所做的工作之间有因果联系；第四，伤害是发生在工作场所和工作时间之内[③]。美国在工伤认定工作实践中还形成了一系列具有指导意义的规则，对一些特殊情形的认定标准进行指导。第一，"特殊任务"规则，即当雇员从事由雇主临时安排的工作而招致伤害时，应认定为工伤；第二，"双重目的"规则，即雇员在处理公务的过程中从事了私人事务，则该事务只有在属于雇员兼顾的情形下，才可视为"工作过程"；第三，"个人舒适"规则，即在工作时候，员工因为满足个人需求遭受的伤害，可认定为工伤；第四，"娱乐和社交活动"规则，即雇员在雇主明示或默示要求参加的娱乐和社交活动中受到伤害的，或者虽雇员参加活动是其单方意愿，但发生伤害的活动是对所在单位有益的，则可被认定工伤[④]。

对于雇员在外出过程中受到的伤害，由于雇员出差在外的事故风险比在固定场所内工作要大，所以法律在这方面的保护范围较广。根据"特殊任务"规则，若雇员被雇主临时安排去从事某项工作而受到伤害，可认定为工伤。由于外出雇员在行程中一直是待命状态，所以雇员在这过程中的所有合理的个人行为都被视为工

---

①　谢勇才.欧盟海外劳工社会保障权益国际协调的实践及其启示[J].探索,2018(05)：138—146.

②　金剑.中日工伤保险制度比较研究[D].首都经济贸易大学,2013.

③　Benjamin W. Wolkinson and Richard N. Block. Employment Law：The Workplace Rights of Employees and Employers[M]. Blackwell, 1996：209, 211.

④　Mark A. Rothstein, Charles B. Craver, Elinor P. Schroeder, Elaine W. Shoben. Employment Law [M]. West, 2005：189—190.

作过程中的一部分,若受到伤害,都应得到工伤保障。在一个判例中,有一名雇员由于工作原因出差,在结束了当天的工作后返回酒店,结果在洗澡时不小心溺亡在浴缸内,法院认为,虽然这名雇员的沐浴行为属于个人私事,但这是为了满足个人的需要且能够更顺利地工作,因此予以工伤认定。同时依据"工作关联标准"来判断是否"与工作相关",也就是职工因为所做工作的环境、职责或状态等遭受的伤害,当伤害是和工作有关的原因所致时,应当认定为工伤;还有"实际危险性标准",即当员工在工作过程中受到的伤害是由于该过程中实际存在的危险因素引起的,可判定为工伤。

此外,美国的职业病目录是开放式的,"感染"这一情形符合职业病认定的三个基本条件:疾病的医学表现与所接触的介质所致疾病一致;工作环境存在这种致病物质;疾病由工作引起。根据以上判定标准与认定条件,当突发公共卫生事件发生时,雇员在雇主的委派下外出完成某项工作任务,符合"工作职责"的情况。同时,外出工作环境存在实际的被感染的风险因素,乘坐交通工具、接触客户、面对面交流等情况会让雇员面临较大的感染传染病的风险,虽然这种感染风险在人群中普遍存在,但不会影响对雇员所受伤害的工伤认定,这对于保护雇员的权益十分有利。

综上,美国对雇员职业伤害的保护范围比较宽泛,对于雇员行为与所受伤害之间的因果关系判定主要基于"工作相关"。系统、完善的判例规则对雇员因工外出受到的伤害的工伤认定工作具有指导意义,使得法官在处理边缘现象时能够有迹可循,办案效率得到提高。同时,出于保护弱者的角度,在实际裁决过程中,法院能够充分根据案例的具体情况,适当向劳动者倾斜。若雇员在雇主指派下到外出差,整个过程都属于"工作过程",只要雇员在从事公务或与公务有关的私务过程中感染疾病,是可以被认定为工伤的,雇员的工伤保险权益能够得到充分的保障。

二、欧盟

欧盟立法机构颁布的法律效力要高于各成员国制定的法律,且各成员国制定的法律不能和欧盟颁布的法律相抵触。① 在社会保障政策方面,欧盟构建了一个协调取向的一体化架构。欧盟的行政执行机构即欧盟委员会制定各成员国需要遵守的共同规则,包括概括性与原则性的法律建议;然后各成员国可以据此根据国情制定本国具体的社会保障制度,并确保各自的制度不会阻碍劳动者在成员国范围内的自由流动;欧盟最高法院即欧洲法院,则从司法的层面确保欧盟社会保障制度的贯彻与执行。② 欧盟的社会保障法律体系以《里斯本条约》《欧洲共同体条约》等

---

① 刘兆兴.论欧盟法律与其成员国法律之间的关系[J].环球法律评论,2006(03):318—326.

② EUR-Lex. The European Union's primary law[EB/OL].[2020-03-13]. https://eur-lex.europa.eu/legal-content/EN/TXT/? uri=LEGISSUM:l14530.

基础条约为根本,以《第883/2004号条例》及其实施条例、《工作人员条例》等二级立法为核心,以判例法为补充。

欧盟的二级立法《工作人员条例》第73条将工伤保险范围定为意外事故和职业病两种,并规定了劳动者在遭受意外事故和职业病后应享受的福利项目及数额。通过对工伤认定的法院判例进行搜索,可知工伤认定标准见于《意外伤害和职业病保险的一般规则》(以下简称"《规则》")。《规则》指出,欧盟工伤保障的范围为欧洲共同体终身官员、临时工作人员以及代理人。事故被定义为"给被保险人的身体或精神健康造成不良影响的突然事件,事件发生的原因或原因之一是属于被保险人机体以外的"。《规则》还将一些意外事故包含在内,包括中毒,动物咬伤或昆虫咬伤造成的传染病、疾病、伤害和其他后果,扭伤,无故失踪等,但对因工出差这一情形并未有特别规定。职业病被定义为"被保险人在履行工作职责时由于接触到的风险因素引起的疾病",职业病目录中包含传染病,且设有开放式条款"在疾病的预防保健、居家救助或其他类似的、有感染风险的活动中发生的传染病"。1990年,欧盟启动的"欧盟作业场所事故统计"项目(ESAW),将引起劳动者在工作中遭受人身或精神伤害的意外事件定义为统计事故,包括急性中毒、他人故意伤害和工作期间在工作场所外因工发生的事故[①]。可见,在实践中有将劳动者因工外出所受伤害判定为工伤的可能。

欧盟现有的二级立法无法将所有的意外伤害囊括在内,由于一些公共卫生事件的突发性,对劳动者因工外出发生感染的工伤认定主要依据立法中的开放性条款,若其确实是在工作过程或相关过程中遭受的伤害,是有可能被认定为工伤的。另外,为应对突发公共卫生事件等一些新情况和新问题、弥补基础条约和二级立法的空白,判例法在各领域发挥着重要的补充作用,工伤保障领域也是如此。欧洲法院的职责包括对欧盟法律在执行中遇到的问题作出解释、对社会保障领域产生的纠纷进行判决等,它的一些判决案例对欧盟各成员国具有判例法的约束力,所以可以通过相关判例法的标准对突发公共卫生事件中因工外出感染作出是否属于工伤的认定。

综上,欧盟的工伤认定规则主要采取的是列举式,即将工伤认定的情形与非工伤认定的情形进行列举,且每部分还包含一条开放式条款。根据开放式条款,欧盟工伤认定标准的核心在于"工作过程",对于劳动者在工作过程或与此有关的过程中发生伤害,均予以工伤赔偿。其次,欧盟的判例法在实践中对于突发事件中的工伤认定工作具有重要指导意义,能有效弥补现有法律的不足。

---

① 吴大明.欧盟职业安全健康体系综述与启示[J].中国煤炭,2018,44(03):153—159+162.

三、德国

德国工伤认定标准见于《社会法典》第七部,工伤认定的前提条件是劳动者受到的伤害与法典第二条第一款所规定的工作有关,即劳动者所从事的工作是对身体造成影响的原因(责任成立因果关系),且这种影响给劳动者造成伤害或致其死亡(责任范围因果关系)。法典的第七条第一款将工伤分为工伤事故和职业病两类。工伤事故指的是在短时间内,劳动者因从事受法典保护的工作而对其身体产生健康损害或导致其死亡的事件;职业病目录由联邦政府以条例的形式对外公布,只有在目录范围内的疾病才可被认定为职业病。二者的主要区别在于,工伤事故是对劳动者身体带来伤害的突发性事件,而职业病则是在工作的长期影响下对劳动者身体造成的伤害。德国的职业病目录中包含对医护人员由于特殊工作环境发生感染的规定,但不包含其他职业的劳动者,所以非医护人员发生的感染只能按照工伤事故的标准进行认定。

基于《社会法典》第七部对工伤事故的定义,认定工伤除满足"工作"这个原因之外,还需要满足三个条件,即事件、时间限制和健康损害。其中,事件一定是外部原因造成的,该事件可能对身体造成了物理影响,比如引发跌倒或扭伤;也可能对心理产生了影响,比如引发害怕或恐惧,若劳动者是由于工作的原因而自杀,可以被认定为工伤。其次,对工伤进行时间限制的目的是将工伤事故和职业病区分开来,即工伤事故是发生在某一工作时间内,而职业病则是发生在较长的一段工作时间内。最后,有时间限制的事件一定是对劳动者健康造成了损害,对劳动者财产造成的损失不考虑在内,法典第八条将健康损害分为对劳动者身体的伤害和对劳动者精神上的伤害。

法典对具体的工伤情形并未作出规定,只是对工伤的定义和认定原则进行了法律界定,实践中由各经办机构根据个案情况进行工伤认定,如果发生争议,则由社会法院裁定。在处理劳动者因工外出感染的工伤认定案件中,由于没有纯粹客观的衡量标准,可从工伤的定义出发对该情形进行分析。首先,感染事件是客观存在的,事件发生的原因是外部的,由于劳动者在病毒暴露的环境中工作而引起的;其次,因工外出感染发生在外出期间内,在这一特定的工作时间内感染突发传染病;再次,感染传染病对劳动者个人身体健康造成了影响。另外,根据重要条件理论,把劳动者视为因工外出感染事件发生的客体,将劳动者行为构成要素与感染事件发生的原因要素进行对比分析,选择造成事件的重要条件,当重要条件具有明显的工作目的时,应当认定为工伤。

综上,根据德国的工伤认定标准,事故与工作之间的相关性是核心标准,即劳动者受到的伤害与其所从事的工作之间要存在紧密联系。对于劳动者因工外出感染是否能够认定为工伤,需要分析工作与感染之间的因果关系,在判断二者因果关系的过程中,工作的目的性是一项重要因素。如果劳动者在外出行程中感染是强烈的履行公务的目的引起的,则可以被认定为工伤。比如,为促进某项订单的达成,劳动者在工作时间之外因与合作方在餐厅内会面洽谈而发生感染。表面上看,这段时间明显属于工作时间之外,餐厅也不属于工作场所,但劳动者会面的宗旨是为了签订订单,从目的上看,他的行为属于工作行为,是能够被认定为工伤的。

四、日本

日本的工伤认定标准可参见《劳动者灾害补偿保险法》。日本的工伤包括业务灾害和通勤灾害,业务灾害指劳动者在工作过程中发生的伤害,主要包括以下几种情形:第一,工作过程或与工作有关的附加行为过程;第二,工作时间前后的准备或收尾过程;第三,在单位休息场所内休息过程;第四,从事紧急业务过程;第五,受单位委派外出处理公务或采取合理行为过程;第六,上下班途中使用单位专用交通工具过程;第七,他人或自身行为带来伤害,如过劳自杀;第八,职业病认定有三个基本条件,即工作地存在有害因素、劳动者暴露于这些有害因素中、劳动者发生的疾病与这些有害因素相关;第九,其他原因。通勤灾害指的是劳动者由于通勤行为遭受的疾病、伤残或死亡。另外,日本的职业病目录是开放式的,第五类为"由细菌、病毒等病原体引起的疾病",且包含一条开放性条款,在"感染"这一情形符合职业病认定的三个基本条件的情况下,可以按照职业病的标准对劳动者进行保障。

日本的工伤认定采用相当因果关系理论,即当职工遭受的灾害与其工作之间有适当的关联性时,便可认定为工伤。由于劳动者对伤害发生的预见可能性低,所以不考虑其预见可能性或防止灾害发生的可能性,而是以客观的因果关系判断标准为重点。因此,即使是那些由于不可抗因素带来的偶然灾害,也可被认定为工伤[①]。因工外出符合业务灾害情形中的第五项,如果劳动者在因工外出过程中感染传染病,根据相当因果关系理论,劳动者所从事的工作与感染事件需要存在条件关系,并且在法律层面二者应当有相当因果关系,才可认定为工伤。具体地说,第一,要求如果劳动者在没有从事该项工作时,感染不会发生;第二,要求如果劳动者从事了该项工作,根据一般的经验法则进行判读,感染会发生[②]。

同时,相当因果关系理论遵循"业务遂行性"和"业务起因性"标准[③]。"业务遂行性"标准指的是,劳动者感染是在其执行公务时发生的,如果劳动者是在工作中、雇主的管理下发生了感染,则认定为工伤,包括单位指派外出,虽个人随意性较大,

---

① 日本劳働法学会.近代劳働法讲座第 12 卷:劳働灾害.安全卫生[M].综合劳働研究所,1983:157—158.

② 日本劳働法学会.近代劳働法讲座第 12 卷:劳働灾害.安全卫生[M].综合劳働研究所,1983:153.

③ 金艳秀.工伤认定标准的法律问题研究[D].南昌大学,2014.

但行为目的是出于对单位的利益。"业务起因性"标准是指劳动者因工作岗位的特殊性引起的感染,应当受工伤保障的保护。

综上,根据日本的工伤认定标准,当单位调派职工外出处理公务时,虽不在工作场所内,但只要职工从事的是单位的一般性事务,在没有证据证明职工受到的伤害是非工作原因引起的,不论职工身在何处,其因感染而受到的伤害都可被认定为工伤。根据"业务起因性"原则,若职工的行为遵循经验法则,同时没有其他证据说明职工行为是本人故意所为或由于个人原因破坏工作与感染事件之间因果关系的,或出于对单位的利益,从事单位默许的行为而招致感染事件发生的,或不违反经验法则,其他原因不明的感染,可以推定为业务起因性的,都可认定为工伤。

第三节　国内地方规定与法院判决

一、地方规定

我国有关工伤认定的法律法规依据主要是《社会保险法》和《工伤保险条例》。此次新冠肺炎疫情期间,人社部、财政部、国家卫健委三部门联合发布的《关于因履行工作职责感染新型冠状病毒肺炎的医护及相关工作人员有关保障问题的通知》①属于部门规范性文件,明确医务人员和相关人员因履职感染新冠肺炎应被认定为工伤,对于普通劳动者因工外出感染能否认定为工伤尚不明确。由于新冠肺炎属于突发公共卫生事件,并未被列入职业病目录中,不能根据《工伤保险条例》第十四条"患职业病"的情形进行工伤认定。关于普通劳动者因工外出感染的工伤认定问题,重庆市、浙江省、山东省、四川省和湖南省高院明确,劳动者因履职感染工伤,符合"三工"条件的,应当认定为工伤;广东省、河南省等地的工伤保险条例对职工受单位委派前往疫区工作而感染疫病的情形也有明确规定。具体见表9-1。

表9-1　地方关于因工外出感染的工伤认定政策

序号	地方	相关政策	关于因工外出感染的工伤认定具体规定
1	重庆市	《重庆市高级人民法院关于为依法防控疫情与经济社会平稳发展提供司法保障的意见》	非医护及相关工作的劳动者在工作期间因工作原因感染新冠肺炎,行政机关根据《社会保险法》《工伤保险条例》和地方政策认定其为工伤的,予以支持。

---

① 人力资源社会保障部,财政部,卫生健康委.关于因履行工作职责感染新型冠状病毒肺炎的医护及相关工作人员有关保障问题的通知[EB/OL].[2020-11-05]. http://www.gov.cn/zhengce/zhengceku/2020-01/23/content_5471922.htm.

序号	地方	相关政策	关于因工外出感染的工伤认定具体规定
2	浙江省	《浙江省高级人民法院民事审判第一庭关于印发〈规范涉新冠肺炎疫情相关民事法律纠纷的实施意见（试行）〉的通知》	疫情防控期间，劳动者由于履职感染新冠肺炎的，认定为工伤，享受工伤保险的相关待遇；劳动者不是由于履职感染新冠肺炎的，应当由用人单位按照《企业职工患病或非因工负伤医疗期规定》等政策对劳动者在医疗期内享受的相关合法权益提供保障。
3	山东省	《山东高院民二庭法官会议纪要》	职工在疫情防控期间因履行工作职责感染新冠肺炎的，认定为工伤，依法享受工伤保险待遇。
4	四川省	《四川省高级人民法院民事审判第一庭涉疫情相关民事案件审理的法官会议纪要》	符合以下情形的劳动者，劳动者本人及其近亲属主张享受工伤保险待遇的，法院予以支持：经工伤行政部门认定，劳动者确因工作职责感染新冠肺炎或因感染新冠肺炎死亡的；经工伤行政部门认定，符合《工伤保险条例》第十五条规定情形的。非因履行工作职责感染新冠肺炎的劳动者，不符合《工伤保险条例》第十四条规定的情形，不具备工伤认定的"三工"（工作原因、工作时间、工作场所）原则，不应认定为工伤。
5	湖南省	《湖南省高级人民法院关于涉新型冠状病毒感染肺炎疫情案件法律适用若干问题的解答》	非医护及相关工作的劳动者有证据证明其确是在工作期间因工作原因感染新冠肺炎，主张认定为工伤的，予以支持。劳动者在疫情防控工作中为维护国家利益、公共利益而受到伤害，主张属于《工伤保险条例》第十五条规定的，予以支持。
6	福建省厦门市	《厦门市新型肺炎疫情防控期间企业劳动关系调整与工资支付政策指引》	企业职工受用人单位指派前往国家宣布的疫区工作而感染疫病的，按"职工因工外出期间，由于工作原因受到伤害"的情形认定为工伤。
7	广东省	《转发关于因履行工作职责感染新型冠状病毒肺炎的医护及相关工作人员有关保障问题的通知》；《广东省工伤保险条例》	对于用人单位指派到湖北省出差（工作）的职工感染新型冠状病毒肺炎的，参照《广东省工伤保险条例》第十条第（四）项规定视同工伤。《广东省工伤保险条例》第十条第（四）项：职工由用人单位指派前往依法宣布为疫区的地方工作而感染疫病的，视同工伤。
8	河南省	《河南省工伤保险条例》	第十三条第（二）项规定：职工受用人单位指派前往疫区工作而感染该疫病的，视同工伤。
9	云南省	《云南省实施〈工伤保险条例〉办法》	第十五条第（二）项规定：受用人单位指派前往疫区工作而感染该疫病的，可依据条例第十四条规定，按照工伤处理。
10	吉林省	《吉林省实施〈工伤保险条例〉办法》	第十三条第（三）项规定：受用人单位指派前往疫区工作或公出，并经县级以上医疗机构诊断感染疫病的，应认定为工伤。

从表 9-1 中可以看出,重庆市、浙江省、山东省、四川省以及湖南省对于职工因工外出感染这一特定情形并未作出明确规定,明确的是职工若感染了新冠肺炎,在符合《工伤保险条例》中工作时间、工作场所和工作原因的"三工"标准的情况下,可以被认定为工伤。那么,在这些省市,若因工外出职工感染新冠肺炎符合《工伤保险条例》中规定的情形,则地方高院予以支持。此外,福建省厦门市针对此次疫情专门明确若职工前往疫区出差感染可被认定工伤;广东省、河南省、云南省和吉林省的工伤保险条例属于地方法规,此次疫情之前便已明确规定,在职工前往疫区出差感染疫病的情况下应被认定工伤。

国家卫健委 2020 年第 1 号公告表明,国家已经把新型冠状病毒肺炎归类到乙类传染病,同时对其采取的是甲类传染病的防控举措。① 另外,《中华人民共和国传染病防治法》第四十三条也表明:当暴发、流行甲类或乙类传染病时,县级以上地方人民政府报上一级人民政府并经其决定后,可以正式宣布本行政区域部分或整体为疫区,②也就是说,某地区成为疫区的条件之一是甲类或乙类传染病暴发、流行。

此外,也有部分地区对普通劳动者在此次新型冠状病毒肺炎期间因履职感染的情形给予不认定工伤的说明,比如浙江省舟山市在《中级人民法院新型冠状病毒肺炎疫情防控期间劳动争议案件法律适用指南》第四条中指出,劳动者在工作期间因工作原因感染新冠肺炎的,根据我国法律法规认定为工伤,但范围仅限于从事与新冠肺炎救治有关工作的抗疫人员。这一条规定也与浙江省高级人民法院民事审判第一庭提出的意见不同。同样都是在浙江省,但地方高院对劳动者履职感染的情形提出不一致的工伤认定标准,体现出我国法律法规对突发公共卫生事件中劳动者工伤认定标准的欠缺,带来制度实践的混乱。同时,大部分地区在人社部等三部门下发《关于因履行工作职责感染新型冠状病毒肺炎的医护及相关人员有关保障问题的通知》后紧随其后,明确对抗疫一线人员因履职感染给予工伤认定与补偿的绿色通道,并未对普通劳动者履职感染的工伤认定问题作出明确规定。

二、法院判决

对于其他没有明确规定的地区,通过对相关法院判决进行检索(见表 9-2),在司法实践中法院会对类似情况进行灵活处理。比如,职工被单位指派到国外出差,由于特定的工作环境感染疟疾等传染病,属于工作原因带来的伤害,应当被认定为工伤。

---

① 卫生健康委.中华人民共和国国家卫生健康委员会公告 2020 年第 1 号[EB/OL].[2020-11-05].
http://www.gov.cn/xinwen/2020-01/21/content_5471158.htm.

② 《中华人民共和国传染病防治法》第四十三条。

表9-2 地方关于因工外出感染的工伤认定法院判决

序号	案例	法院判决书	认定依据	法院观点
1	职工因工作原因接触老鼠撕咬物和排泄物而患肾综合征出血热	山东省烟台市中级人民法院(2014)烟行终字第126号二审行政判决书	《工伤保险条例》第十四条第(一)项:在工作时间和工作场所内,因工作原因受到事故伤害的	"肾综合征出血热"属于急性传染病,主要传染源是老鼠,职工是在工作时间和工作场所因工作接触传染源的,其患病与其工作存在因果关系。此次伤害事故虽不属于传统意义上的"事故伤害",但由于职工是为履行工作职责接触老鼠撕咬物和排泄物而患"肾综合征出血热"急性传染病伤害的,其本质是由于工作原因直接或间接造成的伤害。
2	职工被单位派驻非洲工作期间感染疟疾	江苏省扬州市中级人民法院(2015)扬行终字第00012号二审行政判决书		疟疾属于我国规定的传染病之一。本案中,职工在尼日利亚工作期间感染疟疾,起因于当地特殊的自然条件、气候环境,是因工作原因受到的伤害。同时,根据职工生前与单位签订的《派遣合同书》,双方约定疟疾被纳入工伤范畴。
3	职工被派往非洲疫区工作期间感染恶性传染病	广东省广州铁路运输中级法院(2018)粤71行终3199号二审行政判决书		职工在工作时间、工作场所内感染了当地流行的恶性传染病致其死亡,非因自身突发或已有疾病死亡,其死亡是特定的劳动环境所造成的,应视为因工作原因受到事故伤害。
4	职工被单位安排至非洲工作期间感染疟疾	福建省南平市中级人民法院(2018)闽07行终36号二审行政判决书	《工伤保险条例》第十四条第(三)项:在工作时间和工作场所内,因履行工作职责受到暴力等意外伤害的	职工所患疾病是非洲传染性极强的疟疾,主要传播途径是蚊虫叮咬,属意外伤害。其从发病到死亡一直在坦桑尼亚项目建设地,该地区为疟疾疫区。由于该病从感染到发病有一段潜伏期,要求职工提交证据说明叮咬是发生在工作时间、工作地点,显然难以举证,不利于保护劳动者因遭受意外伤害获得补偿的权利。本案只能在有证据证明职工是在非工作时间、非工作地点、非工作原因而发生疟疾的情况下才能对其死亡不予认定工伤,否则根据现有证据应当认定。

（续表）

序号	案例	法院判决书	认定依据	法院观点
5	职工派往非洲疫区工作期间感染疟疾	江苏省无锡市中级人民法院（2012）锡行终字第 0060 号二审行政判决书	《工伤保险条例》第十四条第（五）项：因工外出期间，由于工作原因受到伤害或者发生事故下落不明的	本案裁判特别考量两个要素：（1）员工所患疟疾为尼日利亚输入性恶性疟疾，非我国所见普通疟疾，是由特定的劳动环境造成的伤害，应当属于因工作原因造成伤害的情形。（2）《工伤保险条例》的立法宗旨是保障职工因工作遭受事故伤害或患职业病后获得医疗救治和经济补偿，分散单位的工伤风险。员工本人并无过错，不能因《工伤保险条例》对此没有明确规定而将其排除在工伤保护范围之外。
6	职工被派往非洲疫区出差期间感染疟疾	湖南省长沙市芙蓉区人民法院（2015）芙行初字第 332 号行政判决书		《工伤保险条例》的立法目的在于保护劳动者合法权益，若用人单位在为职工缴纳保险费后不能降低用人风险，职工履行工作职责后不能享受保险待遇，将不利于实现立法目的。劳社部发电（2003）2 号规定，在传染性非典型肺炎防治工作中，相关人员因履职感染传染非典型肺炎，可视同工伤。湘政办发（2009）17 号规定，职工因工作感染血吸虫病，可认定工伤。根据《传染病防治法》，非典型肺炎、血吸虫病、疟疾同属于乙类传染病。
7	职工在因工外出赞比亚期间感染疟疾	乌鲁木齐市新市区人民法院（2016）新 0104 行初 3 号行政判决书		根据本案事实和天津市疾病预防控制中心出具的医学证明，可知职工是在因工外出期间感染疟疾。本院认为其因赞比亚特定的工作环境而感染疟疾，导致身体受损，属于因工作原因受到的伤害，应认定为工伤。

　　根据相关新闻报道，北京首例新冠肺炎患者在被确诊之前的一周内前往武汉、上海、郑州等地出差，从其描述的行程情况来看，患者生前确实是在因工外出期间感染了新冠肺炎[①]。由于这次新冠肺炎疫情属于突发公共卫生事件，尚未有职工因工外出感染新冠肺炎法院判决的先例，那么该患者在感染身亡后其家属能不能获得工伤保障补偿，是关系到用人单位和劳动者的重要事件。通过先前的司法实践，由于我国现行法律法规对这种情形的规定模糊，地方高院的自由裁量权较大，所以根据个案案情，存在着被认定工伤的可能，需要根据具体情况具体分析。

　　纵观我国地方规定与法院判决，关于突发公共卫生事件中因工外出感染的工

---

　　① 万年财经.疫情期间！出差被感染身亡！算不算工伤？关系千万人！［EB/OL］.［2020-11-05］.
https://baijiahao.baidu.com/s？id=1657217500834507258&wfr=spider&for=pc.

伤认定政策主要存在以下问题：首先，地方规定不一。三部门联合下发的《通知》中并未明确普通劳动者因履职感染的工伤认定，而重庆市等地的高院明确对劳动者因工外出感染的工伤认定予以支持，广东等地的《工伤保险条例》对因工外出到疫区感染的情形予以工伤认定，各省的政策自成一家，存在地域差别，易造成工伤保障的不平等现象。其次，法律适用不一。部分省市高院对于因工外出感染的情形采用"三工"的判别标准进行判定，广东、河南等省市则根据《工伤保险条例》中原有的针对特殊情形的规定进行判定，同时，表9-2中相似的因工外出感染案例的判决标准也并不相同，造成适用法律不统一现象。再次，同案不同判。设想某一家企业在不同省份的员工同是到湖北出差感染了新冠肺炎，广东的员工可以根据有关规定认定为工伤，享受工伤保障待遇，而其他省份的员工却不能被认定为工伤，这种同案不同判现象容易引发劳资矛盾，与"司法为民"的精神背道而驰，类似案件的二审或再审无法躲避，对司法公信力造成不良影响。

第四节　借鉴与分析

一、地方规定与法院判决分析

（一）地方规定与法院判决现状分析

1. 地方规定现状分析

此次新冠肺炎疫情期间人社部等三部门发布的《通知》对医护及相关工作人员感染新冠肺炎认定工伤做出了统一指示。而对于普通劳动者来说，其因工外出感染新冠肺炎能否认定工伤要根据具体情形进行分析。广东省、河南省、云南省和吉林省的工伤保险条例已经明确职工在前往疫区出差感染疫病的情况下应被认定工伤；福建省厦门市针对此次新冠肺炎疫情提出职工因工到疫区出差感染可进行工伤认定。重庆市、浙江省、山东省、四川省和湖南省虽并未直接对职工因工外出这一情形提出明确规定，但地方高院也提到对职工因履职感染可根据相关规定认定为工伤，具体认定则参考"三工"标准。

需要注意的是，《通知》属于部门规范性文件，其制定依据是我国《社会保险法》和《工伤保险条例》，符合相关法律法规中对特定主体的特定行为导致的特定伤害直接认定工伤的规定，但不能否定对其他劳动者感染进行工伤认定的主体资格，即如果普通劳动者因履职感染新冠肺炎的，只要符合我国《工伤保险条例》中关于认定工伤或视同工伤的情形，在经过社会保险行政部门认定后，或者经过地方法院判决后，是可被认定为工伤的。

2. 法院判决现状分析

职工在因工外出期间，其工作时间和工作场所不同于常规情况，是由于工作上的需要，在用人单位的指派下外出办公，不必严格遵守用人单位的工作时间规定，可根据工作上的需要自行安排时间。由于时间的连续性，职工外出期间的活动情形比较复杂，既包括从出发地到目的地的路途、完成工作任务、乘搭交通工具，还包括酒店住宿、用餐等个人行为。所以，对于职工因工外出的情形，我国《最高人民法院关于审理工伤保险行政案件若干问题的规定》表明：职工因工外出时因为参加和工作或单位指派的学习、开会没有关系的活动而受到伤害的，不可认定工伤。①

职工因工外出期间感染新冠肺炎能否认定工伤，在我国目前还没有判决先例，但可以参照相似的案例。比如广东省广州市有职工被用人单位派去非洲疫区工作感染了恶性传染病，法院根据当地的工伤保险条例，认为职工死亡是特定的工作环境造成的，视为工作原因导致的伤害，符合"三工"标准，将其认定为工伤。江苏省扬州市有单位委派职工前去非洲工作，在此期间职工感染了疟疾，法院同样根据《工伤保险条例》认定职工由于工作原因受到了伤害，这个案件的特殊之处在于用工双方已提前协议好将疟疾纳入工伤范围，这种特殊情况不会对该案例的判决产生太大影响，对职工受到的伤害是否认定为工伤，应当根据相关法律规定进行分析与判断，不应当因双方当事人的约定而对工伤情形进行排除或增加。

3. 总结

此次新冠肺炎尚未被纳入职业病的范畴，所以对于职工因工外出感染的情形，是不能依照《工伤保险条例》第十四条"患职业病"这一项对其进行工伤认定的。条例第十四条的第（一）、（三）、（五）项规定的认定情形使用的是"受到事故伤害""受到意外伤害""受到伤害"的表述，那么职工因工外出感染能不能据此认定工伤呢？

从已有的地方规定来看，在此次新冠肺炎疫情暴发以前，广东省、云南省、河南省和吉林省出台的工伤保险条例和福建省厦门市针对此次疫情发布的相关规定中都已经明确，用人单位委派员工去疫区从事工作而感染该疫病的，认定为工伤。也即，职工因工外出发生感染已经有地方规定的先例可在非疫情期间认定为工伤。可以看出，因工外出感染属于"受到伤害"的范畴。

从类似的法院判决来看，职工因工外出感染疟疾等恶性传染病的，法院会灵活根据《工伤保险条例》第十四条的第（一）、（三）、（五）项对其进行工伤认定，而疟疾与非典型性肺炎、新冠肺炎同属于乙类传染病，以此类推，职工因工外出感染新冠肺炎是属于"伤害"的范畴，若确属"工作原因"而感染，是可以被认定为工伤的。

---

① 最高人民法院.最高人民法院关于审理工伤保险行政案件若干问题的规定[EB/OL].[2020-11-05]. http://www.court.gov.cn/zixun-xiangqing-6775.html.

（二）地方规定与法院判决问题分析

1. 认定标准不统一

外出带来极高的感染风险,若感染后又不能享受应有的工伤待遇,职工可能会想尽一切办法拖延复工时间。同时,如果职工外出感染不算工伤,他们请病假还要扣减其工资,有了这样的政策为单位撑腰,单位为了自身的生存与发展,必然会要求职工该出差的出差,不服从安排的便辞退,若职工外出发生了感染,无疑会引发更多的劳动争议。这些问题都对企业复工复产带来很大的困难。

工伤保障是社会保障的重要组成部分,工伤保险待遇是每一位在岗职工都应享受到的法定待遇,在实践中对于保障工伤职工的基本生活、维护生产和生活秩序等方面有着积极影响。面对像这次新冠肺炎的突发公共卫生事件,需要工伤保障制度充分发挥其社会稳定器的作用。对此,工伤认定标准应全国统一,而不是像最低工资标准那样存在地区差别。所以,对于突发公共事件中因工外出感染的工伤认定问题,国家相关部门应当尽快明确工伤认定的政策边界,对疫情期间的工伤认定工作提出统一的标准。可以参照广东省、河南省、云南省以及吉林省等地的认定标准,将职工因工外出到疫区发生感染的情况认定为工伤,以保障劳动者在疫情期间的正常生活水平。

从法理上看,职工如果是在工作时、工作地由于工作上的原因感染了新冠肺炎,是符合"三工"标准的,应认定为工伤。此外,从疫情防控的角度出发,用人单位作为疫情防控的法定主体,如果职工因此遭受伤害,无论根据劳动法还是侵权责任法,用人单位若因防控措施不当,未能对劳动者提供安全的生产条件,单位都应承担相应的法律责任。对于单位指派到非疫区出差的职工,由于我国在突发公共卫生事件发生后会对医疗保险有关政策作出规定,对劳动者提供医疗方面的优惠与补偿,因此这部分职工若发生感染可以通过医疗保险获得相应的医疗保障。也就是说,对于那些超出工伤保险范畴的疾病,应归医疗保险负责,让职工享受相应的医疗保障待遇,避免因工外出职工感染后生活入不敷出。总之,应用明确的政策指导疫情期间的工伤认定工作,避免制度在实践中发生紊乱,从而达到工伤保障政策效用最大化。

2. 法院自由裁量

从各地的司法实践来看,对于突发公共卫生事件中职工因工外出感染能否认定工伤,由于我国现行法律法规的解释空间较大,所以社会保险行政部门进行工伤认定的职权较大,法院也有着较大的自由裁量权,根据个案案情与判决,是存在被认定为工伤的可能的,在实践中还需要结合个案进行分析与认定。对于同一种伤害情形,判决标准也是不一致的。比如(2018)闽07行终36号二审行政判决书和(2012)锡行终字第0060号二审行政判决书,两个案件中职工都是被单位安排到疫区工作而感染了疟疾,南平市法院的认定标准是参考《工伤保险条例》第十四条"职工在工作时间和场所内,因履行工作职责受到暴力等意外伤害"①这一项,认为疟疾属于意外伤害,同时由于该疾病从感染到发病有一段潜伏期,职工举证难,所以若没有证据证明职工是在非工作时间、工作地点或工作原因感染疟疾,则认定为工伤;无锡市法院则参考了《工伤保险条例》第十四条"职工因工外出期间由于工作原因受到伤害"②这一项,认为雇员感染是由于工作原因所致,且按照《工伤保险条例》立法精神,从保护劳动者的原则出发,在劳动者未发生错误行为的前提下将其认定为工伤,以保障职工工伤后医疗救治与经济补偿。可以看出,虽然我国相关法律并未对因工外出感染的情形作出确切规定,但各地法院会基于保护劳动者的原则,灵活运用相关司法解释。

在湖南省长沙市芙蓉区人民法院(2015)芙行初字第 332 号行政判决书中,依照法院的观点,职工被派往非洲疫区出差感染了疟疾,一方面,对立法目的进行了考量,从降低用人单位用工风险、保护劳动者合法权益、维护劳动者保险待遇的角度出发对工伤进行判定;另一方面,法院还参考了 SARS 疫情期间劳社部发电(2003)2 号的规定"在传染性非典型肺炎防治工作中,相关人员因履职感染传染性非典型肺炎的,则视同工伤"和湘政办发(2009)17 号的规定"职工因工作感染血吸虫病的,认定工伤",并根据《传染病防治法》中对非典型肺炎、血吸虫病和疟疾同属于乙类传染病的归类,将职工出差感染认定为工伤。我们可以进行类比,在此次新冠肺炎疫情期间,人社部等三部门联合下发的《通知》中规定"相关工作人员因履职感染新冠肺炎的,认定工伤",同时,我国已将新冠肺炎纳入乙类传染病的范畴,与非典型肺炎、血吸虫病和疟疾同类,则依此类推,若职工因出差感染了新冠肺炎,在确实属于因履职感染的情况下,也可认定为工伤。

从表 9-2 中这七个类似的工伤认定案例中能够看出,虽然我国《工伤保险条例》中将认定标准严格限定于"三工"标准,但实践中,在工作时间的认定上是衡量职工是否履行工作职责,对工作地点的认定是衡量职工是否为履职而涉及或延伸的合理区域。总之,各地高院的判决核心是"工作原因",即考虑职工受到伤害是不是出于工作职责,是不是在单位指派下感染,其行为是不是为了用人单位的合法利益。工作原因又分为直接原因和间接原因,直接原因考量起来比较容易,而对于间接原因的考量不仅要考虑职工受到的伤害与职工行为之间的关系,还需要结合工作的性质等其他因素进行综合判断,只要因工外出职工的行为与履行公务职责有关,便可认定为是工作原因带来的伤害,以作出工伤认定的判决。

---

① 《工伤保险条例》第十四条。
② 《工伤保险条例》第十四条。

3. 总结

总的来看,我国在疫情期间只对医务及相关工作人员的工伤认定工作进行了统一明确的规定,但在普通劳动者因工外出感染的工伤认定工作上缺乏统一的认定标准与法律依据,各地方的政策不一,法院在裁决过程中没有可依据的硬性标准,结果带来同案不同判等问题。对此,可以通过分析国外因工外出感染的工伤认定相关政策标准,借鉴其先进的经验,完善我国工伤保险制度,在突发公共卫生事件中切实维护始终坚持在工作岗位的劳动者的工伤权益。

二、国外工伤认定标准借鉴

(一)"因工外出"工伤认定标准

我国《工伤保险条例》以列举方式对认定工伤和视同工伤的情形进行了界定,对很多边缘现象缺乏明确的规定,仅在第十四条第(三)项中明确"职工因工外出期间因工作原因受到伤害"的情形,对在 SARS、新冠肺炎疫情等突发公共卫生事件中的因工外出工伤认定工作缺乏指导意义。

美国与欧盟的法律体系属于英美法系,在法律法规无明确规定的情况下,工伤认定工作把握住工伤的本质,即"工作相关"或"工作过程",利用系统的判例规则对特殊情形下的工伤认定工作进行指导,使得法官在面对边缘现象时有理可依。这些规则是对其法律体系进行的补充,实践中能够在管辖范围内进行直接适用,具有普遍法律约束力。当发生现有立法欠缺或用工双方存在认定争议的情况,可以通过对相关判例的搜索,进行工伤认定。劳动者在工作场所中可能遭受的事故多样,无法对风险进行完整的估计,现有法律不可能对工伤的所有情形进行列举,虽然没有针对劳动者因工外出这种特殊情形的具体规定,但美国与欧盟的判例原则在工伤认定工作中发挥着重要作用。这对我国来讲是个很好的借鉴,可以通过对"因工外出"相关案例的搜索与分析借鉴,对特殊情形进行工伤判定。

(二)"感染"工伤认定标准

"感染"这一情形不同于一般的事故伤害,一些国家是将其按照职业病的标准进行认定的。我国的职业病目录含职业性传染病,但仅将炭疽、森林脑炎、布鲁氏菌病、艾滋病和莱姆病纳入进来[1],未开设开放性条款,此次新冠肺炎对医护及相关工作人员作认定工伤的规定,SARS 则是作视同工伤的规定。

美国、欧盟和日本采用的是开放性的职业病目录。美国的职业病目录仅制定了与工作有关的疾病的前十位名单,该目录属于建议性目录,具体的职业病认定则是依据前文提到的三个基本条件。欧盟与日本的职业病目录虽然采取的也是列举

---

[1] 《工伤保险条例》。

式,但在每一类别中均包含开放性条款,在实际操作中根据"感染"与工作之间的因果关系可做出职业病的认定,即如果有足够的证据证明确实是由于工作原因发生了感染,劳动者可以获得相应的职业病待遇。德国的职业病目录与我国类似,是非开放式的,只有在职业病目录范围内的疾病才能被判定为职业病。但与我国不同的是,德国的职业病目录中包含对医护人员感染情形的规定,即医生、护士等相关从业人员若在履职过程中发生了感染则被认定为职业病,享受相关待遇。对此,为保障医护和相关人员的工伤权益,我国应尽快对现行的职业病目录进行修订,填补制度漏洞。

(三)"因工外出感染"工伤认定标准

由于实际生活中职工遭受伤害的情形五花八门,在工伤认定实践中很难将这些伤害与《工伤保险条例》中所规定的情形一一对应,缺乏对"因工外出感染"等特殊情形工伤认定工作的指导,因此在实操中需要有相关理论的支撑。

美国对于因工外出感染突发传染病的情形,判定感染事件是否"工作相关"的标准主要有"工作关联标准""实际危险性标准",职工因工外出这一行为符合"工作关联标准",其在出差途中以及与客户的接触过程中也存在实实在在的危险因素。欧盟工伤认定的核心同美国类似,着重于"工作过程",若职工因工外出感染是发生在履职过程中或与之有关的过程中,是可以被认定为工伤的。德国在判定职工受到的伤害与工作之间的因果关系时,较多地使用了重要条件理论。首先,找到职工感染的所有可能原因,然后根据重要条件理论对这些原因进行评判,以此确定感染发生的重要原因。日本在工伤认定中采用了"业务遂行性"和"业务起因性"标准,我国亦是如此,但我国在实际判决中要求这两个标准必须同时具备,略显严苛。而日本在实践中逐渐将标准放宽,更多地利用业务遂行性中的"最有利原因说",即在职工所从事的工作只是事故发生的最有利原因的情况下,可认定工伤[①]。为了将目的性考量应用到个案化的因工外出感染的工伤认定案件中,我国应将工伤认定标准具体化、形象化,以应对突发公共卫生事件中凸显的工伤案例。

(四)总结

我国因工外出感染的认定标准存在地方标准不同、法律依据不同等缺陷,造成同案不同判、判决结果存在争议等问题,通过借鉴与分析典型国家的标准经验,应不断完善我国现行的工伤认定制度。首先,美国、欧盟、德国和日本在工伤认定实践中都对目的性因素进行了考量。美国和欧盟工伤认定标准主要是从主观角度进行衡量,比如因工外出职工在行程中既从事了公务又处理了私人事务,由于私人事务招致感染事件发生,在判决中则从职工的主观选择出发,如果没有出于工作的目

---

① 郑晓珊.日本通勤灾害保护制度探析——兼谈对我国《工伤保险条例》第14条第6款之再审视[J].社会法评论,2016(01):84—100.

的,职工是否会从事相同的私人事务,若行程照旧,则工作这一目的在外出这个情形中显得无足轻重。德国和日本的工伤认定则是以客观目的为主,并辅以主观标准。客观上,从职工行为出发,根据其行为做出判断,若该行为是出于服务用人单位的目的,则符合工作目的性;主观上,从职工目的出发,其认为自己的行为是符合用人单位利益的,才可能符合工作目的性。其次,美国、欧盟、德国和日本的现行规定对医护人员和普通劳动者都给予了充分的工伤保障。对于医护人员来说,若在履行工作职责过程中感染了新冠肺炎,可获得职业病待遇;对普通劳动者来讲,根据相应的判例原则与标准,因工外出感染被认定为职业病或事故伤害的可能性较大。

第五节　结　　论

一、因工外出感染的工伤认定中"工作原因"的判断理论

对于突发公共卫生事件中因工外出感染的工伤认定实务操作,不仅要借助相关法律法规及其司法解释,还应根据具体的案例情形,灵活采用相关判断理论,让认定机构有一定的自由裁量权,切忌机械地套用"三工"原则。各种理论各有所长,在实践中可以以日本的相当因果关系理论为核心,同时根据美国的"工作相关"或欧盟的"工作过程"工伤认定标准与德国的重要条件理论的优势兼顾采纳。

其一,日本的相当因果关系理论符合我国工伤认定工作的理论与实践。我国对工伤认定"三工"标准基本上采用了"业务遂行性"和"业务起因性"的原则,且要求二者同时具备,这与日本的相当因果关系理论的思维具有一致性。同时,从与突发公共卫生事件中员工因工外出感染的工伤认定类似的法院判决来看,我国在实践中已经引用了相当因果关系,并指出了工伤认定的要件,比如表9-2中的山东省烟台市中级人民法院(2014)烟行终字第126号二审行政判决书。但在具体的适用上尚未成熟,在各地法院判决过程大多出于对"工作原因"的考量,而对于工作原因也就是"业务遂行性"并没有明确的规定,在实践中缺乏一定的可操作性。

其二,美国的"工作相关"或欧盟的"工作过程"工伤认定标准适于作为辅助判断标准。"工作相关"或"工作过程"工伤认定标准是从目的关系的角度对劳动者工作与所受伤害之间的因果关系进行考量,主要应用于对那些职工的个人行为,比如为满足生理需求的行为、娱乐社交行为等一些特殊情形进行判定,要求这些行为的发生是出于对用人单位利益的目的或有利于工作的目的,既有对劳动者主观上的价值判断,也包括对其行为的客观判断。这一标准对于突发公共卫生事件中因工

外出感染的工伤认定工作来说,可以作为辅助判断标准对劳动者在外出行程中的一些个人行为进行甄别,判断其是否出于对用人单位利益的考量。

其三,德国的重要条件理论难以直接应用到我国工伤认定的实务中。首先,重要条件理论要求对所有条件的重要性进行判断,分析各个条件究竟发挥了怎样的效用,对劳动者产生了什么样的后果,而"重要性"这一标准的阐述比较抽象,需要对每个条件的"重要性"赋予明确的、可操作的判断标准。同时,采用重要条件理论这种富有弹性化的工伤认定标准在实际操作中倾向于维护劳动者的利益。结合德国工伤保障方面的制度,德国的工伤保险是由经办机构代替用人单位来承担职工的工伤赔偿责任,以平衡用工双方的利益;而我国对工伤职工的工伤保障范围内的停工留薪期间内的原工资待遇、伤残津贴、一次性补助金等补偿需要由用人单位承担,无法达到那样宽松的工伤认定标准,所以在实践中很难将重要条件理论应用到因工外出感染的工伤认定工作中。

综上,我国对于突发公共卫生事件中因工外出感染的工伤认定问题,可以主要采用相当因果关系进行处理,同时利用"工作相关"或"工作过程"标准与重要条件理论的长处,来保持工伤认定工作的个案正义性,以应对突发灾害。在处理因工外出感染的工伤认定案件中,可以从以下步骤进行:首先,判定导致职工因工外出感染的因素是否属于外部的,感染事件是不是发生在限定的因工外出期间内;其次,根据相当因果关系理论判定职工在外出行程中的行为与感染事件之间是否存在因果关系;再次,若职工行为与感染之间因果关系的"相当性"无法确定,则借用"工作相关"或"工作过程"标准与重要条件标准对其进行辅助判断,即利用"工作相关"标准确定职工行为与其要处理的公务之间是否存在内在联系,或根据重要条件理论判断造成感染事故的职工行为是不是感染发生的重要原因。

另外,为应对突发公共卫生事件,应将行政与司法对于工伤认定过程中的因果关系认定尺度进行统一。我国工伤保险基金目前尚未全面实现省级统筹,部分地区仍然是以地市级为统筹单位,因此地方政府作为控制统筹基金的一方在实际中更倾向于用严格的工伤认定标准;而高院出于保护劳动者的目的,更倾向于尽可能为劳动者提供全面的工伤保障,在实践中对工伤认定标准的解释往往比较宽松,比如最高人民法院在《关于审理工伤保险行政案件若干问题的规定》中提及,职工在工作时、工作地受到了伤害,如果用人单位或社保行政部门无法提供证据来证明这伤害是非工作原因造成的,那么法院对其认定工伤提供支持等;[①]还有地方高院根据"最有利原因"标准对因果关系进行灵活解释。在这种情况下,容易造成很多行政决定在司法上被撤销的局面。借鉴欧盟对劳动者的保障采取的自上而下的做

---

① 最高人民法院.最高人民法院关于审理工伤保险行政案件若干问题的规定[EB/OL].[2020-11-05].http://www.court.gov.cn/zixun-xiangqing-6775.html.

法,应当发挥中央政府在顶层设计与协调地方的作用,将借鉴的"工作原因"的判断理论纳入我国法律法规,并出台具体的实施办法,使得司法部门在审理工伤案件时有法可依,保持判定逻辑的一致性,实现因果关系判定尺度在行政层面与司法层面上的统一性。

二、因工外出感染的工伤认定标准

(一)列举式工伤认定标准难以应对突发公共卫生事件中因工外出感染的工伤认定问题

2020年2月21日,人力资源和社会保障部指出,对于那些并不是从事新冠肺炎预防和救治有关工作的人员,如果发生了感染,是不能认定工伤的。① 人力资源和社会保障属于国务院的职能部门,其一刀切的说法显然不合时宜。新冠肺炎属于突发公共卫生事件,它可以通过接触、飞沫甚至气溶胶进行传播,传染性极强,即使政府部门已经对疫情防控作出极其严格的规定,但职工因工外出期间仍存在感染的可能性。同时,我国《社会保险法》和《工伤保险条例》的立法旨在为职工在发生工伤后提供及时、充分的医疗上的救治和经济上的补偿,以促进工伤预防与工伤康复,来分散用人单位所承受的风险。如果职工确实是在因工外出期间因履行工作责任而感染新冠肺炎,若无法对其作出工伤认定,必然导致职工的合法权益得不到应有的保护。

我国《工伤保险条例》第十四条和第十五条对认定工伤的七种情形和视同工伤的三种情形以列举的方式进行了规定,工伤的认定标准遵从"三工"原则,即工作时间、工作场所和工作原因,对于其他情形,则根据"法律、行政法规规定应当认定为工伤的其他情形"进行判决。这种列举式的方式在实践中确实有利于审判人员根据法规条款对职工受到的伤害进行工伤或非工伤的认定,但由于社会经济的发展,不确定性因素越来越多,比如SARS、新冠肺炎等突发公共卫生事件,对于特殊情形下的判别标准,并没有相应的指导原则。由各地高院进行自由裁量,必然会带来法律适用的非同一性,可能曲解有关的法律条文。列举式的方式滞后于时代的变迁,缺乏弹性、相对僵化,无法涵盖所有的工伤情形。同时,我国现行的职业病目录涵盖10类132种职业病,在尘肺病、职业性皮肤病、职业性化学中毒、职业性放射性疾病条目中均包含一项开放性条款,但职业性传染病类别中未开设开放性条款。而医护人员在执业过程中存在一定的职业暴露风险,列举式的职业病目录无法对他们的职业安全健康给予充分的保障。

---

① 人力资源社会保障部,财政部,卫生健康委.关于因履行工作职责感染新型冠状病毒肺炎的医护及相关工作人员有关保障问题的通知[EB/OL].[2020-11-05]. http://www.gov.cn/zhengce/zhengceku/2020-01/23/content_5471922.htm.

另外,《工伤保险条例》出台后,各省市根据地方实际情况,也发布了相应的实施办法。如果法律条例之间发生了矛盾与冲突,应根据"上位法优于下位法"的原则进行判定,但从司法实践可以看出,各地对工伤认定标准的应用并不一致,同样的伤害情形放在不同地方法院进行审理,可能会出现同案不同判的情况,或者在经过二审、再审之后才能对工伤进行最终认定,这不利于保护职工权益、维护法律的公正性,也不利于维护社会的稳定性,无法充分发挥工伤保障在突发公共卫生事件中的社会稳定器的作用。

(二) 采取概括式与列举式相结合的工伤认定标准以应对突发公共卫生事件

我国《工伤保险条例》的工伤认定标准采用的是列举方式,虽然在一定程度上有它的不足之处,但我们也不能一味摒弃,而是应该在这个基础上,对列举式的工伤认定标准进行补充与修正,设计出各种情形的概括式定义,采取概括式与列举式相结合的工伤认定标准。结合对类似案件的判决和所能预见的工伤认定中可能出现的情形,对我国因工外出的工伤认定标准进行抽象概括。在具体的操作过程中,首先根据列举式中的情形进行认定,若出现标准上的分歧,再根据概括式规定的抽象概括标准进行认定,二者综合使用。同时,应由权威部门及时出具统一的规定,对突发公共卫生事件中因工外出感染等特殊情形下的工伤认定实务出台细则文件,进行操作上的指引,避免地域差别与不平等,维护我国法治的公平与正义,让用人单位尽快投入生产经营中去。

具体地说,对于职工因工外出感染的工伤认定主要参考《工伤保险条例》第十四条的第(一)、(三)、(五)项。其中,第(一)项中对于"三工"标准的规定,需要对其做出具体的实施细则,避免各法院对标准的理解上不统一。第(三)项中有一个"履行工作职责"的限制条件,但在工作过程中难免会存在休息、上卫生间、洗手等生理需求方面的个人行为,这些个人行为也是为了更好地完成工作,但在进行这些行为时也有可能被感染,因此可以明确,如果职工因工作职责或非职工个人事务受到伤害的,认定其为工伤。第(五)项中对"由于工作原因"的界定在实践中很难操作,若根据《最高人民法院关于审理工伤保险行政案件若干问题的规定》"若用人单位无证据证明伤害是非工作原因导致的",缺乏严谨性,变相拓宽了工伤认定的范围,同时由于职工外出期间大部分是处在待命状态,因此可以明确,如果职工是由于工作原因或非本人重大缘由遭受到伤害或者事故下落不明的,认定为工伤。另外,需要对现行职业病目录进行修订,在目录中职业性传染病这一类别中增加开放性条款,让始终奋斗在抗疫一线的医护人员优先享受职业病保障待遇。

采取概括式与列举式相结合的工伤认定标准,能够为相关判决机构提供一个相对统一的标准,保证法律法规的相对稳定性。毕竟,人们对各种工伤情形的预见能力有限,若发生突发公共卫生事件后再对列举式的标准进行修改或增加,会增加法律条文的不稳定性。若发生突发公共卫生事件,社会保险经办机构或地方法院便能够结合具体的案情,用概括性的条例做出对劳动者有利的工伤认定解释,从而为工伤职工提供及时、有效的医疗救治与生活保障,实现《社会保险法》与《工伤保险条例》的立法宗旨。

第十章　突发公共卫生事件中抗疫人员的损害补偿与行为激励政策研究

第一节　抗疫人员构成

2020年3月12日,国务院发布了《关于聚焦一线贯彻落实保护关心爱护医务人员措施的通知》,这一通知对"抗疫一线医务人员"进行了定义:在疫情防控时期由政府统一部署、卫生健康部门调派或医疗卫生机构要求,直接参与一线新冠肺炎防疫和救治的工作,且与确诊或疑似的病例有直接接触的筛查、检查、医学观察、流行病学调查、护理、治疗、接诊、检测、转运,及直接从事病例标本采集、病理检查、病原检测、病理解剖的医疗卫生专业技术人员。[①] 另据《人社部关于建立传染病疫情防治人员临时性工作补助的通知》的有关规定,疫情防治人员包含直接参与国内传染病类突发公共卫生事件现场调查处置、患者救治、动物防疫、口岸检疫等各种一线工作的人员,以及政府选派直接参与国外重大传染病疫情防治工作的医疗和公共卫生等防控人员。[②] 郑功成认为,抗疫一线人员包括医护人员、执法人员、社区工作人员、保安等人员。[③] 在国家卫生健康委员会副司长段勇看来,判定是不是抗疫一线医务人员时,应该以其实际是否参加现场处置、患者救助的工作,是不是直接接触疑似和确诊患者为依据。

结合上述政策规定与专业人士的分析,本书界定的抗疫人员是宏观意义上的抗疫人员,既包括抗疫一线的医护人员、研究人员与调查人员,也包括负有抗疫义务而进行抗疫工作的检疫人员、警察、武警和解放军战士,及不负有抗疫义务而进行抗疫工作的政府工作人员、事业单位人员、执法人员、社区工作人员、保安和志愿者。本书将这些抗疫人员大致分为履职人员和非履职人员两大类。履职人员分为本职工作履职人员以及非本职工作履职人员;非履职人员分为本职工作非履职人

---

① 国务院应对新型冠状病毒感染肺炎疫情联防联控机制 关于聚焦一线贯彻落实保护关心爱护医务人员措施的通知[EB/OL].[2020 - 03 - 12]. http://www.gov.cn/zhengce/content/2020 - 03/12/content_5490416.htm.

② 国家卫生健康委,人力资源社会保障部,财政部.关于改善一线医务人员工作条件切实关心医务人员身心健康若干措施的通知[EB/OL].[2020 - 02 - 11]. http://www.gov.cn/zhengce/content/2020 - 02/11/content_5477399.htm.

③ 郑功成.社会保障是抗击新冠肺炎疫情的重要制度保障[J].人民周刊,2020(04):72—73.

员和非本职工作非履职人员两大类(表10-1)。除了上述四类,抗疫人员还包括其他调配人员这一特殊的种类。这里所指的本职工作是指在自己的工作岗位上工作时需要进行抗疫工作的工作人员,履职人员是指本身就有抗疫义务的工作人员。

表10-1 抗疫人员分类

本职工作 履职人员	本职工作 非履职人员	其他调配人员	非本职工作 履职人员	非本职工作 非履职人员
医护人员 研究人员 检疫人员 调查人员	社区工作人员 保安	政府工作人员 事业单位人员 行政执法人员	警察 武警 解放军战士	志愿者

第二节　损害风险及损害补偿分析

一、损害风险类型

2020年2月10日,习近平总书记在北京市调研指导新型冠状病毒肺炎疫情防控工作时指出,要关心关爱广大医务人员,他们夜以继日、连续奋战,非常辛苦,也有医务人员不幸被病毒感染,有的甚至献出了生命,体现了医者仁心的崇高精神。① 正如习近平总书记所说,许多医务人员奋战在抗疫一线,任务艰巨,同时他们也面对着许多风险。根据官方通报及公开报道,截至2020年3月17日,全国至少有329名抗疫人员在此次抗疫中不幸去世。结合官方信息与新闻报道,本书整理出抗疫医生被暴力伤害(表10-2)、被传染(表10-3)、发生意外事故(表10-4)、过劳死(表10-5)等四大损害类型。

表10-2 暴力伤害致轻伤(2020年)

时间	地点	伤害者	发生原因
1月19日晚	湖北省荆门市第一人民医院	患者家属	患者患病毒性肺炎去世
1月29日晚	湖北省武汉市第四医院古田院区	患者家属	患者患病毒性肺炎去世
2月18日早	江苏省建湖县上冈镇草堰口卫生院	患者家属	患者家属不愿戴口罩且不听劝阻在病房抽烟

---

① 习近平在北京市调研指导新型冠状病毒肺炎疫情防控工作时强调 以更坚定的信心更顽强的意志更果断的措施 坚决打赢疫情防控的人民战争总体战阻击战[EB/OL].[2020-02-10]. http://www.xinhuanet.com/politics/leaders/2020-02/10/c_1125555826.htm.

表 10-3　意外事故致死(2020 年)

时间	年龄	地点	牺牲时职位	事故
1 月 31 日	46	云南省保山市	卫生室医生	车祸
2 月 12 日	26	云南省彝良县	村医	车祸
3 月 7 日	21	福建泉州	医生	酒店坍塌
3 月 14 日	36	湖北省荆州市	支援湖北荆州医疗队队员	车祸

表 10-4　感染致死(2020 年)

时间	年龄	地点	牺牲时职位
2 月 20 日晚	29	湖北武汉	武汉市江夏区第一人民医院/协和江南医院呼吸与危重症医学科医生
2 月 23 日晚	29	湖北武汉	武汉协和江北医院消化内科住院医师
2 月 23 日午	42	湖北孝感	孝感市中心医院呼吸内科副主任医师
3 月 1 日晚	55	湖北武汉	武汉市中心医院甲状腺乳腺外科党支部书记、主任、主任医师
3 月 3 日午	57	湖北武汉	武汉市中心医院眼科副主任、主任医师

表 10-5　过劳致死(2020 年)

时间	年龄	地点	牺牲原因	牺牲时职位
1 月 25 日	28	湖南省衡山县	因过度劳累引发心源性猝死	湖南省衡山县东湖镇马迹卫生院药剂组副组长
1 月 27 日	36	江西省芦溪县	因劳累过度诱发疾病	江西省芦溪县银河镇长竹村长卫生计生服务室乡村医生
2 月 10 日	37	河南省长葛市	因劳累过度诱发突发急性心肌梗死	河南省长葛市董村镇新王庄村村医

　　除了一线医护人员、研究人员、检疫人员和调查人员,进行抗疫工作的执法人员、社区工作人员、保安、志愿者、政府工作人员及事业单位人员也面临着很多风险,大致可以分为暴力伤害、过劳、意外事故及感染等四个类型。与医护人员在本职工作上受到的伤害不同,这些人群进行抗疫工作的行为实际上属于广义上的见义勇为,其受到伤害也属于由于见义勇为而受到的伤害,本书将从法律角度分析其见义勇为这一行为及其所受到的伤害。

　　由于见义勇为这一行为在现行法律上的定位有一定的模糊性,所以许多学者从不同角度界定与阐释了见义勇为的构成要素与基本内涵。王丽丽解释了见义勇为的基本内涵,即见义勇为行为应当是不负有法定或约定救助义务的自然人,为保护共同利益或他人利益,面对可能对自身造成损害的情况下,在危急关头挺身而出,积极进行救助的合法行为。① 金泽刚从公权力与私权利的角度阐释了见义勇为行为,认为见义勇为是在国家、社会或者他人的利益遭受紧急危难之时,由于不能及时得到公权力的保护而挺身而出,相当于代为行使了国家职责,运用公民的私权利来补充政府的公权力。② 刘玲、张子君提出见义勇为的外延包括:一是同正在侵害国家、集体财产或他人的人身、财产安全的违法犯罪行为进行抗争的;二是同正在危害国家安全、公共安全或扰乱社会秩序的违法犯罪行为进行抗争的;三是为保护国家、集体财产或者他人的人身、财产安全,进行救灾、抢险、救人的;四是主动协助公安、司法机关抓获犯罪嫌疑人或罪犯,或者主动协助政法机关破获严重危害公共安全案件的等。③ 张晨原、宋宗宇主要从行为的角度解构了见义勇为行为的五个构成要素:一是行为主体没有法定或约定的救助义务;二是行为具有利他性;三是行为具有危险性;四是行为具有紧迫性;五是不要求行为的结果。④ 郑丽清则从行为主体、行为目的及行为方式的角度解构了见义勇为行为:一是见义勇为的主体是"自然人";二是见义勇为的主体须是"无作为义务"的自然人;三是见义勇为的行为目的是"非己利益";四是见义勇为的行为表现是"对正在发生的危难实施的积极救助行为"。⑤

虽然学者们对见义勇为的阐述不相同,但是对见义勇为行为的本质看法还是比较相似的,即见义勇为行为是不负有法定或约定救助义务的自然人,在国家、社会或他人的利益遭到紧急危难的时候,主动为保护国家利益、社会公共利益、集体利益和他人的人身、财产安全,不顾个人安危而积极实施救助的合法行为。因此,非本职工作履职人员所包括的警察、武警和解放军战士有法定救助义务,因而其进行抗疫工作不属于见义勇为行为,而是介于本职工作与见义勇为之间的一种责任,其受到的损害应以国家相关规定进行补偿,对此将不再详细分析。而其他调配人员和非本职工作非履职人员作为自然人实际上对抗疫工作并不负有法定或约定救助义务,但是在他人面临突发的新型冠状病毒所带来的健康和生命威胁时,为保护其生命健康及维持社会稳定,不顾个人安危,挺身而出,积极进行抗疫工作,因而这一行为无论是从内涵还是外延来看均属于见义勇为。所以说,进行抗疫工作的政府工作人员、事业单位人员、行政执法人员和志愿者的行为是见义勇为行为。

---

① 王丽丽.关于见义勇为行为的法律思考[J].湖北社会科学,2008(05):154-157.
② 金泽刚.困惑与展望:见义勇为之法律制度新探[J].探索与争鸣,2013(03):48—52.
③ 刘玲,张子君.论见义勇为者权益的法律保障[J].河北学刊,2012,32(06):161—163.
④ 张晨原,宋宗宇.见义勇为行政确认的判断标准[J].广东社会科学,2020(02):235—244.
⑤ 郑丽清.法律论域下"见义勇为"概念的厘立[J].广西社会科学,2011(04):73—77.

二、履职伤害补偿分析

有学者认为,从因果逻辑的角度来说,工伤是指伤害"与工作相关"。[1] 但是在实际生活中,只有认定符合《工伤保险条例》中相关规定的伤害才被称作工伤。而当抗疫人员在进行抗疫工作受到损害时,就需要通过认定工伤对其损害进行补偿。对于本职工作履职人员来说,其受到暴力伤害、被传染、发生意外事故、过劳死等损害时都应认定为工伤,而对于本职工作非履职人员、其他调配人员和非本职工作非履职人员等不是在其本职工作上或履职职责中进行抗疫工作的人员来说均应属于视同工伤。下面将结合法律与案例对其进行分析。

根据综合多家媒体报道的在抗疫工作中逝世的医护工作者名单,截至2020年3月8日,共有41名医护人员在疫情中离世,其中超过40%都是因劳累过度引发疾病而离世的。根据《工伤保险条例》第十五条第一款的有关规定,在工作时间内和工作岗位上,突发疾病死亡或者在48小时之内经抢救无效死亡的应视同工伤[2]。这一条款也是抗疫一线医务人员进行工伤认定的直接依据,但是在实际情况中,许多抗疫一线医务人员并不是在工作时间、工作岗位上因突发疾病而去世,而是在家中、在休息时间内突发疾病死亡的。其中大多数都有加班与劳累过度的证据,因此从因果逻辑的角度分析,这些抗疫一线医务人员过劳死确实属于伤害"与工作相关"。但是按照第十五条第一款法律规定,相关部门并不能把这些抗疫一线的医务人员认定为工伤。因果与规定的矛盾导致了实践上过劳死工伤认定的困难,例如在2020年2月13日凌晨,湖北省仙桃市某医院医生刘文雄在家中休息时出现了胸痛、气喘等症状,虽经急救但仍不幸离世。由于其离世的地点是在家里,离世的时间又是在非工作时间,因此根据法律规定其并不属于工伤。然而,刘文雄的家人提出其是为了抗疫而去世的,因此应被认定为工伤。2月19日,仙桃市人社局认定刘文雄的状况不是工伤。后经行政复议,在仙桃市政府的引导下,仙桃市人社局裁决,对刘文雄在抗疫中突发疾病经抢救无效死亡予以工伤认定。

我国《工伤保险条例》采取全面列举方式,以第14—16条描述的12种情形为边界,分别在肯定、扩展、否定三个维度上,划定工伤保护的法定范围,但是,这种列举方式在法律规范中难以穷尽所有社会生活事实。[3] 而过劳死在一些时候不一定发生在工作时间内、工作岗位上,这种情况就不在法律列举的范围内了,这一法律规定的漏洞也是导致上述问题出现的原因之一。但是根据上述案例,在抗疫医生

---

① 谢增毅."工作过程"与美国工伤认定——兼评我国工伤认定的不足与完善[J].环球法律评论,2008(05):99.

② 《工伤保险条例》第十五条。

③ 郑晓珊.工伤认定一般条款的建构路径[J].法学研究,2019,41(04):119—135.

证明其抗疫期间工作负荷较重的情况下引发疾病逝世的情况下,应当认定为工伤。这一判例也给其他在抗疫工作中过劳死的医务人员与在抗疫工作中坚守本职工作的其他人员过劳死是否应认定为工伤提供了参考。根据这一典型案例,在抗疫过程中过劳死的一线医护工作者应当认定为工伤。

《工伤保险条例》第十四条第一款、第十四条第五款、第十四条第六款规定均是事故伤害认定工伤的标准,事故伤害认定工伤的最主要标准还是由于工作原因受到意外伤害,其中工作原因也包括上下班途中。① 相对于过劳死认定工伤的困难,意外事故的工伤认定在操作层面是相对简单的。抗疫一线人员所受到的最主要的事故伤害就是车祸,且车祸发生的时间绝大多数也是在上下班途中或在抗疫工作中,因此发生车祸的医务人员基本上都被认定为工伤,如贵州乡村医生车祸事件。2020年1月26日,贵州乡医韩钦前往重点监测对象家里检测其体温,路途上因为路面太滑,不幸遭遇了交通事故,受伤后连忙将他送去医院进行抢救,最终因抢救无效死亡。2月24日,该县人社部门根据上述相关法律规定,对其作出工伤认定。

据公开报道,被追授"先进个人"的34位已逝人员中,有近50%的医护人员是由于感染新冠肺炎而逝世的。② 根据《工伤保险条例》第十四条第一例规定,在工作时间和工作场所内,因工作原因受到事故伤害的应认定工伤③。另据《人力资源社会保障部财政部国家卫生健康委关于因履行工作职责感染新型冠状病毒肺炎的医护及相关工作人员有关保障问题的通知》规定,在新冠肺炎预防和救治工作过程中,医护及相关工作人员由于履行工作职责,感染新冠肺炎或因感染新冠肺炎死亡的,应认定为工伤,依法享受工伤保险待遇④。因此,上述两个规定都明确了医护人员在工作岗位上因感染而致病或因感染而逝世的都应属于工伤。在工作岗位上因感染去世而认定为工伤的一个典型代表就是李文亮。2020年2月7日,武汉市中心医院医生李文亮因为感染新冠肺炎,经抢救无效去世,武汉市人社局根据有关规定,认定其是属于《工伤保险条例》第十四条第一例规定情形,认定李文亮为工伤⑤。

在暴力伤害方面,根据《工伤保险条例》第十四条第三款规定,在工作时间和工

---

① 《工伤保险条例》第十四条第一款、第十四条第五款、第十四条第六款。

② 李文滔,罗丹妮.疫情中殉职的基层医务人员:8人猝死,4人死于交通事故[EB/OL].[2020-07-11].https://baijiahao.baidu.com/s? id=1660853746441616440.

③ 《工伤保险条例》。

④ 人力资源社会保障部,财政部,卫生健康委.关于因履行工作职责感染新型冠状病毒肺炎的医护及相关工作人员有关保障问题的通知[EB/OL].[2020-11-05].http://www.gov.cn/zhengce/zhengceku/2020-01/23/content_5471922.htm.

⑤ 廖君,乐文婉.武汉人社局为李文亮作出工伤认定决定[EB/OL].[2020-02-07].http://www.xinhuanet.com/politics/2020-02/07/c_1125544511.htm.

作场所内,因履行工作职责受到暴力等意外伤害的认定工伤①。因此,当医务人员与在抗疫工作中坚守本职工作的其他人员在抗疫工作中受到暴力伤害时,应认定为工伤。

三、非履职伤害补偿分析

除了本职工作履职人员,其他调配人员、本职工作非履职人员、非本职工作非履职人员也会受到损害,根据《工伤保险条例》第十五条第二款规定,在抢险救灾等维护国家利益、公共利益活动中受到伤害的应视同工伤②。因此,非履行本职工作进行抗疫的人员在进行抗疫工作中受到损害时应按照视同工伤处理。据《人力资源社会保障部财政部国家卫生健康委关于因履行工作职责感染新型冠状病毒肺炎的医护及相关工作人员有关保障问题的通知》,在进行新冠肺炎预防和救治的工作中,医护及相关工作人员因履行其工作职责而感染新型冠状病毒肺炎或因感染新型冠状病毒肺炎死亡的,应认定为工伤,依法享受工伤保险待遇,其中"相关工作人员"就包括执法人员、社区工作人员、保安、志愿者、政府工作人员及事业单位人员等进行抗疫工作的人员③。以下通过两个案例进行说明。

2020年1月30日,河南省荥阳市司法局干部郑凯执行防疫公务中发生车祸因公牺牲。④ 省人社厅得知后,立即按照上述《通知》要求与《工伤保险条例》第十五条第二款的规定,将其认作视同工伤处理,并按照工伤待遇进行补偿。2020年2月4日,湖南省株洲市一社区党总支书记丁新洋在小区开展疫情防控检查时,不慎踩空人行道台阶摔倒,经诊断为骨折,后被认作视同工伤处理,按照工伤待遇为其支付医疗费。

但是,进行抗疫工作的其他调配人员、本职工作非履职人员、非本职工作非履职人员等在抗疫过程中所受到的伤害实际上要么属于非履职伤害,要么与其本职工作无关,并不属于工伤的范畴,而是根据前文所分析的广义上的见义勇为行为。具体来说,就本职工作非履职人员来说,其抗疫虽然是在本职工作中的行为,但是抗疫并非其责任;就其他调配人员来说,其本职工作并不包括抗疫,也并没有明确规定其有相关责任;就非本职工作非履职人员即志愿者来说,其抗疫完全是一种自愿行为,既与本职工作无关,又无责任抗疫。因此,上述三类进行抗疫工作的工作

---

①　《工伤保险条例》。

②　《工伤保险条例》。

③　人力资源社会保障部,财政部,卫生健康委.关于因履行工作职责感染新型冠状病毒肺炎的医护及相关工作人员有关保障问题的通知[EB/OL].[2020-11-05].http://www.gov.cn/zhengce/zhengceku/2020-01/23/content_5471922.htm.

④　逯彦萃.87.9万元!我省首例"抗疫"工伤保险赔付到位[EB/OL].[2020-02-01].https://www.thepaper.cn/newsDetail_forward_5747026.

人员实际上不能认定工伤。而如果其被认定为工伤后,对于购买了工伤保险的单位来说,会在无形之中增加雇主缴费基金负担;对于没有购买工伤保险的单位来说,单位需要按照工伤保险的标准进行赔偿,增加了单位的经济负担。但是这三类认定工伤的工作人员的抗疫工作要么与原单位中的工作无关,要么就工作性质来说并没有相应抗疫责任,因此,这些非履职人员受到损害时视同工伤处理是不合理的。然而,广东省、河南省与四川省将这些非履职人员进行抗疫工作中受到损害的情况纳入工伤处理。

第三节　抗疫行为激励政策

一、中央激励政策

中央规定是对各地进行抗疫人员激励工作时的指导性政策,在从中央层面对抗疫人员进行奖励的同时,也能够对各地的政策起指导作用。以下是自 2020 年 1 月以来中央出台的重要的四项激励政策(表 10-6)。

表 10-6　中央激励政策

时间(2020 年)	部门	文件	政策
1 月 30 日	财政部、国家卫生健康委	《关于新型冠状病毒感染肺炎疫情防控有关经费保障政策的通知》	中央财政给予疫情防治人员每天 200 元或 300 元的补助
2 月 22 日	中央应对新型冠状病毒感染肺炎疫情工作领导小组	《关于全面落实进一步保护关心爱护医务人员若干措施的通知》	要提高疫情防治人员薪酬待遇,并在工伤认证、职称评聘、先进表彰等方面予以照顾
3 月 5 日	国家卫生健康委、人力资源和社会保障部、国家中医药管理局	《关于表彰全国卫生健康系统新冠肺炎疫情防控工作先进集体和先进个人的决定》	给予相关团体与个人表彰
3 月 6 日	人力资源和社会保障部	《关于做好新冠肺炎疫情防控一线专业技术人员职称工作的通知》	给予一线专业技术人员参加职称评审时一定的倾斜
3 月 12 日	国务院应对新型冠状病毒感染肺炎疫情联防联控机制	《关于聚焦一线贯彻落实保护关心爱护医务人员措施的通知》	提高一线医务人员薪资补贴水平

二、地方激励政策

(一)典型激励政策

地方激励政策中,最主要的是两方面措施,物质方面最普遍的是职业晋升(表10-7与表10-8),精神方面最普遍的是子女教育(表10-9与表10-10)。就职业晋升奖励来说,无论是省级还是市级的奖励政策大体上都给参加抗疫的一线工作人员以实在的福利,且大多数规定都比较详细具体。关于子女教育优惠的部分关怀政策,各地普遍制定的入学照顾政策与入学服务政策,如幼儿园与义务教育阶段的入学优惠政策和黑龙江省的"五个一"制度均体现了人性关怀,能够对一些抗疫一线医护人员进行有效激励。

表 10-7　省级职位晋升政策

省	时间(2020 年)	政策
天津市	1 月 31 日	在抗疫中表现突出的医务人员可以优先推荐其参加相应的系列职称评审。要着力优化承担疫情防控任务的医疗卫生机构专业技术高中级岗位结构比例,拓展医务人员的成长空间。
湖北省	2 月 1 日	对在防控救治工作中表现突出的医疗卫生人员,在职称评审时优先推荐。岗位聘任时,优先聘用,并可破格晋升上一级的专业技术职务。
河南省	2 月 6 日	对在疫情防控一线工作的专家人才尤其是一线医疗卫生工作者,在职称评聘中可以优先申报、优先参评、优先聘任。
江苏省	2 月 7 日	对投身疫情防控斗争一线的专家和医护人员,表现突出的享受两项政策:(1)同等条件下优先晋升高一级职称;(2)同等条件下用人单位可优先聘用到相应专业技术岗位。
湖南省	2 月 7 日	对防控一线表现突出的医务工作者(含医、护、技、药)和科研人员等专技人才,经核准可破格申报职称,在职称评审时可在评审职数、通过率、继续教育学时等方面予以放宽,在职称聘任、职务任用上给予优先。
四川省	2 月 9 日	对直接参与疫情防控的卫生专业技术人才,在申报高一级职称评审时实行加分制,同等条件下优先予以评审通过、优先聘用到相应专业技术岗位。
安徽省	2 月 10 日	疫情防控一线的医疗卫生专业技术人员,在申报晋升同系列高级职称时,可免予卫生系列高级专业技术资格考试一次且优先评定。
青海省	2 月 11 日	对在疫情防控工作中获得省部级以上表彰奖励者,可放宽任职年限要求一次,可提前 1 年申报高级职称。获得市(州)级以上党委、政府及省级以上部门表彰奖励的,本单位没有对应岗位空缺的,可以设置特设岗位予以聘用,按照特设岗位相关规定管理。
山西省	2 月 11 日	对在抗击疫情一线表现突出的专业技术人员,职称优先评定。

（续表）

省	时间（2020 年）	政策
重庆市	2 月 12 日	对参加疫情防控工作并作出突出贡献的一线医务人员，经审核认定可提前一年申报高一级职称或高一级技能等级。
内蒙古	3 月 1 日	在任现职期间可不受单位岗位职数限制，提前一年参加职称考试、评审。受到自治区级及以上表彰奖励的，可不受年限限制直接申报高一级职称评审。参加疫情防控的一线医务人员取得高一级职称或符合聘任相应岗位条件的可直接进行聘任。

表 10-8　市级职位晋升政策

市/县	时间（2020 年）	政策
山东省济南市	2 月 8 日	对在防控一线表现突出的医务工作者加大职称评聘倾斜力度。
陕西省杨凌示范区	2 月 20 日	进入隔离病区的临聘医务工作者和采集检测标本的流调人员，疫情结束后，一律转为所在（所聘）单位正式员工。
江苏省江阴市	3 月 1 日	《关于为江阴援鄂医务人员提供专项事业编制激励保障的通知》，明确专项增核事业编制 18 名。
贵州省关岭市	3 月 3 日	关岭自治县人民医院援鄂医务人员中公开直聘 7 名非事业编制人员为事业编制人员。
贵州省江口县	3 月 12 日	《关于同意聘用刘云云等三位同志为我县事业单位工作人员的通知》，江口县三名援鄂临聘人员转为正式事业编制人员。
湖南省长沙市	3 月 15 日	拿出 100 个事业编制用于择优聘用市本级奋战在疫情防控一线的编外医务人员。
江苏省徐州市	3 月 15 日	驰援湖北医疗队一线医务人员，开辟进入事业编制绿色通道。
湖北省武汉市	3 月 15 日	参加疫情防控的医务、检验检疫、防疫科研攻关等一线专业技术人员申报职称时，不受单位岗位结构比例的限制，免去参加专业实践能力考核。疫情防控一线工作经历视同一年基层工作经历。

表 10-9　省级教育优惠政策

省/直辖市/自治区	加分政策	服务与入学政策	政策适用年限
湖北省	一线医务人员子女 2020 年参加中考的，有关市州可在其录取总分基础上增加 10 分后参加中考招生录取。	优先安排一线医务人员子女入学。	2020 年

(续表)

省/直辖市/自治区	加分政策	服务与入学政策	政策适用年限
山东省	一线人员子女参加中考的，参照军人子女优待办法给予加分照顾；接受高等教育的，享受国家规定的优惠政策。	一线人员子女居家学习的，由学校（幼儿园）安排专人进行学习生活指导；优先安排一线医务人员子女入学。	2020 年（工作中立功者延长至2021 年底）
河南省	一线医务人员子女入学时可享受一次照顾，初中毕业生报考当地普通高中的可以降 10 分入学（录取）。	—	2020 年
天津市	对一线医务人员子女，参加中考报考普通高中或参加春季高考报考普通高校和高职院校，参照现役军人子女教育优待有关规定，在与其他考生同等条件下优先录取。	一线医务人员子女参加中考、春季高考、普通高考的，在填报志愿时，所在区招办提供"一对一"咨询服务。	—
重庆市	根据有关规定，一线医务人员子女入学入园给予适当照顾。		
四川省	—	优先安排一线医务人员子女入学。对报考普通高校的，实行全程"一对一"服务。	学前教育阶段到高中阶段
吉林省	帮助解决一线医务人员子女入托入学就业等实际困难和后顾之忧。	—	
黑龙江省	被认定为烈士的医务人员子女，参加普通高考、成人高考的，在文化课统考成绩总分的基础上加 20 分。	精准建立工作台账，建立健全一对一联系机制，实施"代理家长"制度，落实"五个一"政策，实施给孩子写一封信等措施。	
贵州省	—	优先安排一线医务人员子女入学。参加 2020 年全国普通高考的，由县级招生考试部门按照"一对一"方式提供政策咨询和填报志愿指导。	2020 年
宁夏回族自治区	—	为一线医务人员子女提供入学照顾。	2020 年

表 10-10　市级教育优惠政策

市	加分政策	入学与服务政策	政策适用年限
山西省大同市	驰援湖北医务人员子女参加中考的，享受中考成绩加 30 分政策。	—	2020 年

（续表）

市	加分政策	入学与服务政策	政策适用年限
陕西省西安市	—	一线医务人员子女享受一次幼儿园或者义务教育子入学照顾。	2020 年
内蒙古包头市	一线医务人员子女接受普通高中教育,在中考招生时可不受学籍年限限制,享受加分政策(累计加分不超过20分)。	优先安排一线医务人员子女入学。	2020 年
江西省抚州市	一线医务人员子女中考加 20 分。	—	2020 年
河南省焦作市	一线医务人员报考普通高中的可以降 10 分择校入学。		2020 年
河南省周口市	一线医务人员在子女入时可享受一次照顾。初中毕业生报考当地普通高中的可以降 10 分择校入学(录取)。		2020 年
江苏省南京市	一线医务人员子女参加中考的,参照军人子女教育优待的相关规定给予加分照顾录取。	优先安排一线医务人员子女入学;在学校就读期间,学校给予人文关怀,提供课业辅导、心理疏导等专项服务。	2020 年(工作中立功者适当延长)
江苏省徐州市	一线医务人员中考参照军人子女优待加分。		2020—2021 年
江苏省苏州市		给赴湖北一线医务人员子女入学升学开绿色通道,基础教育阶段优先录取、高职高校"一对一"服务。	2020 年
江苏省高邮市	一线医务人员子女中考可加 10 分。		—
江苏省金华市	对参加中考的援鄂医疗队员子女给予参照普通现役军人子女的教育优待政策,予以中考成绩加分录取。	给予抗击新冠肺炎一线医务人员子女有针对性的关心关爱,解决他们学习、生活方面的困难,并在入学、转学、升学等方面予以适当倾斜与帮扶。	—
辽宁省沈阳市	一线医务人员子女在本市参加中考并报考本市高中的,参照军人子女教育优待政策参加录取。	优先安排一线医务人员子女入学公办幼儿园或义务教育阶段公办学校;申请就读本市中等职业学校的,按照家长和学生意愿直接录取。	

（续表）

市	加分政策	入学与服务政策	政策适用年限
辽宁省抚顺市	支援湖北医疗队员子女参加中考可按报考志愿降10分录取。	支援湖北医疗队员子女在入小学、升初中，可按选择意向安置在本市优质公办学校就读。	2020—2022年
云南省红河州	援助湖北医务人员子女参加2020年中考报考户籍地普通高中的，按最高加分规定给予10分照顾。	援助湖北医务人员子女当年入学幼儿园、小学、初中的，按家长意愿，优先安排在户地普惠性幼儿园、公办学校就读。在延期开学和正常教学期间，学校要建立人文关怀机制。	—
广东省中山市	照顾对象子女报读本市普通高中的，给予加10分的政策照顾。	—	—
安徽省马鞍山市	一线医务人员子女中考可加5分。	一线医务人员子女今年需要新入幼儿园、小学、初中的，在一年期限内，以其居住所在县（区）为范围，优先安排进入公办幼儿园，或办学质量较好的公办小学、初中就读。	2020年
广西壮族自治区玉林市	一线医务人员子女在本市参加中考的，给予加10分的地方性加分项目照顾。	优先安排一线医务人员子女入学。	—

（二）其他物质激励与精神激励政策

除了职业晋升与子女教育政策，其他的一些激励政策中大部分是非常具有特色化与人性化的。如精神激励政策（表10-11）中河北省的"五个一"；云南省的征兵倾斜政策；武汉市对抗疫干部的奖励规定；桂林市的政策保障一些抗疫人员家属的生活便利；泉州市发放"闽都英才卡"；西安市对一线医护人员旅游优惠政策等。物质激励（表10-12）中，吉林省规定给予支援武汉一线和定点医疗机构医务人员的一次性慰问金不得少于5 000元/人等。

表10-11　其他精神激励政策

省/市	政　策
河北省	对防疫人员组织开展"五个一"活动，即与防控干部进行一次谈心谈话，进行一次走访，开展一次慰问，进行一次沟通，解决一个难题。在2020年七一前夕，表彰100名乡镇街道党（工）委书记、500名村（社区）党组织书记。
吉林省	表现特别突出的疫情防控一线人员可不受计划限制、及时吸收为预备党员。对作出突出贡献的疫情防控一线人员给予及时性表彰奖励。

（续表）

省/市	政　　策
浙江省	对较长时间超负荷工作的人员强制休息；对未能休假的人员，及时安排补休。
云南省	云南省 2020 年度征兵政策向抗疫人员及其子女倾斜。
重庆市	各区县党委、政府统筹安排，疫情防控期间对辖区内一线医务人员家庭全覆盖走访慰问，落实专人每周至少 1 次上门看望。
广西壮族自治区桂林市	建立领导班子和领导干部重点工作实绩档案和疫情防控优秀干部清单。帮助参与疫情防控和医疗救治的专家、医护人员和干部解决好家庭生活用品代购、快递代取和父母小孩照料等现实困难。
福建省泉州市	作出突出贡献的医护人员列入"闽都英才卡"发放对象，享受福州市高层次人才相应服务待遇。
江苏省南京市	每周为每户家庭送上暖心菜直至疫情防控任务结束。为所有一线医务人员办理一份人身意外保险。疫情结束后及时组织一次健康体检和健康疗养休养。
陕西省西安市	2020 年，全市 3A 级以上景区对一线医务人员免费开放。
山东省济南市	援鄂医疗人员结束援派任务回济南后，安排不少于 15 天的休假。

表 10-12　其他物质激励政策

省/市	政　　策
安徽省	加大党费拨付力度，主要用于慰问战斗在疫情防控一线的基层党员干部和医务工作者。
山东省	把疫情防控情况作为 2020 年度各级党组织书记抓基层党建述职评议考核和绩效考核、年度考核重要内容。
浙江省	对干部和青年人才，优先纳入村（社区）组织换届推荐人选。对参加一线防控工作的干部，单列核定年度考核优秀，优秀比例最高达到 30%。对较长时间超负荷工作的人员强制休息；对未能休假的人员，及时安排补休。
海南省	协调督促有关部门及时落实疫情防控一线医护人员和党员干部工作和生活待遇。
河北省	对河北支援湖北医疗队成员以及战斗在防控一线的医护人员建档立卡，由省委组织部统一协调，逐人逐户走访慰问，解决实际困难。
吉林省	援鄂医务人员，每人补助 600 元/天，工资翻 3 倍。援鄂一线和定点医疗机构医务人员，一次性慰问金不少于 5 000 元/人。
江西省	对于作出贡献的事业单位工作人员和集体，特别是奋战在疫情防控一线、贡献突出的事业单位工作人员和集体，可根据有关规定开展及时奖励。
陕西省	对获得嘉奖、记功、记大功的事业单位工作人员给予一次性奖金，获奖人员所在地区或单位经批准可以追加其他物质奖励，所需经费按规定渠道解决。

省/市	政　策
浙江省	对在疫情防控中承担重要职能、作出突出贡献的医疗和公共卫生事业单位等，各地可一次性核增当年绩效工资总量。
湖南省	对表现突出、符合条件的基层与政府部门工作人员，优先选拔、录（聘）用。将作出突出贡献的优秀人才纳入专家集中休假疗养对象范围。
山西省	对山西省参与援鄂的医护人员，在发放临时性工作补助的基础上，再给予每人6 000元的一次性慰问金。对在抗击疫情中表现突出的村（社区）干部和青年人才，优先纳入村（社区）组织换届推荐人选。
四川省	援鄂医务人员，每人补助600元/天，工资翻3倍。
天津市	临时性工作补助免征个人所得税。给予相关医务人员临时性工作补助，临时性工作补助不纳入所在单位绩效工资总额。对感染、疑似或密切接触的医护人员在隔离治疗期间，医疗卫生机构支付其在此期间的工作报酬。
重庆市	发放一线医务人员临时性工作补助，做到应补尽补。
湖北省	一线应急处置医疗卫生人员每人补助6 000元。防治工作结束后要安排免费体检，并结合实际给予带薪休假。对参与疫情防控工作的医疗卫生人员，分类给每人每天200元到300元的补助。
贵州省	援鄂医务人员和省定点医院相关人员薪酬水平提高2倍。卫生防疫津贴覆盖全体一线医务人员。
山东省	除临时性工作补助外发放伙食补助费。向防控任务重、风险程度高的医疗卫生机构核增一次性绩效工资总量，不作为绩效工资调控基数。
内蒙古自治区	落实临时性工作补助和卫生防疫津贴，将援鄂一线医务人员薪酬水平提高2倍。
贵州省黔南州	全州按照对援鄂医务人员2 000元、对支援省级医疗机构医务人员1 000元、疫情防控一线医务人员不低于500元、值守重要关口一线医务人员不低于300元标准开展一次性慰问。对在疫情防控一线应急值班人员，每人每天发放不超过120元补助，每月最多不超过720元。为疫情防控和值守重要关口一线医务人员和工作人员，每人购买不低于50万元特别定制疫情防控商业保险。
湖北省武汉市	对获得及时奖励的个人，表现突出、符合党员条件的，在抗疫一线及时吸收为预备党员；对在疫情防控斗争中表现优秀、业绩突出、群众公认的干部，结合一贯表现，适当简化程序，优先提拔重用或晋升职级；对奋战在疫情防控艰苦危险岗位、表现特别优秀的可以按规定火线提拔、破格提拔。
海南省海口市	对符合海口市购房条件的支援湖北医护人员，给予一次购房优先保障。
陕西省西安市	对直接接触确诊病例、疑似病例的一线医务人员，每人每天发放300元补助；对直接参加疫情防控的其他一线医务人员，每人每天发放200元补助。
山东省济南市	援鄂医疗人员结束援派任务回济南后，安排不少于15天的休假。对援鄂医疗人员，适当增加临时性工作补助、出差补贴、通信费补贴等。

第四节　见义勇为奖励分析

我国地方政府对见义勇为的奖励是存在一些问题的。陈文兴认为,见义勇为立法由于多为地方立法因而导致了政策规定不统一、认定机构不统一、认定程序不统一,缺乏部门统筹,奖励力度差异大,见义勇为者获得利益保障的难度比较大[①]。在金强看来,见义勇为地方立法层级比较低、水平差距比较大,见义勇为相关机制,如见义勇为行为的行政确认、保障机制、追责等不够健全[②]。刘玲、张子君认为,各省对见义勇为者的荣誉称号不够统一,奖金数额各地差异很大,导致对见义勇为者奖励的不公平。[③]

根据各省最新与现行有效的规定,本书归纳出下述几种见义勇为奖励规定的模式,即纲要型(表10-13)、二分型(表10-14)和多级型(表10-15)。纲要型见义勇为政策就是对见义勇为奖励仅有方向性的规定,没有操作细则,如上海市与四川省;二分型见义勇为规定大多数把见义勇为分为荣誉称号"见义勇为英雄"和"见义勇为先进分子"并给予相应待遇,如江苏省与福建省,也有的把见义勇为者分为烈士与非烈士并给予相应待遇,如浙江省;大多数省级行政单位采取多级型见义勇为政策,规定多级见义勇为行为,并根据见义勇为级别划分给予不同待遇。实际上,本书所归纳出的见义勇为三种奖励政策恰恰印证了上述学者的观点,也说明了各地见义勇为奖励"乱象"的部分原因。出现这种"乱象"的原因主要有两点:一是非制度化,即上述学者分析的不同地方规定不同,没有统一参考的政策规定;二是不公平,即同样的见义勇为出现"同命不同价"问题。

表10-13　纲要型见义勇为奖励政策

省级行政单位	见义勇为政策
上海市	对于事迹突出的见义勇为者,市评审委员会评定通过后,由市综治委授予见义勇为先进分子荣誉称号,并给予其物质奖励。
天津市	国家机关、企业事业单位与社会团体可向见义勇为者颁发奖金等奖励。
四川省	县级以上人民政府要设立见义勇为保护奖励基金,由社会治安综合治理委员会办事机构管理。这一基金用于奖励见义勇为人员或资助由于见义勇为而伤残人员和牺牲人员的家属。

---

① 陈文兴.论见义勇为的制度激励[J].中共云南省委党校学报,2015,16(03):105—109.

② 金强.见义勇为权益保障的地方立法完善[J].东南大学学报(哲学社会科学版),2011,13(06):51—55+127.

③ 刘玲,张子君.论见义勇为者权益的法律保障[J].河北学刊,2012,32(06):161—163.

表 10-14　二分型见义勇为奖励政策

省级行政单位	见义勇为政策
江苏	设立两种荣誉称号并给予其相应待遇：(1)"见义勇为英雄"；(2)"见义勇为先进分子"。
福建	设立两种荣誉称号并给予其相应待遇：(1)"见义勇为先进分子"；(2)"见义勇为英雄"。
湖北	设立两种荣誉称号并给予其相应待遇：(1)"见义勇为英雄"；(2)"见义勇为英雄集体"。
重庆	被认定为见义勇为者个人由区县(自治县、市)社会治安综合治理工作机构奖励不低于5 000元的奖金。设立两种荣誉称号并给予其相应待遇：(1)"见义勇为先进分子"；(2)"见义勇为英雄"。
浙江	被认定为见义勇为人员牺牲的，除法定抚恤外，按照是否评定为烈士对其遗属增发一次性抚恤金：(1)评定为烈士的，按30万元标准发放；(2)未能评定为烈士的，按20万元标准发放。

表 10-15　多级型见义勇为奖励政策

省级行政单位	见义勇为政策
北京	为见义勇为致残的人员发放定期的伤残生活补助、定期抚恤金。伤残生活补助根据见义勇为者的伤残级别确定从262元/月到2 663元/月10个级次；定期抚恤金标准参照病故军人遗属待遇标准发放，确定为1 411元/月。
广东	因见义勇为而牺牲、丧失劳动能力的人员将获得政府支付的抚恤金。牺牲人员将获得广东省人民政府一次性颁发30万元、行为发生地的地级以上市人民政府一次性颁发15万元以上的抚恤金。
海南	对获得见义勇为积极分子的人员给予3 000元以上的奖励，见义勇为先进分子或者先进集体给予2万元以上的奖励，见义勇为英雄或者英雄集体给予3万元以上的奖励，对获得省级荣誉称号的见义勇为先进个人或者先进集体，给予5万元以上的奖励。
山西	见义勇为英雄称号由省人民政府授予，见义勇为模范称号由省公安机关或者设区的市人民政府授予，见义勇为先进分子称号由县(市、区)人民政府授予。

第五节　补偿与激励政策问题与原因分析及政策建议

一、补偿政策问题与原因分析

补偿政策中最主要的问题就是非履职人员在抗疫工作中面临的损害是否应该由工伤保险进行补偿。如上文所述，非履职人员进行抗疫是一种见义勇为行为，一些学者以志愿者为例从三个视角进行了分析：（1）完全认定工伤或视同工伤说。傅辰渊认为从理论的角度来说，在志愿者因见义勇为受到损害时应当认定工伤。[①]王喜军认为，志愿者因见义勇为受损认定工伤不仅有理论依据，也有法律依据与现实基础。法律依据方面，《工伤保险条例》第十五条第二例规定，职工在抢险救灾等维护国家利益、公共利益活动中受到伤害的视同工伤，可享受工伤保险待遇；现实基础方面，2008年汶川大地震后，各省市陆续出台政策，把志愿者在地震灾区的救助行为纳入工伤保险的范围之内。[②]（2）部分认定工伤或视同工伤说。曹艳春认为，有单位归属的志愿者因见义勇为受损应当认定工伤，由单位对其进行补偿；没有工作单位的志愿者因见义勇为受损应当由国家建立的应急社会背景下的志愿者工伤救济基金进行补偿。[③]（3）不认定工伤或视同工伤说。陈璐认为，志愿者开展志愿服务受到人身损害的，不构成工伤，造成其损害的主体应当承担人身损害赔偿责任。[④]本书倾向于部分赞同第二种观点，支持第三种观点。如前文所述，见义勇为是以个人利益可能受到损害为代价而弥补公权力的缺失，其维护的是共同利益，而非见义勇为者任职单位的利益，因此见义勇为者所受到的损伤应当由纳税人承担。但是在实际生活中，一些见义勇为者所受到的损伤被认定为工伤，如广东省、河南省与四川省将非履职抗疫人员在进行抗疫工作中受到损害的情况纳入工伤处理，由其工作单位负责，但是其所受到的损害并不是由于其本职工作造成的。这一认定不仅加大了用人单位的支出，而且加重了用人单位工伤保险的缴费负担，显然是不合理的。而且对于没有工作单位的志愿者来说，这一政策也不尽合理。

此外，见义勇为补偿政策还面临着损害补偿非制度化的问题。在抗疫期间，民政部为由于疫情防控感染或牺牲的社区工作者、社会工作者、志愿者和湖北省养老机构工作者提供了5 000万元关爱保障金，而为此项目提供资金支持的是腾讯公益慈善基金会。[⑤]但是上述关于见义勇为的问题分析指出，各省对见义勇为的规定并不统一且不公平。由此可见，针对见义勇为这一行为并没有建立起较为官方的、全国统一的、长效的补偿政策，因此很难长期有效地对见义勇为行为所造成的对见义勇为者的损害进行补偿，会在一定程度上挫伤见义勇为者的积极性。

非履职人员损害是否由工伤保险补偿的问题产生的原因有以下几点：（1）工伤保险制度发展具有一定的历史路径依赖的特征。在计划经济时期，对于有工作单位的职工来说，工伤保险是一种福利，因此其进行见义勇为受损属于工伤。随着

---

① 傅辰渊.关于志愿者保障的几点思考[J].前沿，2008(10)：123—127.

② 王喜军.我国志愿者保险制度研究[J].保险研究，2015(03)：54—61.

③ 曹艳春.突发自然灾害应急社会背景下的工伤损害赔偿研究[J].法学论坛，2008(06)：78—84.

④ 陈璐.志愿者在志愿服务活动中受到伤害不构成工伤[J].人民司法，2009(14)：109—111.

⑤ 朱紫阳.民政部：为因疫情防控感染或牺牲的四类人员提供关爱保障金[EB/OL].[2020-07-11].
http://society.people.com.cn/n1/2020/0305/c1008-31619178.html.

市场经济时代来临,这一"福利性工伤"逐渐法治化,《工伤保险条例》第十五条第二例的规定在一定程度上混淆了个人对企业的责任与个人的见义勇为行为的边界,导致企业需要承担由其职工因见义勇为而受到损害的后果,这也是这一问题产生的直接的法律原因;(2)相关法律对国家责任、单位责任界定不明。工伤按照因果逻辑理解就是伤害与工作相关,见义勇为按照因果逻辑理解就是在个人可能受损的前提下弥补国家职责的缺失。但是在我国的法律规定与司法实践中,在一定程度上混淆了国家责任与单位责任,将与职工本职工作无关的见义勇为行为认定为工伤,导致单位职工因见义勇为行为所受到的损害由单位负责;(3)缺乏全国性的见义勇为损害补偿与行为激励基金。现有的全国性的见义勇为基金是中华见义勇为基金会,但是由于其资金主要由社会捐赠构成,财政拨款数额较小,资金并不充足,因而没有能力对全国范围内的见义勇为行为进行有效补偿与激励。中华见义勇为基金会的主要职责在于宣传而非具体的补偿与激励,因此需要构建一个主要承担全国范围内补偿与激励见义勇为行为职责的基金作为补充。

见义勇为补偿政策损害补偿非制度化的问题的产生主要有两方面的原因,一是见义勇为规定方面的问题,二是志愿者服务规定方面的问题,主要有以下四点:(1)见义勇为行为界定不明,认定标准不统一且较为严格。(2)见义勇为认定与管理机构不统一,客观上造成见义勇为认定与补偿标准不一。(3)见义勇为立法空白、立法层次比较低。当前见义勇为的相关细则立法都是由地方完成的,缺乏全国性较为具体的立法,且地方立法不够完善,缺失见义勇为中比较重要的认定程序与时效限制。(4)志愿者立法保护缺失。志愿者是进行见义勇为行为的一个重要主体,2020年2月23日,习近平在统筹推进新冠肺炎疫情防控和经济社会发展工作部署会议上指出,广大志愿者真诚奉献、不辞辛劳,为疫情防控做出了重大贡献。[1]基于上述关于履职与非履职人员损害的分析,志愿者抗疫行为不应属于工伤,而属于广义上的见义勇为行为。且志愿者中有部分学生与无单位人士,受到损害时不能认定工伤,那么在其因见义勇为行为受损时如何补偿其损害与激励其见义勇为行为就成为一个问题了。但是现今并没有全国范围内统一的志愿服务法律,志愿者相关立法层级低,多为地方立法,各省市缺少对志愿者侵权责任的相关规定。

二、激励政策问题与原因分析

激励政策方面的问题有以下三点。(1)激励措施过于多元化,不够统一。如有的城市规定驰援武汉的一线医护人员子女中考加分,有的城市规定一线医护人员子女中考加分,客观上会造成抗疫医护人员内部的不公平。(2)存在不当激励措

---

① 陈聪,等.习近平出席统筹推进新冠肺炎疫情防控和经济社会发展工作部署会议并发表重要讲话 [EB/OL].[2020-07-11].http://www.gov.cn/xinwen/2020-02/23/content_5482453.htm.

施。如各地普遍出台的抗疫一线医务人员子女加分政策引来较多批评。子女教育优惠政策中的加分政策引来较多批评的一个重要原因就是其会导致不公平。一是抗疫人员内部不公平。此次抗击疫情中90后、00后的身影不少见，2020年3月10日，习近平总书记前往武汉考察疫情防控工作时深有感触："过去有人说他们是娇滴滴的一代，但现在看，他们成了抗疫一线的主力军，不怕苦、不怕牺牲。抗疫一线比其他地方更能考验人。"①中央指导组成员、国务院副秘书长丁向阳在武汉举行的国务院新闻发布会上说，在全国4万多名支援湖北医务人员中，有12 000多名90后、00后的年轻人，他们用行动证明了自己的责任、担当和价值。② 对于这些不到30岁，可能大部分时间都在读书的年轻人来说，他们大概率是没有孩子的，就算有孩子，孩子离中考、高考都还很遥远，最短的估计也要十几年。所以，对于抗疫一线人员来说，子女教育优惠政策中最重要的加分政策会导致内部不公平。除了内部不公平，子女加分还会导致外部不公平，即对于符合条件的抗疫人员的子女来说，加分会使得其获得相对领先的名次，导致社会上的不公平。(3)激励政策规定不明，缺乏操作指导，面临着执行问题。如子女教育优惠政策的依据并非法律条文，而是相关通知，且并没有实施细则来指导如何操作，也没有对不规范操作的惩罚措施与执行后如何评估的相关规定，甚至有的城市或省份并没有规定这一政策的有效期限，因而这一非制度化的临时性措施究竟能否高效准确地实施面临着很大的考验。

激励政策方面出现问题的原因在于以下三点：(1)新冠肺炎疫情的突发性与一线医护人员的重要性。由于新冠肺炎疫情的暴发具有突然性，地方政府准备不足，而一线医护人员是控制疫情发展的中坚力量，因此政府在制定政策时很难进行科学的论证、评估、调研与决策；(2)缺乏顶层设计。虽然中央出台了一些对一线医护人员的激励政策，但是这些政策多是方向性的规定，且这些规定多是从中央如何激励抗疫人员的角度制定的，缺乏顶层设计，导致地方政府各自制定政策；(3)地方政策制定不科学。地方政策中出现了许多雷同政策，如中考加分政策。这些政策的制定可能是借鉴的结果而非科学论证的结果。虽然不少地方政府出台了一些有特色的人性化关怀政策，如河北省和黑龙江省的"五个一"政策，但是大多数地方的政策还是比较雷同的，缺乏根据地方不同条件与因地方一线医务人员构成不同而出现的不同需求制定的地方激励政策。

---

① 求是网评论员.新时代中国青年成为抗疫一线主力军［EB/OL］.［2020－07－11］. http://www.qstheory.cn/wp/2020-03/22/c_1125750272.htm.

② 90后，00后，12000＋！［EB/OL］.［2020－07－11］. https://mp.weixin.qq.com/s/MnwWTLddXsQzN62elC2O8A.

三、政策建议

(一) 建立国家见义勇为损害补偿与行为激励基金

为切实保障见义勇为者的权益,应当建立一个国家层面的广义上由纳税人负担的见义勇为损害补偿与行为激励基金,并出台全国性的统一的见义勇为政策,保障该基金的有效运转,以长效政策鼓励见义勇为行为,发扬见义勇为精神,保障全体人民利益。国家层面的广义上由纳税人负担的见义勇为损害补偿与行为激励基金应当从以下几个方面进行构建。

1. 制定相关条例

统一全国范围内见义勇为奖励与补偿政策,建立全国性的见义勇为损害补偿与行为激励条例,这一条例主要包括以下几个方面的内容：(1)设立国家层面的广义上由纳税人负担的见义勇为损害补偿与行为激励基金;(2)界定见义勇为行为,国家见义勇为损害补偿与行为激励基金进行补偿与激励的行为包括制止侵害见义勇为行为、救助见义勇为行为、抢险救灾见义勇为行为以及其他见义勇为行为;(3)确定见义勇为损害补偿政策、行为激励政策与责任承担政策,主要是规定见义勇为行为层级划分与相应的不同待遇给付标准与相关程序;(4)确定国家见义勇为损害补偿与行为激励基金资金来源。

2. 规定国家见义勇为损害补偿与行为激励基金的主管机构

中华人民共和国民政部应统一管理国家见义勇为损害补偿与行为激励基金。建立国家见义勇为损害补偿与行为激励基金委员会,委员会的管理与见义勇为的认定由民政部、群众团体与司法机构共同参与,但是主要由民政部主管。同时应当发挥保险企业在见义勇为损害补偿中的作用。

3. 规定国家见义勇为损害补偿与行为激励基金制度运行政策

见义勇为制度运行政策包括损害补偿政策、行为激励政策与责任承担制度三个方面：(1)损害补偿政策。地方政府应当成立见义勇为损害补偿认定工作小组,在全国统一的见义勇为条例指导下,负责对地方见义勇为损害进行评估,评估合格的上报民政部门,由国家见义勇为损害补偿与行为激励基金委员会进行二次审核与补偿发放;(2)行为激励政策。地方政府应当成立见义勇为损害补偿认定工作小组,在全国统一的见义勇为条例指导下,负责对地方见义勇为损害进行评估,根据见义勇为行为价值与损害程度,进行奖励并判定是否上报国家见义勇为损害补偿与行为激励基金委员会进行评估认定,地方上报的应当由国家见义勇为损害补偿与行为激励基金委员会统一认定,为认定通过的见义勇为者举行一年一度的国家见义勇为英雄表彰大会并给予其相应的奖励;(3)责任承担政策。见义勇为应当分为有侵权人的见义勇为与无侵权人的见义勇为。无侵权人的见义勇为者应由国家见义勇为损害补偿与行为激励基金对其提供损害补偿保障；有侵权人的见义勇为者应当主要由侵权人承担责任，但是当侵权人无赔偿能力时，由国家见义勇为损害补偿与行为激励基金进行部分或全部补偿。

4. 规定国家见义勇为损害补偿与行为激励基金资金获取主要渠道

国家见义勇为损害补偿与行为激励基金主要包括官方与民间两个渠道：(1)财政拨款。财政拨款应当以国家每年见义勇为者总数、见义勇为损害统计与见义勇为奖励统计等指标为准，财政拨款应当占基金总资金数额的绝大部分；(2)社会捐助与基金收益。倡导企业捐助，并通过国家见义勇为损害补偿与行为激励基金的稳健运作获取一定的收益，社会资金与基金收益应当占基金总资金数额的较小部分。

5. 规定国家见义勇为损害补偿与行为激励基金补偿方式

见义勇为应当通过以下几个主要方面进行补偿：(1)国家见义勇为损害补偿与行为激励基金委员会应比照工伤保险待遇，给予见义勇为者医疗保障，保障其医疗费、住院伙食补助费与辅助器具费等；(2)由于见义勇为而丧失劳动能力与生活能力的，比照工伤保险待遇由国家见义勇为损害补偿与行为激励基金支付一次性伤残补助金；(3)因见义勇为死亡的，比照工伤保险待遇由国家见义勇为损害补偿与行为激励基金支付丧葬补助费、供养亲属抚恤金与一次性补助金；(4)保留见义勇为者的追偿权。在个人因见义勇为受损时，保留其向加害人进行追偿的权利。

6. 规定见义勇为激励方式

应当通过称号荣誉、一次性奖金与其他优惠待遇三个方面对见义勇为者进行激励：(1)根据相关条例，国家民政部门负责确认与颁发"全国见义勇为英雄"称号并由国家见义勇为损害补偿与行为激励基金给予相应激励；省、直辖市或自治区民政部门负责确认与颁发"见义勇为模范"称号并由省级相关部门给予相应激励；地级市、自治州或地区的民政部门负责确认与颁发"见义勇为标兵"称号并由地方相关部门给予相应激励；(2)一次性奖金。根据科学评价指标由国家见义勇为损害补偿与行为激励基金、省级相关部门或地方相关部门发放；(3)其他优惠待遇。根据见义勇为者的个人情况与其行为综合评估，给予其不同激励方式，如升职、加薪、入学优先、招工优先与其他优惠政策等。

(二)建立一般性突发事件背景下一线工作人员激励政策

统一的一般性突发事件背景下一线工作人员激励政策的构建主要包括内容规定、对地方制定政策的规定与政策规定的基本价值取向三个方面。

第一，制定全国一般性突发事件背景下工作人员补偿与激励条例，在这一条例中对在一般性突发事件背景下可能的激励措施进行方向性规定，在突发事件来临时提供参考。这些激励措施应当以过去发生的各种突发事件为基础，如抗击新冠肺炎疫情,要对这些突发事件进行合理论证与科学评估,对突发事件背景下一线工作人员的激励措施的制定与实施进行研究,着重研究这些激励措施对一线工作人员的激励作用大小,为以后可能遇到的突发事件下的激励政策制定提供方向性的参考。

第二,全国一般性突发事件背景下工作人员补偿与激励条例所作出的应是大致规定,条例中还应当规定激励措施需要因地制宜。在突发事件背景下,由于各地差异较大,因此在条例中应当规定保留地方政府制定中央规定之外的补充激励措施。在突发事件背景下对一线工作人员进行激励时,地方政府应在科学论证与调研的基础上做到因地制宜、因人而异,以物质激励为主,如津贴与晋升;以个性化激励为辅,如可以让一线工作人员在提供的一些激励措施中进行自主选择。同时,虽然地方政府在制定政策时情况可能比较紧急,但是还应注意政策制定不能只是提出政策,更是要落实。因此要尽可能给出具体操作细则,为政策执行提供依据。在执行后,还要对政策执行的效果进行评估,确保政策落实到位。

第三,全国一般性突发事件背景下工作人员补偿与激励条例中的指导性激励政策要以正义与人性关怀为基本价值取向。对一般性突发事件背景下一线工作人员的激励政策是对其工作的合理奖励,这些工作人员由于自身的奉献获取奖励也是合理的。但是激励需要考虑政策是否正义,即对于一些工作人员内部来说是否作出同等贡献的工作人员均能享受到同等待遇,以及对于社会来说这些激励措施能否保证不会损害其他人的正当利益。激励政策还要考虑人性关怀。金钱奖励与职位晋升固然很重要,但是对于一般性突发事件背景下的一线工作人员来说,让其能够感受到被关怀是这些物质性的激励措施难以做到的。由于一般性突发事件背景下一线工作人员一般来说非常忙、非常累,家庭也很难顾得上,因此可以考虑在其任务完成后给予其带薪休假与参加疗养等待遇。在其任务完成中,要由地方政府派居委会相关人员慰问与关怀其家庭成员,满足其家庭成员的合理需要。

第十一章　突发公共卫生事件下感染损害的个人风险保障政策研究

第一节　突发公共卫生事件下感染损害的个人风险及其特征

一、关于突发公共卫生事件

根据国务院于 2006 年发布的《国家突发公共事件总体应急预案》[①]，突发公共卫生事件具体内容包括传染病疫情、群体性不明原因疾病、食品安全和职业危害等严重影响公众健康和生命安全的事件。2003 年暴发的传染性非典型肺炎 SARS 传染病疫情和此次新型冠状病毒肺炎 COVID‐19 传染病疫情（以下分别简称"SARS"和"COVID‐19"），即属于典型的突发公共卫生事件。

二、传染病疫情感染损害的个人风险的定义、内容及特征

（一）传染病疫情感染损害的个人风险的定义

根据《关于因履行工作职责感染传染性非典型肺炎工作人员有关待遇问题的通知》[②]《关于因履行工作职责感染新型冠状病毒肺炎的医护及相关工作人员有关保障问题的通知》[③]，在 SARS 和 COVID‐19 预防和救治工作中，医护及相关工作人员因履行工作职责而感染或死亡的，视同工伤。

除去符合标准而被认定为工伤的情形之外，其他确诊、疑似患者对于传染病疫情感染都是风险自负，即所面临的传染病疫情感染带来的损害风险由自己负担，即个人风险。

---

① 国务院突发危机应急管理所.国家突发公共事件总体应急预案[M].北京：中国法制出版社，2006：1—1.

② 劳动和社会保障部，人事部，财政部，卫生部.关于因履行工作职责感染传染性非典型肺炎工作人员有关待遇问题的通知[EB/OL].[2020‐07‐11].https://www.pkulaw.com/chl/a7a293ee8a37a1b6bdfb.html.

③ 人力资源社会保障部，财政部，国家卫生健康委.关于因履行工作职责感染新型冠状病毒肺炎的医护及相关工作人员有关保障问题的通知[EB/OL].[2020‐07‐11].http://www.gov.cn/zhengce/zhengceku/2020‐01/23/content_5471922.htm.

（二）传染病疫情感染损害的个人风险的内容

由于本书写作时，医学界对 COVID-19 临床上尚处于探知阶段，故本书将综合 SARS 和 COVID-19 两次疫情的情况进行分析，而个人风险的对象选取是以 SARS 和 COVID-19 为例的传染病疫情确诊及疑似患者本人。根据风险管理的进程，由传染病疫情带来的感染损害的个人风险是在检测并确诊感染后的事中风险，主要体现在住院时的治疗和观察期间；以及经过治疗和抢救之后的事后风险，体现在出院后的恢复和生活期间。以 SARS 和 COVID-19 为例，传染病疫情带来的感染损害的个人风险项目如表 11-1 所示。

表 11-1　传染病疫情感染损害的个人风险项目

期间 \ 患者	确诊患者			疑似患者
	确诊后治愈		确诊后死亡	
	有明显后遗症	无明显后遗症		
在院治疗和观察期间	医疗费用；药品和医疗服务费用；工资和收入损失			
出院恢复和生活期间	生理、心理治疗和保健费用；丧失就业和劳动收入	心理治疗或保健费用	/	心理治疗或保健费用

此处对以上项目中有关内容加以补充解释：

（1）关于传染病疫情的"后遗症"，由于本书写作时医学界对"COVID-19 疫情是否会形成后遗症的问题"仍然处于探知阶段，参考《传染性非典型肺炎（SARS）诊疗方案》[1]，后遗症表现为不同程度的生理功能障碍和心理障碍。

（2）关于传染病疫情"医疗费用"和"药品和医疗服务"的区分，参考《新型冠状病毒肺炎诊疗方案（试行第六版）》[2]《关于做好新型冠状病毒感染的肺炎疫情医疗保障的通知》[3]《关于做好新型冠状病毒感染的肺炎疫情医疗保障工作的补充通知》[4]，该诊疗方案的诊断标准区分"确诊""疑似"两类患者，"药品和医疗服务"是

---

① 钟南山.传染性非典型肺炎诊疗方案[C]//中国中西医结合学会传染病专业委员会.第一次全国中西医结合传染病学术会议论文汇编.中国中西医结合学会,2006：508—528.

② 国家卫生健康委办公厅,国家中医药管理局办公室.关于印发《新型冠状病毒肺炎诊疗方案（试行第六版）》的通知[EB/OL].[2020-07-11]. http://www.nhc.gov.cn/yzygj/s7653p/202002/8334a8326dd94d329df351d7da8aefc2.shtml.

③ 国家医疗保障局,财政部.关于做好新型冠状病毒感染的肺炎疫情医疗保障的通知[EB/OL].[2020-07-11]. http://www.nhsa.gov.cn/art/2020/1/23/art_37_2284.html.

④ 国家医疗保障局办公室,财政部办公厅,国家卫生健康委办公厅.关于做好新型冠状病毒感染的肺炎疫情医疗保障工作的补充通知[EB/OL].[2020-07-11]. http://www.nhsa.gov.cn/art/2020/1/27/art_37_2290.html.

在确诊后发生的针对性费用。

（三）传染病疫情感染损害的个人风险的特征

1. 成本高昂

根据《传染性非典型肺炎（SARS）诊疗方案》①《新型冠状病毒肺炎诊疗方案（试行第六版）》可知，针对 SARS 和 COVID-19 的检测、治疗的方法手段、仪器设备、中西医药等名目众多，由确诊和疑似患者在院治疗和观察期间产生的医疗费用、药品和医疗护理费用，以及误工误时而损失的工资或经营收入等可知，传染病疫情感染损害的个人风险成本高昂。

2. 不易量化

在传染病疫情感染损害的个人风险项目中，除去能够确实核算的医疗支出项目外，还存在确诊后死亡、误工误时的机会成本、后遗症导致的就业机会和劳动能力丧失等不易直接进行量化的个人风险项目。

3. 长期延续

传染病疫情感染损害的个人风险伴随着自入院至出院后的生活，尤其是患者确诊、治愈后又发生了生理、心理上的后遗症，以及后遗症间接导致的就业机会和劳动能力丧失等情况将长期延续。

4. 地区差异

传染病疫情感染患者的地区分布有所差异，例如 SARS 的高发地区为广东省和北京市，COVID-19 的高发地区为湖北省，不同地区的传染病疫情感染损害的个人风险具有不同程度的地区差异。

5. 个体差异

传染病疫情感染患者根据身体条件和健康状况的不同在临床上出现的病症类型和死亡概率有所差异。例如，根据《新型冠状病毒肺炎诊疗方案（试行第六版）》，COVID-19 临床分型为轻型、普通型、重型、危重型 4 种。故不同感染患者面临的个人风险也具有个体差异。

第二节 传染病疫情感染损害的个人风险的
转移和保障机制

从 2003 年 SARS 疫情结束后，我国的医疗保障机制不断完善发展，故此处对传染病疫情感染损害的个人风险的转移和保障机制的分析，以 2020 年 COVID-19

---

① 钟南山.传染性非典型肺炎诊疗方案[C].中国中西医结合学会传染病专业委员会.第一次全国中西医结合传染病学术会议论文汇编.中国中西医结合学会，2006：508—528.

疫情的最新情况为准。我国通过建立转移风险和国家保障的多重机制,形成针对此的综合医疗保障体系。

一、COVID-19 疫情感染损害的个人风险的转移和保障机制的分类

传染病疫情感染根据传染途径,可以划分为职场感染与一般生活中感染两种情形,在职场感染的情况下且符合工伤认定标准的传染病疫情感染损害风险将由雇主担责,雇主一般使用工伤保险、雇主责任保险、购买商业保险等形式转移该情形之下的风险。

除了认定工伤的情形之外,一般生活中感染损害带来的风险由患者自己承担,这种情况下确诊、疑似患者对于传染病疫情感染都是风险自负,即所面临的传染病疫情感染带来的损害风险由自己负担,即个人风险。

常见的风险管理方法有风险回避、损失控制、风险保留和风险转移四种。针对传染病疫情感染损害带来的个人风险,风险回避显然是无可能的;对于损失控制的方法而言,传染病疫情感染损害带来的风险在事前、事后控制的余地不大,损失控制主要应用于传染病疫情的事中风险损失,而个体力量对于突发公共卫生事件的事态损失控制十分微弱,损失控制对于传染病疫情感染损害的个人风险而言不是良方;风险保留又可以划分为无计划自留和有计划自我保险,对于传染病疫情感染损害的个人风险自担部分,在多数情况下对于患者而言属于无计划的风险自留,即传染病疫情感染损害产生的损失属于个人的意外支出,有计划自我保险在传染病疫情感染损害的个人风险管理上应用的情况较少,只有极少数人会为自己预制针对相关情况风险保留的计划;风险转移是通过契约将让渡人的风险转移给受让人承担的风险管理方法,其主要形式是保险,通过保险可以将部分或全部风险转移给受让人,是针对传染病疫情感染损害的个人风险的较优的风险管理方法。

因此,传染病疫情感染损害的个人风险转移的主要机制就是保险,现有保险主要分为政府主办的社会保险、企业经营的商业保险以及由政府牵头、企业承办的"混合型"社会保险三类。其中,与 COVID-19 疫情相关的,社会保险主要就是基本医疗保险;商业保险主要涉及的险种是人寿险、医疗险、重疾险;"混合型"社会保险主要是大病医疗保险和试点地方的政府救助责任保险。

在保险范围之外,还有一定程度的国家保障机制,例如针对特定困难对象的医疗救助。此外,在基本医保、大病保险、医疗救助等医保基金按规定支付后,确诊和疑似患者产生的符合 COVID-19 诊疗方案的医疗费用中需个人负担的那部分将全部根据就医所在地制定的相关财政补助政策标准来统筹和安排资金,从而进行综合保障。此外,中央财政根据就医所在地的具体财政情况来给予适当的补助。

二、COVID-19 疫情感染损害的个人风险的转移和保障机制的具体细节

COVID-19 疫情感染损害的个人风险的转移和保障机制的具体细节,在我国目前政策与制度范围内主要是在基本医保、大病医保、医疗救助等医保基金支付范围以外辅以个人负担部分由财政负担的兜底条款。

(一) 基本医保、大病医保、医疗救助等医保基金和个人负担部分财政补助

1. "医保基金＋财政补贴"的综合保障

就医保基金来说,根据《关于做好新型冠状病毒感染的肺炎疫情医疗保障的通知》《关于做好新型冠状病毒感染的肺炎疫情医疗保障工作的补充通知》,对于确诊患者发生的医疗费用和 COVID-19 诊疗方案确定的疑似患者的医疗费用,在基本医保、大病保险、医疗救助等医保基金的覆盖范围内按规定支付,此外,由卫生健康部门订立的确诊和疑似患者的 COVID-19 诊疗方案的药品和医疗服务项目,各个地方可以临时的方式及时纳入医保基金支付范围。①②

医保基金支付范围外需要由个人承担的费用、确诊和疑似患者的医疗费用,将得到地方财政的适当补贴,补贴金额因不同地方的具体政策而不等,最终的个人负担费用也呈现出差异,但基本实现了"医保基金＋财政补贴"的综合保障功能。

2. 综合保障之外的个人风险自担

但是,确诊或疑似患者不符合 COVID-19 诊疗方案的药品和医疗服务项目(例如额外的补充营养药品、照看护理等)和疑似患者不符合 COVID-19 诊疗方案的医疗项目(其他病症的医疗)产生的在医保基金支付范围之外的费用,将由个人负担,不属于财政补贴范围。对于确诊或疑似患者在院治疗和观察期间由于误工误时产生的工资和收入损失,也将由患者个人负担。

此外,由于本书写作时医学界对 COVID-19 疫情是否会产生后遗症的问题临床上尚无定论,但参考 SARS 的后遗症患者的经历可知,对于后遗症带来的生理、心理治疗或保健费用和丧失就业占劳动收入的风险,国家保障和民事赔偿非常有限,主要还是由个人负担。从地区来看,仅部分地区的地方政府对后遗症患者的后续治疗费用给予补贴,例如天津市 2004 年发布的《关于做好传染性非典型肺炎有关后遗症治疗工作的若干规定》、2009 年发布的《关于传染性非典型肺炎后遗症患

---

① 国家医疗保障局,财政部.关于做好新型冠状病毒感染的肺炎疫情医疗保障的通知[EB/OL].[2020-07-11].http://www.nhsa.gov.cn/art/2020/1/23/art_37_2284.html.

② 国家医疗保障局办公室,财政部办公厅,国家卫生健康委办公厅.关于做好新型冠状病毒感染的肺炎疫情医疗保障工作的补充通知[EB/OL].[2020-07-11].http://www.nhsa.gov.cn/art/2020/1/27/art_37_2290.html.

者医疗待遇有关问题的补充通知》和 2011 年发布的《关于"非典"后遗症患者医疗待遇有关问题的补充通知》中分别对非因工感染的后遗症患者的治疗费用作出了相关规定。

（二）人寿险、医疗险、重疾险、意外险等商业保险

由于 COVID-19 属于突发的新型疾病，原先未纳入众多商业保险的保险责任范围当中，根据银保监会发布的《关于加强银行业保险业金融服务配合做好新型冠状病毒感染的肺炎疫情防控工作的通知》①，各商业保险公司针对 COVID-19 确诊患者纷纷扩展赔付责任和优化保险服务。以下是具体的商业保险的条款中与 COVID-19 疫情理赔相关的内容。

1. 人寿险

人寿保险针对的是由于非意外伤害的原因当事人身故或全残而进行保险，保险内容涵盖的范围较广。

针对 COVID-19 疫情确诊后死亡的患者，符合一般的意外伤害以外的原因导致身故的条款，且不符合该寿险免责条款，保险受益人将获得相应保险公司支付的被保险人的身故保险金。

2. 医疗险

作为基本医疗保险的补充，商业医疗保险当前在市面上一般有由普通医疗保险、意外伤害医疗保险、住院医疗保险、手术医疗保险、特种疾病保险等险种单独或复合形成的商业医保产品。② 以中国平安保险公司的平安××保×款产品的条款为例，其中与 COVID-19 有关的保险责任主要涉及一般医疗保险金和特定疾病医疗保险金。通过基本医疗保险和公费医疗保险获得的补偿，不可用于抵扣免赔额。

该产品针对 COVID-19 疫情的新增理赔方案如下："为应对新型冠状病毒肺炎疫情，本产品增设特别理赔处理方案：一是对现有客户感染新型冠状病毒肺炎的，开放理赔应急通道，对所产生的保险责任范围内医疗费用，在理赔时豁免免赔额，二是目前正处在等待期的客户感染新型冠状病毒肺炎，免除等待期。"

综上，对于 COVID-19 确诊患者，该保险产品将豁免免赔额，抵扣完免赔额之后，其医疗费、药品和医疗服务费用符合该保险责任范围内的项目将获得该产品赔付。值得注意的是，该产品对于治愈后产生后遗症的患者的后续治疗，若符合该产品的保险责任范围，也将获得一定的赔付，故对于 COVID 疫情治愈后可能产生后

---

① 银保监办.关于加强银行业保险业金融服务配合做好新型冠状病毒感染的肺炎疫情防控工作的通知 [EB/OL].［2020-07-11］. http://www.cbirc.gov.cn/cn/view/pages/ItemDetail.html? docId = 888850&itemId = 915&generaltype = 0.

② 小七知保.医疗保险险种介绍：普通意外住院手术特种你都了解吗？［EB/OL］.［2020-07-11］. https://www.csai.cn/baoxian/1240592.html.

遗症的患者也具有一定的风险转移作用。

3. 重疾险

重疾险是指由保险公司经办的以特定重大疾病如恶性肿瘤、心肌梗死、脑溢血等为风险发生时,当被保人达到保险条款所约定的重大疾病状态后,由保险公司根据保险合同约定支付保险金的商业保险行为。COVID-19 疫情暴发之后,许多保险公司对多款重疾险产品针对此次疫情进行了保险责任扩展,例如中国人寿保险公司发布了关于《××附加×××提前给付重大疾病保险(××版)》等 31 款产品责任扩展的公告。

从其公告中可知,不存在"特别说明"中的两种情况。根据 COVID-19 诊疗方案临床分型为重型或危重型的确诊患者,作为该保险公司推出的被扩展了保险责任范围的 31 款重疾险产品的被保险人,在扩展责任有效期内将获得该公司针对 COVID-19 疫情赔付的保险金。此外,需要注意的是该保险产品"给付以一次为限",对于确诊后治愈并有后遗症的患者或确诊后死亡的患者起不到风险转移作用。

4. 意外险

自银保监会发布关于 COVID-19 疫情的通知后,部分保险公司响应号召,针对本次疫情扩展了相关意外险产品的保险责任,例如中国人寿保险公司对其产品《国寿×××意外伤害保险(×款)》进行了责任扩展。

由该保险公司公告可知,在规定的扩展责任有效期内,购买了该保险在 COVID-19 确诊后死亡的患者可以得到身故保险金的赔付。此外,因感染 COVID-19 而导致伤残的患者,购买了该保险并在扩展责任有效期内,若符合该保险产品条款中规定的伤残标准,则可以得到伤残保险金的赔付,对于 COVID-19 治愈后产生后遗症的患者有一定的风险转移作用。

(三)部分地区的政府救助责任保险

政府救助责任保险属于政策性责任险业务范畴,是商业性质的保险公司帮助政府改善民生、提高保障、创新社会治理的特色险种。自 COVID-19 疫情发生以来,部分地方政府为居民购买的政府救助责任保险对确诊患者承担了相关的理赔责任。

例如,陕西省渭南市出资向人保财险购买了政府救助责任保险,人保财险渭南市分公司向 COVID-19 确诊患者发放了首批医疗理赔金 30 万元和安置救助费7.5万元①。此外,自 COVID-19 疫情暴发后,中国太保在江苏、甘肃等地签发多单附加传染病救助责任的政府救助责任保险,保障对象覆盖当地防疫防控人员、后勤保

---

① 周海燕.我市向新冠肺炎确诊患者赔付 30 万元医疗救助金[EB/OL].[2020-07-11]. http://szb.jsjnews.cn/wnrb/20200330/html/page_05_content_001.htm.

障人员、卫生行政管理人员、120 急救人员等①。

第三节　传染病疫情感染损害的个人风险转移和
保障机制存在的问题及原因分析

一、部分个人风险项目缺乏相应转移和保障机制

根据本书对传染病疫情感染损害的个人风险项目的划分，并参考本书写作时现行的相关政策后，发现部分个人风险项目缺乏相应转移和保障机制。

第一，对确诊和疑似患者中贫困人群缺乏统一规定的兜底性全额补贴政策。

在医保基金和财政补贴之外，确诊和疑似患者的"医疗费用"，"药品和医疗服务费用"中的个人自担部分尚未实现地方财政全额补贴的兜底保障。虽然在医保基金支付范围外的个人负担费用，确诊患者发生的医疗费用，和相应传染病疫情诊疗方案确定的疑似患者的医疗费用将得到地方财政的适当补贴，但是补贴金额因不同地方的具体政策而不等，最终的个人负担费用也呈现差异，可能存在补贴不足的问题。

确诊或疑似患者不符合相关传染病疫情诊疗方案的"药品和医疗服务费用"（例如额外的补充营养药品、照看护理等）和疑似患者产生的不符合相关传染病疫情诊疗方案的医疗项目（其他病症的医疗）所产生的在医保基金支付范围之外的费用将由个人负担，亦不属于财政补贴范围。

本书认为对于经济条件有能力负担上述个人自担部分的人群不考虑给予补贴或救助等财政兜底保障，但是确诊和疑似患者中的对个人自担部分无力负担的贫困人口应当实现地方财政的全额补贴，以避免因为经济贫困而出现逃避性流动、消极式治疗等情形。

无法对确诊或疑似患者中贫困人群产生的个人自担部分进行全额财政兜底的主要原因是：在现有的"医保基金＋财政补贴"政策规范之外的地方政府自由裁量的补贴额度不等，以及地方财政一次性给付众多确诊或疑似患者的财政压力较大。

"普遍来说，一个重症患者每天的费用平均在 2 000—3 000 元，住院天数大概15—25 天不等，还有更久没出院的，而危重症患者的费用就会更高，平均可达每天1 万至 2 万元，住院天数也较其他患者更长，短的至少也在 20 天左右，平均都在 1

---

①　中国太保在江苏甘肃等地签发附加传染病救助责任的政府救助责任保险[EB/OL]. [2020-07-11]. http://hi.people.com.cn/GB/n2/2020/0208/c231190-33777647.html.

个月以上。"①根据上述针对 COVID-19 确诊患者的治疗费用相关报道,由轻症患者至重症、危重症患者的不同感染、患病程度来计算,从入院到出院的治疗费用是从 10 万元左右到 112 万元以上不等。若出现疫情高风险、高发地区的较大规模的贫困人口确诊相关传染病疫情的情形,地方政府实现"医保基金 + 财政补贴"政策规范之外的全额补贴将面临较大的财政压力。

此外,由于感染和患病程度不同导致的个人自担部分金额不等,地方经济水平差异导致的财政全额兜底能力不同,无法在较为紧急的传染病疫情感染入院治疗的过程中,精准、全面、及时地识别需要进行财政全额兜底的贫困人群并给予救助。

第二,2003 年 SARS 的确诊患者在出院后出现了股骨头坏死、肺部纤维化、重度骨质疏松等后遗症问题②,而 COVID-19 的确诊患者虽然临床上尚未总结出普遍性的后遗症病症,但是根据相关新闻报道来看,不同程度地出现了腹泻、腹胀、消瘦、嗅觉障碍、多脏器损害、规律性头痛等生理性疾病症状,此外还有不同程度的心理创伤,表现为不愿意揭露、谈及患病情况以及出现心慌胸闷、失眠、紧张等症状③。

由上述后遗症病症来看,许多情形都有可能导致患者失业,面临失去劳动收入的风险,甚至患者个人出现重度残疾的情况,如此除了因病离岗之外,也有可能导致家庭变故。

尽管感染相关传染病疫情的确诊患者出院后的生活面临重重困难,但是目前对于这一群体出院后的恢复和生活期间产生的后遗症所带来的生理、心理治疗或保健费用和丧失就业与劳动收入的风险,国家保障和民事赔偿非常有限,仅部分省市地区出台了针对性的保障和援助政策。

上述问题的原因主要有以下三个方面。

客观上看,对相关传染病疫情感染损害带来的后遗症患者跟踪与援助问题耗时耗力,且人工成本和财政压力较大,比如部分重症、危重症患者出现了不可逆转的生理疾病,出院后将面临长期甚至终身的治疗与恢复,而治疗周期长、费用高,合理制定并长期落实相关的保障援助政策存在较大困难。

从患者主观方面来看,许多后遗症患者出院后不仅存在生理疾病,在心理方面也存在较为严重的问题,可表现为将患病经历视为隐私问题、隐秘之痛,导致存在消极寻求援助的情况。

此外,对于后遗症与其他疾病的界定与区分存在一定难度,可能会出现保障界

---

① 天价账单曝光,治疗新冠肺炎要花多少钱[EB/OL]. [2020-07-11]. https://baijiahao.baidu.com/s?id=1661759435983560171&wfr=spider&for=pc.

② 钟南山.传染性非典型肺炎诊疗方案[C]. 中国中西医结合学会传染病专业委员会.第一次全国中西医结合传染病学术会议论文汇编.中国中西医结合学会,2006:508—528.

③ 谢海涛.新冠后遗症:隐秘之痛丨来自武汉新冠患者家庭的一手记录[EB/OL]. [2020-07-13]. http://news.sina.com.cn/o/2020-07-13/doc-iivhvpwx5083705.shtml.

限不清的情况。传染病疫情后遗症带来的生理和心理疾病虽然给许多患者带来重创,但有些后遗症症状其实并不是疑难杂症,与其他因素导致的疾病有一定的相似之处,故界定与区分也存在一定的难度。

二、购买相关商业保险转移风险力度不大及居民总体负担率较高

本书随机抽样调查了与传染病疫情比较相关的人寿险、医疗险、重疾险、意外险这4个商业保险险种的保障条款并根据缴费水平估算了相应的负担率,发现存在购买相关商业保险转移风险力度不大及居民总体负担率较高、居民知情程度和购买意愿较低等情况。

例如,根据相关报道中的情况来看,"一位新冠肺炎危重症患者在重症监护室住了几个月,每日固定药物费用的单项支出就已经达5 000多元,每日平均需要输两瓶单价425元的白蛋白和8瓶单价600元的丙球蛋白,人工肺ECMO机器开机5万元,转一天2万元,还有不可胜数的药物和人力,最终总费用高达112万元,而费用还在持续增加中"①,假设该名危重症患者在事前购买了中国人寿保险公司推出的国寿×××重大疾病保险(××××版),若被保险人为30周岁,选择该重大疾病保险的交费期间为20年,年交费金额约为9 840元,则其基本保险金额为196 800元,而根据中国人寿保险公司的相关公告,该名危重症患者仅获得中国人寿保险公司一次性给予的基本保险金额的25%的保险赔付金即49 200元,而在医保基金和财政补贴范围之内能否全数覆盖尚不得而知。

尽管上述假设是基于对该名危重症患者的医保基金和财政补贴覆盖了大部分费用并且其购买了相关商业保险的乐观情况,相关商业保险赔付的金额49 200元对比报道时显示而且在持续增加中的112万元来看是远远不够的,故相关商业保险对于传染病疫情感染损害的风险保障程度不高。此外,部分面临高昂的个人负担部分费用的重症、危重症、伴随后遗症患者并没有在传染病疫情发生之前有预见性地购买相关的商业保险产品,或者已购商业保险产品对于所患传染病疫情没有覆盖的或追加的相应赔付条款。

上述问题的原因可以从三个角度进行分析。

其一,多数商业保险在针对相关传染病疫情感染损害进行赔付之前,对已由医保基金支付的费用和免赔金额进行扣除后再进行赔付,一定程度减少了个人通过购买商业保险对在"医保基金 + 财政补贴"的综合保障之外的个人风险的转移力度,尤其对于出院后的恢复和生活期间产生的后遗症所带来生理、心理治疗或保健费用以及丧失就业和劳动收入的风险,部分小额度的商业保险赔付只是杯水车薪。

① 天价账单曝光,治疗新冠肺炎要花多少钱[EB/OL].[2020-07-11].https://baijiahao.baidu.com/s?id = 1661759435983560171&wfr = spider&for = pc.

其二,根据我国居民人均可支配收入来估算相关商业保险险种的缴费水平及负担率发现,通过购买商业保险来转移传染病疫情感染损害带来的个人风险的门槛和居民总体负担率较高,尤其对于农村居民而言。在这种情况下购买商业保险转移风险的多数受惠人群并不是最应得到转移和保障的低收入群体,例如上文提及的某款重疾险存在"不论对于城镇居民还是农村居民来说,负担都比较重,尤其是对于农村居民而言,已经超过了2019年的人均可支配收入的一半"的情况。

其三,相关传染病疫情感染损害的保险险种仅在疫情期间紧急开发面市或作为原先购买的保险的临时附加条款,故相关保险险种的日常市场宣传推广不足以及居民购买保险转移风险的知识普及不足导致了居民对相关商业保险险种的购买意愿不高。大多数人对于常态化地购买恰当的商业保险产品去应对和转移非常态化的传染病疫情感染风险的意识比较淡薄。

三、以政府救助责任保险为例的试点险种精准化、规范化、规模化的问题待考验

虽然在相关传染病疫情感染损害的个人风险转移政策中,"政府救助责任保险"在部分地区试点取得一定的成果,但是假若相关政策规划不当,可能会出现部分人群重复保障而部分人群缺乏保障、弄虚作假骗保、保障力度不到位、地区之间保障不平衡等问题。

其实该问题的原因主要在于如何精准化定义和识别该保险险种赔付的受惠群体,如何规范化申购、核实、发放、反馈等保险流程,如何大面积、规模化地推广应用到全国范围等问题仍然需要进一步探索。

首先,政府救助责任保险是近年来部分地方政府新型试点的合作型保险险种,对于其与突发性公共卫生事件或传染病疫情感染相关的保险理应赔付的群体的定义与识别有待商榷;其次,对于居民主体申请购买、购买资格核验、地方财政补贴、救助情形产生、保险生效赔付、救助情况反馈等一系列流程的规范化,目前没有公开统一的机制;最后,由于全国范围内不同地方各级政府主体的财政能力和不同商业保险公司的机制与资格差异,短时间内该合作型救助保险险种仍将处于小面积、单一化的试点阶段。

第四节　传染病疫情感染损害的个人风险转移和保障机制的政策建议

首先,虽然我国已经实现了医保基金和财政补贴综合保障,但在这之外的个人

风险自担部分得到地方财政的适当补贴金额是有限的,并且由于地方财政放款可大可小和具体的政策覆盖面不一定很广,由于个人的经济状况不一样,这样的情况可能会导致部分人群产生因为负担较重而逃避和消极治疗,所以要在适度的财政压力下尽可能地承担所有的个人风险自担部分的费用,并逐步在全国实施普遍性的兜底的保障性政策。

其次,对于确诊或疑似患者,在住院治疗和观察期间,由于误工误时产生的工资和收入损失,对于确诊或疑似患病的个别经济困难和低收入者而言是雪上加霜,可以考虑由就职单位或地方财政针对性地筛查,并进行特定的补贴。

再次,由于传染病疫情感染产生的后遗症所带来的生理、心理治疗或保健费用以及丧失就业和劳动收入的风险,国家保障和民事赔偿有限,并且相关的赔偿政策仅在个别地区得到制定和发布,所以可以通过地方政府的试点而后推广,由中央定调形成一个全国普遍性的对后遗症患者的救援救助和后续关爱,不要形成对于传染病疫情感染的后遗症患者不闻不问的局面。

并且,有关个别人群购买商业保险来转移传染病疫情感染损害的个人风险的情况,通过上述测算发现人寿险的购买群体一般是在年可支配收入远高于平均水平的较为富裕的群体当中,医疗险对于总体居民的个人负担率尚且处于合理水平,但是对于没有社保的农村居民而言负担不小;重疾险对于城镇居民和农村居民而言,负担都比较重;意外险对于两者都属于可负担范围,同时由于意外险人均费用比较小,对于有工作单位的居民可以采取在合理的成本核算之下,由用工方出资为职工统一购买与传染病疫情感染损害相关意外险的方案。综合上述情况,在我国通过购买商业保险转移传染病疫情感染损害的个人风险的情况尚未普及且针对人群有限,建议政府部门、公益组织协同商业保险公司对通过购买保险来转移相关风险的意识进行宣传、普及,并开发出针对该种疫情的特殊险种,通过调研目标人群的收入水平和风险项目以较为合理的定价面向市场,从而使得可购买人群的覆盖面扩大。

最后,部分地区政府试点救助责任保险得到了非常好的反响,实施过程也较顺利,可以考虑在后续大片区域进行新的推广,并且到后期经验成熟后大面积推行,乃至全国覆盖性地实施。

第十二章　突发公共卫生事件中医务及相关人员履职感染的工伤责任风险转移政策研究

第一节　突发公共卫生事件的危害及风险特性

一、突发公共卫生事件的危害

突发公共卫生事件是指突然发生，造成或者可能造成社会公众健康严重损害的重大传染病疫情、群体性不明原因疾病、重大食物和职业中毒以及其他严重影响公众健康的事件，[①]比如2003年的"非典"疫情和2020年的新冠肺炎疫情。突发公共卫生事件的出现可能会给社会群众生命健康、企业生产、社会政治经济稳定等带来许多不利影响，造成严重损害。

突发公共卫生事件的危害主要有以下方面。一是导致社会群众的身体健康和生命严重受损。比如2003年的"非典"疫情，大部分成人患者在感染后短期内即发展为肺炎，甚至出现 ARDS 和多器官功能衰竭。[②] 2020年的新型冠状病毒感染的肺炎，主要侵害患者的呼吸道，可能导致患者呼吸衰竭而死，危重病例甚至会导致多器官功能衰竭而死亡。

二是造成心理伤害。面对突发的公共卫生事件，人们可能发生心理失衡现象，导致社交退缩、生活常规改变。各种各样的应激性不适症状持续数月或数年，甚至可能会发展为创伤后应激障碍。尤其是确诊患者和一线医务人员，更容易产生焦虑、无助等一系列的心理应激反应。

三是造成严重经济损失。直接经济损失包括应急处置费用，指挥协调费用、疾病预防控制费用、医疗救治费用、卫生监督费用等。医疗救治费用含国家报销部分和其他自负的部分，对于治疗新冠肺炎的医疗费用，新冠肺炎确诊患者和疑似病例的医疗救治费用由国家承担。2020年2月7日，国家明确了患者治疗费用：对确诊患者个人负担费用实行财政兜底，中央财政补助60%，余下40%由地方政府统

---

① 国务院.突发公共卫生事件应急条例(中华人民共和国国务院令第376号)[R].2003.

② 医学教育网.传染性非典型肺炎临床表现[EB/OL].[2020-07-11].https://www.med66.com/zhongxiyiyishi/fudaopeixun/qi2001025051.shtml.

筹,对疑似患者,由就医地制定财政补助政策,中央财政视情况给予适当补助。[①]间接经济损失既包括经济活动量下降造成的经济损失,即因停工、停产、卫生检疫等对工业、农业和服务业造成的经济损失,又包括不稳定造成贸易成本上升产生的损失。

二、突发公共卫生事件的风险特性

(一) 突发公共卫生事件的突发性

突发公共卫生事件的突发性表现在突然发生,并且需要紧急处理。突发公共卫生事件的发生往往是偶然的、没有征兆的,人们很难准确预测和及时识别事件真实发生的时间、地点、危害、规模和发展趋势,难以及时预防,这就导致需要对事件进行紧急处置和控制干预。

2020 年初新型冠状病毒肺炎疫情在湖北武汉的暴发就带有明显的突发性、偶然性,[②]所以无法预测,一开始也不了解这种新病毒的危害、传播途径和治疗方法等,这些都加大了疫情防治控制的难度。在全球化的时代背景下,我们以为自己远离了风险的源头,但病毒的传播很多时候是潜在的、隐蔽的,在不知不觉中,风险已经逼近,人们却没有感知到,使人措手不及。此外,这种未知传染病的发生很可能带来一系列连锁反应、非常态的变化,这就意味着我们面临着许多新的未知挑战。

(二) 突发公共卫生事件的高传染性

突发公共卫生事件的高传染性是指该类事件发生后,在短时间内可通过一定的途径进行传播,造成大范围人群的感染与死亡。在已知的传染性突发公共卫生事件中,严重急性呼吸综合征、中东呼吸综合征和新型冠状病毒肺炎,均为冠状病毒导致的高传染性病毒性肺炎。[③] 从病毒传染性指数来讲(即一名病毒感染者在患病期内平均传染的人数),根据 2003 年数据,SARS 共造成中国 4 698 人感染、全球确诊 8 069 人,死亡 774 例,经过测算,SARS 传染性指数接近 2;2015 年 5 月世界卫生组织公布的数据显示,全球累计实验室确诊感染 MERS 病例共 1 139 例,其中死亡 431 例,病毒传染指数为 1.5;新型冠状病毒肺炎病毒传染指数为 3,世界卫生组织公布的新型冠状病毒的 R0 估计值为 1.4—2.5。新冠病毒具有更高传染性的原因还在于可通过多途径进行传播。从 2019 年 12 月武汉发现第一例新冠肺炎病例开始到 2020 年 1 月中旬感染总数在 60 例左右,但一周之后感染病例已超过

---

① 2020 年 2 月 7 日国务院应对新型冠状病毒感染的肺炎疫情联防联控机制举行新闻发布会。

② 涂端玉.新型冠状病毒来袭药企"保供不提价"[EB/OL].[2020-07-11]. http://sc.people.com.cn/n2/2020/0122/c345167-33738773.html.

③ 霍记平,高婉丽,赵志刚.孕产妇高传染性病毒性肺炎的药物治疗方案选择[J].临床药物治疗杂志,2020,18(04):66—71.

4 500 例。从以上数据可以看出,新冠肺炎具有很高的传染性。

(三)突发公共卫生事件的复发性

突发公共卫生事件的复发性是指已治愈的患者有重新感染的可能性,疫情在受到初步控制的情况下也可能再次因此而复发,甚至可能长期存在。

2020 年 4 月 14 日,哈佛大学流行病学教授 Marc Lipsitch 与哈佛大学免疫与传染病学教授 Yonatan H. Grad 在《科学》(Science)杂志发表了最新的研究。预计新冠病毒在这波大流行之后,在 2020 年甚至今后的冬季将会再度暴发。[1] 并且这样的冬季高峰可能与流感高峰同时发生。哈佛大学学者的研究还表明,就算肺炎疫情有明显消除的迹象,仍需要继续监测新冠病毒,因为其很有可能卷土重来,再度传播。4 月 22 日世界卫生组织总干事谭德塞作出判断,新冠肺炎病毒将与我们长期共存,很容易出现复发。[2] 此外,无症状感染者也能传播病毒,这也导致新冠肺炎更加难以控制。未来两年内,疫情随时都可能发生周期性反复,给医疗保健系统、社会企业等带来巨大压力和挑战,我们必须对此做好准备。

第二节　履职感染的雇主归责

突发公共卫生事件具有突发性、高传染性和复发性的风险特性,如果发生重大传染病疫情,医护及相关工作人员在履行工作职责,参与疫情救治、防控工作时,就面临着很大的感染风险,其他行业的劳动者也可能因工作原因感染传染病,由此产生了关于感染传染病的工伤认定问题。

工伤亦称因工负伤,是指职工因工作遭受事故伤害或者患职业病。虽然《工伤保险条例》详细规定了应当认定为工伤和视同工伤的情形[3],但是在发生突发公共卫生事件期间,医护人员及相关工作人员因参与传染病的救治与防控工作而感染、企业职工上下班途中感染、工作期间因执行公务而感染等情形能否认定为工伤,以及认定或不认定为工伤的法律依据,是否应该将新发现的传染病列入职业病目录,相关法规条例是否还需要修订完善,这些现实问题还需要解决。

针对 2020 年初突发的新冠肺炎疫情,为保障医护及相关工作人员利益,国家出台了相关文件以明确医护及相关工作人员的工伤认定条件。从国家出台的相关

---

① Kissler Stephen M, Tedijanto Christine, Goldstein Edward, Grad Yonatan H, Lipsitch Marc. Projecting the transmission dynamics of SARS-CoV-2 through the postpandemic period[J]. Science (New York, N.Y.), 2020, 368(6493).

② 袁幽薇.努力转危为机方能应对疫情常态化[EB/OL].[2020-04-28]. http://opinion.china.com.cn/opinion_79_221479.html.

③ 《工伤保险条例》第十四条和第十五条。

文件名称,可以发现履职感染的定义为"因履行工作职责感染"。但文件对象只有医护及相关工作人员,除了医生和护士,相关工作人员包括能够参与疫情管理、履行职责的在医院一线的护工、在医院参与一线防治的一些辅助人员,所以能不能将工伤认定的范围扩大到全体职工还需要具体问题具体分析。按照履职感染的主体为分类依据,履职感染的定义有广义和狭义之分,广义的履职感染指包括公司、企业、生产单位等各行各业的职工在履行工作职责时感染;狭义指公职人员的履职感染。本书所指履职感染是广义的履职感染,除了医护及相关工作人员,也包括其他行业从业人员的履职感染。

传染病类突发公共卫生事件中,除了普通被感染的民众,因履职感染者也不在少数,尤其是医护及相关工作人员被感染的概率更大。医护及相关工作人员履职感染由国家文件规定认定工伤,其他行业的从业人员履职感染多数地区不进行工伤认定,但也有少数地区规定认定工伤,如抗击疫情的志愿者、一般工作场所职工。

下面分类总结不同行业的履职感染的责任归属情况,即工伤认定情况。

一、医护及相关工作人员履职感染认定工伤

2020 年 1 月 23 日,人力资源社会保障部、财政部和国家卫生健康委联合发布了《关于因履行工作职责感染新型冠状病毒肺炎的医护及相关工作人员有关保障问题的通知》(人社部函〔2020〕11 号),明确规定:"在新型冠状病毒肺炎预防和救治工作中,医务及相关工作人员因履行工作职责,感染新型冠状病毒肺炎或因感染新型冠状病毒肺炎死亡的,应认定为工伤,依法享受工伤保险待遇,已参加工伤保险的上述工作人员发生的相关费用,由工伤保险基金和单位按工伤保险有关规定支付,未参加工伤保险的,由用人单位按照法定标准支付,财政补助单位因此发生的费用,由同级财政予以补助。"[①]所以在这次新冠肺炎的预防和救治工作中,医护及相关工作人员若符合在工作时间和工作场所内,因工感染新冠病毒肺炎或因工感染死亡的,应当认定为工伤。天津、重庆、浙江、广东、厦门等省市也出台了相关通知,明确履职感染的医护人员及相关工作人员应当认定为工伤,依法享受工伤保险待遇。

二、其他行业从业人员履职感染是否认定工伤

《工伤保险条例》第十四条第(一)项规定,"职工在工作时间和工作场所内,因

①　人力资源社会保障部,财政部,卫生健康委.关于因履行工作职责感染新型冠状病毒肺炎的医护及相关工作人员有关保障问题的通知[EB/OL].[2020-07-11].http://www.gov.cn/zhengce/zhengceku/2020-01/23/content_5471922.htm.

工作原因受到事故伤害的,应当认定为工伤"①。《工伤保险条例》第十五条第(二)项还规定,"员工在抢险救灾等维护国家利益、公共利益活动中受到伤害的视同工伤,按照工伤保险条例规定享受工伤保险待遇"。② 因此,疫情期间,在志愿活动中感染新冠肺炎的员工是可能被认定为工伤的,具体要看各省市的规定。例如《厦门市新型肺炎疫情防控期间企业劳动关系调整与工资支付政策指引》第五条第(二十二)项:"企业职工在提供志愿活动中感染疫病或受到其他伤害,应按在抢险救灾等维护国家利益、公共利益活动中受到伤害的情况视同工伤,按照工伤保险条例的有关规定享受工伤保险待遇"。③

对于其他劳动者感染是否认定为工伤,各地差异较大、尚不明确,多个省市将认定工伤的范围限于医护及其他从事新冠肺炎疫情防控的工作人员,不包括其他劳动者,如浙江省舟山市。但是根据《工伤保险条例》第十四条第(五)项规定,职工因为工作外出,由于工作原因受到伤害或者发生事故下落不明的,应当认定为工伤。所以,部分地区如厦门市、广东省和河南省规定,职工如果被雇主派往疫情地区工作而感染,属于视同工伤的情况。重庆市则明确规定,"非医护及相关工作的劳动者在工作期间确因工作原因感染新冠肺炎,认定为工伤的,人民法院依法予以支持"。④ 浙江省规定,劳动者在疫情防控期间因履行工作职责而感染新冠肺炎的,应认定为工伤。⑤

对各地区履职感染的工伤保险条例等政策文本进行检索后,整理出如表 12-1 的各行业从业人员的雇主责任大体归责情况。

表 12-1　各行业从业人员雇主责任归责情况

行业	认定工伤	不认定工伤
医护及相关人员	全国	无
志愿者	厦门	尚不明确
其他行业从业者	重庆、浙江、厦门、广东、河南	浙江省舟山市

---

① 《工伤保险条例》第十四条。

② 《工伤保险条例》第十五条。

③ 厦门市人社局.关于发布厦门市新型肺炎疫情防控期间企业劳动关系调整与工资支付政策指引的通知[EB/OL].[2020-07-11].http://hrss.xm.gov.cn/xxgk/zfxxgkzl/zfxxgkml/qtxx/gzsr/202004/t20200407_2437020.htm.

④ 重庆市高级人民法院.关于为依法防控疫情与经济社会平稳发展提供司法保障的意见[EB/OL].[2020-07-11].https://www.thepaper.cn/newsDetail_forward_5986830.

⑤ 浙江省财政厅、省人力社保厅、省卫生健康委.关于做好新型冠状病毒感染的肺炎疫情防控有关人员工作和生活保障的通知[EB/OL].[2020-07-11].http://www.zj.xinhuanet.com/2020-01/26/c_1125503074.htm.

第三节 突发公共卫生事件中雇主责任风险转移机制存在的问题及原因分析

我国现有的雇主责任风险转移形式主要有：法定工伤保险、部分地区实行的补充工伤保险、针对高危行业的安全生产责任保险、雇主责任。各类保险和制度设计虽然在一定程度上起到了转移企业用工风险的作用，但是在推广过程中以及实施效果上，还存在一些问题。

一、雇主责任风险转移机制存在的问题

(一) 保险覆盖范围有限，无论是强制性的工伤保险还是雇主责任险，都存在覆盖范围不全的问题

《2019 年度人力资源和社会保障事业发展统计公报》数据显示，2019 年末全国就业人员 77 471 万人，其中城镇就业人员 44 247 万人，全国农民工总量 29 077 万人，年末全国参加工伤保险人数为 25 478 万人，其中参加工伤保险的农民工 8 616 万人。[①] 可以发现，和总就业人员相比，参与工伤保险的人数还是较少的。作为社会保险的一部分，工伤保险虽通过立法强制实施，但在我国覆盖范围有限，参保人数还需要进一步扩大。尤其是流动性较强的农民工，很多建设工人没有被纳入工伤保险制度中，而这些人也恰好是工伤的高发人群，不对这部分人投保，企业将面临很大的用工风险，也无法保障劳动者权益。

我国的雇主责任险也面临投保率不高的问题。从保费收入来看，2019 年我国保险业原保费收入达 4.26 万亿元，其中财产险保费收入占 27.3%，人身险保费收入占 72.7%，相较全球以及美国的人身险比重，我国保险的险种结构整体失衡，财产险比重较低，且财产险中的责任险比重更低，仅占财产险保费收入的 6.46%。[②] 所以我国的雇主责任险相较于国外，发展规模还是相对较小的，雇主责任险投保率过低。

(二) 工伤保险和商业责任保险互补性不强，没有充分转移风险

虽然现在企业有工伤保险、补充工伤保险、安全生产责任保险、雇主责任险等多种转移风险的方式可供选择，但各类保险在保障范围方面，多有重合的地方，并不是完全互补的关系，没有真正地扩大对雇员的保障范围，发挥其应有的风险转嫁功能。工伤保险遗漏了部分雇主责任风险，但其他风险转移方式也没有分担这部

---

① 人社部.2019 年度人力资源和社会保障事业发展统计公报[EB/OL]. [2020-07-11]. http://www.mohrss.gov.cn/SYrlzyhshbzb/zwgk/szrs/tjgb/202006/t20200608_375774.html.

② 王向楠,郭金龙.我国财产保险公司经营状况分析：2006—2015 年[J].保险研究,2017(03)：3—15.

分的风险。此外,工伤保险、安全生产责任保险、雇主责任保险等保险责任重复,重复保险也只是增加了企业的保险费用支出,并没有实现风险的全部转移。

(三)雇主责任保险的保险责任部分缺失

雇主责任保险主要是负责雇员患与从事职业相关的职业病所导致的伤残经济赔偿责任,但在实务中,不同行业、工种的职业病风险不同,在一些患职业病风险较大的行业、工种领域,部分保险公司会为避免理赔风险,在保险合同中将部分高风险职业病列为责任免除条款内容。①

雇主责任保险本质上是商业保险,非常注重降低或避免理赔风险,所以雇主责任保险和工伤保险的责任划分标准、判断依据不一样。比如员工在上下班路上发生交通事故,依据《工伤保险条例》用人单位需承担相应的赔偿责任的,但在很多雇主责任保险中,保险合同都不会将交通事故这一情形列入,通常只能通过附加险的方式进行承保。再比如,《工伤保险条例》中视同工伤的一个情形是,员工在工作期间突发疾病死亡或 48 小时内抢救无效死亡,但有些雇主责任保险合同将 48 小时缩短为 24 小时,以此来降低理赔概率。

总之,雇主责任险的商业本质,导致雇主责任险在保险责任上的规定和工伤保险存在差异,很有可能出现雇主应当赔偿,而雇主责任保险不承保的情况,雇主的用工风险依然存在。

二、雇主责任风险转移机制存在问题的原因分析

雇主责任风险转移机制还存在一些问题,究其原因,主要有以下几个方面。

(一)企业社保负担重,试图规避缴纳负担

中国企业的社保缴存比例高,社保负担较重。以北京市为例,北京市企业单位承担的总社保费率接近 30%,个人缴费比例为 10.2%,也就是说企业的人工成本是员工工资的 1.3 倍,企业的社保负担较重。② 根据 2018 年世界银行发布的 2017年全球企业综合税率排行,中国综合税率为 67.3%,排名第 12 位,社保税负排名第2 位,可见中国企业的社保负担很重。另外,2018 年 7 月,中共中央办公厅、国务院办公厅印发《国税地税征管体制改革方案》,明确从 2019 年 1 月 1 日起,将基本养老保险费等各项社会保险费交由税务部门统一征收。③ 实行捆绑缴费,企业必须同时缴纳各项社会保险费,这在客观上进一步加重了企业的缴费负担,提升了企业

---

① 杜雨薇.试论我国雇主责任保险的制度构建[J].江西金融职工大学学报,2010,23(04):17—19.

② 北京市社会保险基金管理中心,北京市医疗保险事务管理中心.关于 2020 年度各项社会保险缴费工资基数上下限的通知[EB/OL].[2020-07-11].http://rsj.beijing.gov.cn/csibiz/improtant/news/202007/t20200717_1951113.html.

③ 中共中央办公厅,国务院办公厅.国税地税征管体制改革方案[EB/OL].[2020-07-11].http://www.gov.cn/xinwen/2018-07/20/content_5308075.htm.

的经营成本,尤其是对中小企业影响很大。所以为了减轻负担,部分企业就不愿意参与工伤保险。

(二)部分用人单位的参保意识不强

一方面,国内一些企业缺乏风险意识,意识不到分散和转移风险的重要性,风险意识薄弱,甚至为了追求经济效益,存在侥幸心理,选择不缴、欠缴工伤保险费或少报参保人数,规避社会责任。另一方面,一些企业对责任保险的认知程度不高、认识不足。员工受到人身伤害后,工伤保险先行赔付,当实际应赔付的金额高于工伤保险赔偿额时,雇主责任保险才会部分补偿其差额,使得多数人认为雇主责任保险没有用或者作用很小,而工伤保险是强制投保的,雇主责任险遵循自愿投保的原则,所以很多企业就只参与工伤保险,不主动投保雇主责任险。而现在雇主责任保险的保障范围有限,赔偿额度较低,风险转移效果不理想,这也会导致雇主责任保险的投保率不高。倘若投保人数过少,无法形成规模效应,保险公司收益不高,保险公司的经营意愿也会降低。

(三)雇主责任险的产品设计单一,难以满足企业完全分散风险的需求

我国现行的雇主责任保险产品同质性较强,内容都是大同小异,主要保险责任、保障范围、赔偿限额和方式等基本相同。然而不同行业、不同工种领域的职业伤害风险是不同的,不同地区的风险种类、消费水平也存在差异,保险公司却并没有根据企业客户的需求、特点开发产品,精细化条款设计。现在市场上各家财产险公司的保险产品的条款内容差异性小,个性化程度低,可供企业选择的保险产品种类少。比如在建设工程领域,建筑工程行业的安全生产事故高发,职业伤害责任风险较大,理应对应高费率,但对于其他低风险的行业采取统一的费率标准,这显然是不合理的。只有针对不同市场的不同客户群体、不同保险需求,明确保险公司自身的目标客户群和优势,才能促进雇主责任保险市场的长远发展。

第四节 突发公共卫生事件中雇主责任风险转移机制完善建议

一、完善工伤保险制度

继续普及推广工伤保险,适度扩大其覆盖面。现行的工伤保险条例规定"职工"是工伤保险的适用对象,并没有将非正式用工、临时性用工包括在内,针对这类人员的用工风险没有转移。在此次疫情期间,中央明确规定了工伤保险的对象仅限于医护及相关工作人员,但是对于那些直接或间接从事疫情防控的工作人员,如

社区工作人员、志愿者、物流运输人员等,有些被忽略了。虽然《工伤保险条例》第十五条规定"在抢险救灾等维护国家利益、公共利益活动中受到伤害的情况视同工伤",①部分省市也是按视同工伤执行的,但各地区在实施的具体细节上并不一致。此外,《工伤保险条例》规定了视同工伤 48 小时时限,此规定在具体执行中存在问题,引起了很多人的争议,建议全国人大法工委、人力资源和社会保障部、全国总工会、专业权威的相关医疗鉴定机构、工伤认定机构、法律专家展开调查研究,适当调整视同工伤死亡认定的时间,进一步完善工伤保险制度。

二、建立工伤雇主责任的经纪机构,为企业搭配不同险种,实现风险的全转移

建立专门针对工伤雇主责任的保险经纪机构,为企业搭配不同险种,实现风险的全转移。现在各保险公司推出了许多转移用工风险的保险产品,但是有些产品并没有起到风险转移作用。找专业的保险经纪机构,可以为客户评估风险,提供专业意见,有效实现雇主责任风险的全转移。还可以根据客户实际需求规划风险解决方案,拟定投保方案,避免不必要的保险费支出,有效降低企业购买保险的经济成本。

三、完善雇主责任险发展,发挥商业责任保险的互补作用

法定的工伤保险没有办法完全转移职业伤害风险和雇主的用工风险,可以通过发展雇主责任险弥补工伤保险的缺陷。在实际操作上,雇主责任险的责任划分标准、保险范围、保险期限、赔偿标准等的设计应当和工伤保险实现互补,对保险条款进行适当调整和优化。同时,商业保险公司应该找准定位,明确真正的市场需求,突出自身特点和优势,强调对工伤保险不负责承保的责任风险进行有选择的承保,与工伤保险形成互补关系。

四、设立赔偿基金作为直接赔偿的替代方式

设立专项赔偿基金用于大规模工伤事故的赔偿,可以有效减轻特殊事故中雇主的经济负担。比如突发公共卫生事件中,企业复产复工,员工面临着很大的感染风险,企业也面临着很大的责任风险,如果员工大规模感染,就可以启动赔偿基金。

---

① 《工伤保险条例》第十五条。

第十三章　突发公共卫生事件下住房保障政策比较与创新研究

第一节　我国住房保障政策内容体系现状

一、我国住房保障政策的历史变迁

中华人民共和国成立以来,我国住房保障制度经历了一个漫长且艰难的发展历程。伴随着经济制度由计划经济转向市场经济,我国住房保障政策的演化变迁呈现出自上而下的渐进式改革特点,大体可分为以下四个阶段。

(一)完全福利分房阶段:1949—1978年

中华人民共和国成立之初,我国各项事业都处于起步和恢复阶段。在此背景下,我国实行的是具有完全福利性质的公有住房实物分配制度。当时的住房来源主要为两类,一类是基于旧政府遗留房产、列强各国在华房产、地主和官僚资本家等私房的接管房产,另一类是由政府财政以及企事业单位的福利基金出资的新建公房。新建公房是单位的固定资产,纳入固定资产的投资计划。

该阶段的主要特征为:第一,几乎完全由国家基本建设资金注资建设新房;第二,单位是住房需求主体,住房分配作为企业内部福利;第三,居民无偿或低租获得住房,单位分配时将劳动的职位和职称高低、工龄、年龄以及劳动者的家庭人口数作为分配准则。在这种模式下,政府面临着沉重的负担。同时,住房分配作为企业福利之一,由于各单位效益不均,不同企业职工的住房条件苦乐不均,且单位内部也存在各种分配不公问题。

(二)有计划的住房商品化阶段:1978—1998年

随着城市人口的不断增长,人们面临着缺房严重、人均居住面积减少的问题,福利分房制度失效。伴随着经济机制转轨,我国住房保障制度开始向市场化探索,在此过程中实施了较为密集的试点政策,呈现出福利分房和住房私有化共存的状态。

1. 全价售房试点

1979年至1982年,西安、柳州、梧州和南宁开始试点实施全价售房。那时新建住房土建成本价为每平方米 150 元左右,职工 10 年到 12 年的工资之和大约可以购买一套住房。1980 年,《全国基本建设工作会议汇报提纲》发布,公房出售政策被推广到全国各个城市。但是,全价售房面临着两个困境:一方面大多数职工收入低,买不起住房;另一方面由于存在无偿无期限的租房,出售的房屋对于职工来说根本没有吸引力。

2. 补贴售房试点

为了鼓励公民购买公房,1982 年起开始实施补贴售房,首先在郑州、常州、四平和沙市进行试点。补贴售房的特点在于购房费用由个人、单位、政府共同承担,又称为"三三制"。在此情况下,一般家庭购买一套新建住房大约需要支付两年的收入,购房成本大大降低。但是,补贴售房明显提高了地方政府和单位的负担,结果遭到了很多单位的抵制。同时,低租无偿使用仍然存在,居民买房意愿很低。

3. 提租补贴试点

随着改革的推进,我国政府开始意识到仍将房租维持在福利分房时期并不能解决实际问题。对此,从 1986 年起开始实行"变住房实物分配为货币分配,通过提高租金促进售房"[①]的政策,并在常州、唐山、蚌埠和烟台四地开始试点。提租补贴政策按折旧费、维修费、管理费、投资利息、房产税五项因素来计算租金,同时按质计价鼓励买房。但到 1988 年下半年,由于通货膨胀等因素,提租补贴终止。

4. 提租不补贴和住房公积金试点

提租补贴终止后,"小步提租不补贴"政策提上日程,于 1990 年在北京等地开始试点。之后的全国第二次房改工作会议上,以"提租不补贴"为核心的租房政策得到明确,同时会议指出要优惠出售公有住房以及鼓励集资建房和合作建房。1991 年,上海市开始实行住房公积金试点,是以新加坡的公积金制度作为参考。[②]此后,住房公积金制度在全国范围内推行,我国的住房保障体系以实物福利分配为特点逐渐转变为以货币工资分配为特点。

5. 双轨制时期

住房公积金制度建立,经济适用房和商品房成为我国住房供应体系中最主要的组成部分。经济适用房面向的群体为中低收入家庭,具有社会保障制度的住房安排,而商品房则面向高收入家庭,价格更高。在双轨制时期,住房金融的发展受到重视,住房信贷体系中政策性和商业性并存。此外,房地产交易、房屋维修等相关政策不断完善。

---

① 国务院.关于印发在全国城镇分期分批推行住房制度改革实施方案的通知[EB/OL].[2020-07-11]. https://www.110.com/fagui/law_1187.html.

② 双叶财经.公积金使命已完成,改革迫在眉睫,或再次仿照新加坡模式[EB/OL].[2020-07-11]. https://baijiahao.baidu.com/s?id=1667024036180930947.

这一阶段,我国的住房保障制度开展了积极的市场化调适,非商品化住房向着社会化转变,虽然成效有限,但为之后的改革奠定了坚实基础。同时,公积金制度和经济适用房的提出推动我国住房保障制度改革进入一个崭新的阶段。

(三)住房市场化时期:1998—2003 年

随着改革开放的不断深入,收入分配格局发生变化,社会经济制度呈现多种经济成分共存的特点。居民的收入水平不断增长,消费层次也不断扩大。国务院1998 年 7 月颁布的《关于进一步深化城镇住房制度改革加快住房建设的通知》标志着我国住房政策由实物福利分房正式转向了市场化。这份文件指出,要建立多层次的住房供应体系以满足不同收入人群的住房需求,即为低收入人群提供廉租房,中低收入人群提供经济适用房,其他高收入人群可购买、租赁市场价商品住房。[①] 在中央文件颁布之后,各省市也积极实行住房补贴措施以推动住房分配货币化发展。

1999 年,《住房公积金管理条例》出台,住房公积金制度进入法治化、规范化发展道路。2003 年,《关于促进房地产市场持续健康发展的通知》颁布实施,为"促进消费,扩大内需,促进经济发展",住房市场不断完善,市场在资源配置中的基础性作用逐渐扩大。在多样化的供应体系中,福利分房时期被抑制的消费潜力也立刻释放出来,多数人通过商品房和经济适用房解决了自己的住房问题。

该阶段以住房分配货币化为中心,实现了住房市场化的历史性转变,是城镇住房条件改善最快的时期[②]。在此过程中,住房投资结构得以调整,各项住房制度得以发展完善。

(四)住房宏观调控时期:2003 年至今

住房制度走向市场化之后,住房消费结构全面升级,房地产成为经济增长的新引擎。但由于住房投资逐利性的抬头,房价呈现快速增长趋势,打破了与住房刚需之间的平衡。为解决住房市场凸显的结构性矛盾,政府出台了一系列宏观调控政策以保持房地产市场健康稳定发展。调控政策的重心也伴随着政策效应和市场实情持续调整。2003 年至 2006 年期间,以征收营业税、所得税为核心政策,2006 年至 2008 年期间,相关部门紧密出台以信贷差异化、加息加准为政策内容的新旧"国五条""国八条""国九条",2009 年之后,又提出了限贷、限购、征收房产税、限售等措施。

在住房保障方面,可具体划分为以廉租住房保障制度为主和以公共租赁住

---

① 国务院.关于进一步深化城镇住房制度改革加快住房建设的通知[EB/OL]. [2020-07-11]. https://law.lawtime.cn/d620701625795.html.

② 钟荣桂,吕萍.我国住房保障制度的变迁、政策范式与展望[J].现代经济探讨,2017(04):10—14.

保障制度为主两个阶段①,廉租房的保障对象逐渐扩大。同一时期,经济适用房制度也得到调整,与廉租房政策实现有效对接。

2010 年之后,我国住房保障制度以廉租房、公共租赁住房、经济适用房、住房公积金制度为主的住房保障体系基本形成。

二、我国现行的住房保障体系

(一) 廉租房制度

1999 年颁布的《城镇廉租住房管理办法》确立了廉租房制度的基本框架。廉租房面向城镇最低收入家庭,指以租金补贴或实物配租的方式向最低收入家庭提供低廉租金的普通住房②。廉租房的产权归国家所有,困难家庭通过与政府签租赁合同获得房屋使用权。廉租房的补贴方式包括了实物和货币两种,其中以实物补贴为主。在目前的廉租房供应体系中,廉租房的房源包括现有公有住房、收购的旧房、空置商品房、新建廉租房、腾退的公房和社会捐赠住房等③。

(二) 公共租赁房制度

公共租赁房适用于不能承担商品房和经济适用房,又不符合廉租房条件的"夹心层"人群,主要是中低偏下收入者、新从业者和外来务工人员。与廉租房相似,公共租赁住房的房屋所有权归政府或其他公共部门所用,符合条件的人员可以以低于租赁市场的价格租赁房屋。公共租赁房的补贴方式同时也包括实物配租和货币补贴。

(三) 经济适用房制度

经济适用房是具有保障性质的商品房,具有经济性和适用性等特征,其经济性体现在住房价格低于普通商品房,能够满足中低收入家庭的需求,适用性体现在住房设计和建筑标准侧重于发挥房屋本身的使用价值,房屋的性价比较高。1991年,为了更好地解决无房家庭和住房困难家庭的住房问题,国务院提出了大力发展经济适用商品房的要求。经济适用房用地一般采用行政划拨,建设原则是保本微利,有助于完善我国城镇住房保障制度,解决中低收入家庭住房问题。

(四) 住房公积金制度

住房公积金由单位和职工共同存缴,是实行专户管理的长期住房储蓄。住房公积金制度是具有金融特征的政策性住房安排,产生于我国城镇住房改革历程中并随着住房改革的深化而不断发展。我国的住房公积金制度参考了新加坡,1991

---

① 钱小利.住房保障制度演进轨迹与现实响应:解析一个实例[J].改革,2012(11):91—97.

② 建设部.城镇廉租住房管理办法[EB/OL].[2020-07-11].http://www.doc88.com/p-3905549912172.html.

③ 冯宗容.廉租房运作机制评析及创新[J].经济体制改革,2002(03):160—164.

年在上海开始试点。1993 年,公积金制度已推广到全国 26 个省、自治区、直辖市。1998 年,实物福利分房制度彻底结束,意味着全面推行住房公积金制度。1999 年,《住房公积金管理条例》的颁布标志着住房公积金制度进入法治化发展道路。后来,住房公积金的存缴范围不断扩大,住房公积金的资金规模也越来越大,对于住房市场的调节功能越来越突出。住房公积金的主要用途在于为职工提供购房资金,在各地的探索创新中其保障性不断增强。住房公积金是我国住房分配货币化的主要形式,促进了住房资金的筹集与融通,是城镇居民住房保障的重要组成部分。

第二节　突发公共卫生事件下住房公积金政策比较和创新

一、突发公共卫生事件下住房公积金政策国际比较和创新

住房公积金制度是我国唯一一项具有金融特征的政策性住房制度,其形成和发展借鉴了很多国家的先进经验。在不同国家,发挥相同功能的住房政策具有不同的名称。在这一部分,我们统一比较突发公共卫生事件下不同国家政策性住房金融制度的应对策略。

(一)扩大使用范围

新加坡 1955 年建立的中央公积金制度在世界各地被广泛知晓,有鲜明的强制储蓄特征。最初,新加坡建立中央公积金制度是为了解决大多数中小企业雇员的养老问题,现在已包含了养老、医疗、住房、教育、家庭保护等多方面。在突发公共卫生事件下,新加坡中央公积金中的医疗账户作用将会得到更大的发挥,可以用于支付雇员本人以及配偶、子女、父母、祖父母和兄弟姐妹在公立医院、政府准许的部分私立医院、康复中心和透析中心等医疗机构中产生的医疗费用。另外,在医疗账户基础上推出的健保双全计划和保健基金计划能够减轻雇员的大病医疗负担以及为无法支付医疗费用的患者实施医疗救济。同时,新加坡公积金主要由雇主和雇员共同负担,雇员的收入低于一定水平时则可以免缴公积金。在突发公共卫生事件下,新加坡政府还会根据经济情况下调公积金的缴费比例以减轻雇员和雇主的压力。

(二)提供贷款援助

英国在住房保障上有以互助合作为理念的建房合作社制度,其中发展最大的是全英建房合作社。建房合作社的特点在于通过强制储蓄、政府支持和内部资金封闭运行来为会员提供低息的住房贷款。在突发公共卫生事件下,英国的全英建

房合作社会推出专项贷款援助,一方面增加信用卡透支额度帮助会员平稳度过收入减少期,另一方面阶段性降低透支利率帮助会员减轻经济负担。

在德国,居民可以与政府组建的住房储蓄银行签订合同,通过先存后贷的方式购买住房。居民在满足一定的储蓄条件时即可享有申请贷款的权利。政府会对居民的储蓄进行奖励,并在居民贷款买房时给予一定的购房奖励。住房储蓄制度可以实现存款和贷款的金融闭环,为购房者提供资金并有效应对通货膨胀。德国政府在住房储蓄银行的建立和运行中都给予了极大的政策支持。而在突发公共卫生事件下,政府也会提供相应的贷款援助计划帮助借贷者渡过难关。另外,加拿大政府在突发公共卫生事件下宣布会对受到疫情影响的职工提供按揭贷款援助。相应地,美国政府也提出会利用公共财政尽力维持住房抵押贷款的正常运作。

(三) 延长还贷期限

突发公共卫生事件下,延长还贷期限也是各国住房公积金制度中常见的举措。美国的一级和二级抵押贷款市场都比较成熟,能够为房贷资金提供支持,并降低购房成本。次贷危机之后,美国成立联邦住房金融署对一级市场和二级市场进行集中监管。在突发公共卫生事件下,联邦住房金融署会发布相应的政策规范市场运作。在新冠肺炎疫情期间,美国联邦住房金融署和和美国消费者金融保护局宣布借款人保护计划。[①] 另外,联邦住房金融署允许持有房利美或房地美公司所有的受到疫情影响的贷款人申请一定期限的延迟还贷期限。在此延迟还贷期间,借贷者不会产生滞纳金,也不会产生违约记录。与此相同,英国、新加坡等国的政府部门也跟金融机构进行密切合作,在突发公共卫生事件下及时为房主提供帮助,其中也包括间断性地延长分期付款时限。

二、突发公共卫生事件下住房公积金政策国内比较和创新

我国住房公积金制度是打破长期低效福利分房改革城市住房的产物,从启动试点到全面推广再到调整完善已有近三十年的发展历史。

在突发公共卫生事件下,我国政府会启动多项社会保障政策,住房公积金政策也是其中不可忽视的一个部分。2020年初新冠肺炎疫情发生后,我国住房和城乡建设部、财政部和人民银行就联合出台了关于妥善应对疫情而实施的住房公积金调整政策。中央政策包括三项:一是受疫情影响的企业可在一定时期内缓交住房公积金;二是受疫情影响的职工可逾期偿还公积金贷款,并且支付房租压力较大的员工可合理提高租房提取额度,灵活安排提取时间;三是受疫情影响较为严重和严

---

① 中国金融信息网.新华财经早报:4月16日[EB/OL].[2020-07-11]. http://stock.xinhua08.com/a/20200416/1930444.shtml.

重的地区,企业可在与职工充分协商的基础上自愿缴存住房公积金①。各地政府在中央政策的指导下,结合本地实际情况,纷纷出台对应的政策,主要可以归纳为降低住房公积金缴存比例、增加住房公积金提取额度、调整住房公积金缴费征管。

(一)降低住房公积金缴存比例

根据《住房公积金管理条例》,职工本人以上一年度月平均工资乘以职工住房公积金的缴存比例作为每月住房公积金缴纳数额,单位存缴额是职工缴费基数与单位住房公积金缴存比例两者的乘积,职工和单位的存缴比例均不得低于职工缴费基数的5%,但有条件的城市可以适当提高②。一般来说,缴费比例相对稳定,但各地存在差异。在调整基数上,各地随着社会经济的发展,不断调整缴存额和上下限。2019年,深圳、重庆、长春多地均上调了住房公积金缴存基数的上限。

在突发公共卫生事件下,社会正常的生产生活秩序受到冲击。对此,降低社会保险和住房公积金缴存比例是降低企业和职工负担的重要举措。在新冠肺炎疫情发生后,各地都出台允许企业依据自身经营状况,阶段性降低住房公积金缴存比例的政策,助力企业缓解资金压力。企业可以向所属管理部门提出降低住房公积金缴存比例的申请,为了保护职工的权利,对于企业申请减低住房公积金缴存比例,各地都提出了附加条件,即需要通过职工代表大会或工会审议通过(表13-1)。

表 13-1　新冠肺炎疫情期间部分城市调整住房公积金缴存比例政策

城市	政策内容
武汉	2020年3月至8月期间,已开户中小微企业可申请将缴交比例降低至3%。拟开户的中小微企业,起始缴存月份在3%—12%之间自主选择。选择5%以下的,2020年9月起将自动恢复为最低缴交比例5%。
上海	2020年6月30日前,对受疫情影响导致生产经营困难的企业,可将住房公积金缴存比例降低至5%以下。
深圳	困难企业可将公积金缴存比例降低至最低3%,降低缴存比例或缓缴最长期限为一年。
广州	受疫情影响较大的几个行业企业,可在疫情防控措施解除后3个月内按规定申请降低缴存比例或者暂缓缴存2020年1月至2021年6月期间的住房公积金(已缴存的除外),待企业经济效益好转后,再提高缴存比例或者恢复缴存、补缴缓缴期间的住房公积金。
杭州	困难企业可申请降低住房公积金缴存比例或缓缴住房公积金。降低缴存范围为3%—11%的,降低比例缴存或申请缓缴的最长期限都是一年。

---

① 中国建设新闻网.住房和城乡建设部等3部门联合发布关于妥善应对新冠肺炎疫情实施住房公积金阶段性支持政策的通知[EB/OL].[2020-07-11]. http://www.chinajsb.cn/html/202002/24/8193.html.

② 国务院.住房公积金管理条例[EB/OL].[2020-07-11]. https://www.chashebao.com/zhufanggongjijin/18928.html.

在突发公共卫生事件中,住房公积金缴存比例可突破《条例》规定中的最低下限5%。有些城市具体表明调整的范围,如武汉、深圳、杭州,也有一些城市并没有指出明确的缴存下限。在申请时限上,一般存在半年期和一年期两种。超过期限后,会自动恢复至原来的缴存比例。企业也可在经济情况好转后,适时申请恢复原缴存比例。在一些城市的规定中,企业还可通过提高缴存比例的方式来弥补在突发公共卫生事件时减少的缴存额度。另外值得注意的是,虽然受到突发公共卫生事件影响较大的一般为中小微企业,但各地在发布住房公积金调整政策时大多不会将其范围限制在该类企业,而是针对所有经营发生困难的企业。不过,在2020年初新冠肺炎疫情中,武汉的住房公积金管理中心发布了具体针对中小微企业的政策,并施行简易程序根据单位现有正常公积金缴交个人账户数对企业规模进行认定,其中中小微企业的判定标准分别为缴交人数300人以下、100人以上(含),缴交人数100人以下、10人以上(含),和缴交人数10人以下[1]。广州也将降费规定具体限定于批发零售、住宿餐饮、物流运输、文化旅游等行业。[2]

(二) 增加住房公积金提取额度

《住房公积金管理条例》规定了六种何时可以提取住房公积金账户存储余额的情形。[3] 各地的政策实践中,提取住房公积金主要是为了购房和购房还贷。虽然第六种情形允许职工在房租超过家庭工资收入的规定比例时,申请提取住房公积金,但在实际操作中,对于具体的比例设置和如何认定还存在一定的模糊性。

在深化改革住房市场的过程中,住房公积金提取机制也在不断完善。2015年,住建部、财政部、央行发布通知进一步放宽住房公积金支付房租条件,具体指职工连续足额缴存满三月,本人及配偶在缴存城市无自有住房且租房的,即可提取双方住房公积金支付房租,提取额度与租住房屋的性质相关,申请条件也进一步放宽,只要满足以上条件,无需租金发票、税票也可支取。[4] 随着"房住不炒"定位的确立和"一城一策""租售并举"政策的逐步落地,各地在住房公积金提取和使用方

---

① 武汉住房公积金管理中心.武汉住房公积金管理中心关于阶段性降低中小微企业住房公积金缴交比例的通知[EB/OL]. [2020-07-11]. http://gjj.wuhan.gov.cn/wsbsdt/bszn/jcyw/202004/t20200404_989786. html.

② 广州住房公积金管理中心.广州住房公积金管理中心关于新型冠状病毒肺炎疫情防控期间加强住房公积金管理服务工作的通知[EB/OL]. [2020-07-11]. http://gjj.gz.gov.cn/gkmlpt/content/5/5669/post_5669467.html♯1062.

③ 国务院.住房公积金管理条例[EB/OL]. [2020-07-11]. https://www.chashebao.com/zhufanggongjijin/18928.html.

④ 住房城乡建设部,财政部,人民银行关于放宽提取住房公积金支付房租条件的通知[EB/OL]. [2020-07-11]. http://www.mohurd.gov.cn/wjfb/201501/t20150129_220233.html.

面,也进一步偏向房屋租赁者。①

在突发公共卫生事件下,为了减轻职工租房压力,降低其生活成本,各地也纷纷出台调整住房公积金调整的政策,具体表现为提高租房提取额度,满足职工生活所需(表 13-2)。享受增加住房公积金提取的对象一般为已经办理租赁提取业务,并在突发公共卫生事件下部分或全部失去收入来源的职工。

表 13-2　新冠肺炎疫情期间部分城市调整住房公积金提取政策

城市	政策内容
上海	已办理租赁提取业务的职工,支付房租压力较大的,可申请适当提高受疫情影响期间租赁提取月提取额,最长不超过 2020 年 6 月 30 日。
北京	受疫情影响,2020 年 6 月 30 日前,以提取租房合同、房租发票方式申请提取住房公积金的,提取额度根据实际支付确定,不受月缴存额的限制。
杭州	在 2020 年 6 月 30 日前,困难无房职工可按月提取账户余额,其中提取 3 月至 6 月期间的限额按现标准上浮 50%确定。7 月 1 日起,租赁提取限额按原标准执行,每年提取一次。
唐山	年度内适当调高租房提取额度,由原每季度可提取 1 500 元调整为 2 100 元(一季度已提取的不做调整)。

在上调住房公积金提取额度上,可以分为按比例上调和按金额上调两种,如在 2020 年初新冠肺炎疫情期间,杭州市上调住房公积金提取限额按现有标准上浮 50%确定,唐山市每季度提取额度上限增加 600 元。与降低缴存比例相同,作为应对突发公共卫生事件的阶段性政策,增加住房公积金支出也具有一定的时间限制,具体视突发公共卫生事件的影响而定。对于提取的期限,各地也有不同的规定,有些城市按照季度进行提取,有些城市按照年度。另外,也有一些城市在突发公共卫生事件中直接破除住房公积金提取与个人缴存额相关联的限制,实施更灵活的提取规定,如允许缴存人按照实际支付的房租金额调整相应的提取额度。

(三)调整住房公积金缴费征管

1. 延长缴存期限

考虑到部分群体缴存住房公积金存在困难,除了降低住房公积金缴存比例外,公积金管理中心通常还会延长一定的缴存还贷期限,帮助企业和职工平稳度过较大范围的突发公共卫生事件。政策一般规定企业可以根据实际情况申请缓交住房公积金。为了维护职工的权益,企业在申请缓交住房公积金时,也需经过职工代表大会或工会审议通过。如果单位有补充性的住房公积金,也可一并申请缓交。

---

① 朱宝琛.坚持"房住不炒"因城施策更突出"分类调控"[EB/OL].[2020-07-11].http://house.people.
com.cn/n1/2019/1206/c164220-31493392.html.

企业缓交不影响职工正常提取和贷款申请。在后续的补缴时,按照缓交前的基数和比例进行计算,企业可以一次性补缴,也可以分批补缴。如果能够提供相应的情况说明并且进行足额补缴的,均视为正常连续缴存,不会给单位及个人留下任何不良记录。另外,一些城市针对个体工商户及其雇员、灵活就业人员设置了更为宽松的申请流程,如上海(表 13-3)。

表 13-3　新冠肺炎疫情期间部分城市延长住房公积金缴存期限政策

城市	政策规定
武汉	2020 年 6 月 30 日之前均可申请缓缴 2020 年 2 月至 6 月住房公积金,2020 年 7 月恢复按月正常汇缴;因疫情办理缓缴的企业,需在一年时间内,一次性或分次补缴其缓缴部分住房公积金。
上海	2020 年 6 月 30 日前,受影响企业可提出申请缓缴,自愿缴存的个体工商户及其雇员、灵活就业人员等可办理停缴手续。
北京	受影响企业可在 2020 年 6 月 30 日前申请缓交,缓交不计为断交。
深圳	未能在疫情防控期间连续按时缴存,而在申请贷款前 6 个月内补缴的,视同正常缴存,不影响贷款申请。
广州	疫情防控期间未能办理缴存登记、按时缴存的,应在疫情防控措施解除后 3 个月内办理补缴;未能及时办理提取的缴存人,可延期至疫情防控措施解除后 3 个月内办理。

2. 延长还贷期限

在职工还贷方面,各地也会设置一定的延长期限。职工因为受到突发公共卫生事件影响未能正常还款的,不做逾期处理,不会给职工留下不良信用记录。对于可以延长还贷的人群一般分为两类,一类是受到突发公共卫生事件直接影响的群体,如医护工作者、病患等;另一类是受到突发公共卫生事件间接影响的人,即因为突发公共卫生事件而部分或全部丧失收入的职工(表 13-4)。

表 13-4　新冠肺炎疫情期间部分城市延长住房公积金还贷期限政策

城市	政策内容
北京	在 2020 年 6 月 30 日前,受疫情影响未能正常还款的,不作逾期处理。
深圳	受疫情影响无法正常偿还,可申请办理延长公积金贷款期限,延长后的期限不得超过规定的最长贷款期限。
广州	受疫情影响未能及时偿还贷款的,不作为征信逾期。暂时失去收入来源,可申请延长还款期限,延长后不超过最长贷款期限。
杭州	受疫情影响,在 2020 年 2 月 1 日至 6 月 30 日期间不能正常归还贷款的,不作逾期处理。

3. 扩展服务渠道

为了减少人员流动和人员接触,在突发公共卫生事件下,各地运用各类新技术积极探索新型服务方式。相比 2003 年的"非典"疫情,人们在应对新冠肺炎疫情时一个显著的优势就在于广泛应用大数据及互联网技术。各地政府在推行各类保障措施时,积极借助各类平台开展业务办理。在住房公积金存缴、提取方面,各地推出了网上业务大厅、微信公众号、支付宝城市服务、手机 APP 等"非接触式"网上业务办理渠道。考虑到部分职工无法及时获知信息或进行在线操作,各项业务的申请时限也进行了相应的延长。

纵观各地政策,以住房公积金为主的住房保障政策都是结合了以上三个方面的内容。降低缴费比例、增加提取额度、调整缴费征管三者相辅相成,全面保障企业和职工的合理需求。

第三节　突发公共卫生事件下租房补贴政策比较和创新

一、突发公共卫生事件下租房补贴政策国际比较和创新

国际上,各国为应对突发公共卫生事件,较多地会直接通过发放现金补助的方式对个人或者家庭给予援助,如新冠肺炎疫情中,泰国政府连续三个月给公民发放每月 5 000 泰铢(约合 1 075 元人民币)的政府津贴。[①] 直接发放现金补助既能解决贫困家庭的燃眉之急,又赋予了民众极大的自由选择权,可根据自身实际需求进行支出。在租房补贴政策方面,各国的应对策略大致可分为豁免或延迟缴纳租金、房产税返回房主和政策补贴帮助偿还房贷三类。

(一)豁免或缓交租金

豁免租金是针对租房者的一种最直接的住房保障措施,但其实施的时间一般不长且限制在特定的人群中。豁免租金的对象一般是政府扶持的产业或需要帮助的社会弱势群体,出租的房屋也一般是由政府所有或进行管理。新加坡在新冠肺炎疫情中出台豁免租金政策,对于在政府管理的地产中营业的工业、办公室和农耕租户提供 1 个月的免租援助。由国家环境局管理或由当局指定运营商管理的小贩中心摊主可以获得一定时期的免租,商业租户较前者获得一段更短时期的豁免房租期限。另外,与豁免租金相配合,各国政府在应对突发公共卫生事件时,也会出台允许缓交租金的规定。

---

① 王国安.全球战疫:泰国:疫情之下保民生[EB/OL].[2020-07-11]. http://news.sina.com.cn/o/2020-03-28/doc-iimxxsth2350895.shtml.

允许缓交租金相较于直接豁免租金是一种更为缓和的住房保障措施,强调个人责任,可以减轻政府的负担并在一定程度上缓解租客的压力。缓交租金的规定适用于更大范围的人群,对于普通租客来说,需要自行与租户进行沟通。在国外,一些住房慈善机构也会为支付房租有困难的群体提供帮助。英国政府在新冠肺炎疫情期间发布了暂时关闭住房市场的决定,不允许房屋交易或重新看房,并且要求公众推迟房屋搬迁。但在房租支付上,英国政府强调房客仍要为房租承担责任,但如果实在困难,可以与房东商定减租或缓交租金协议。为保障租户的居住权,英国的一些城市内实行禁止驱逐房客的规定。另外,英国的住房慈善机构 Shelter 也表示将在关键时刻为租房者提供急需的保护。

(二)房产税回扣转移

除了直接豁免房租外,一些国家也会利用税收进行转移支付,通过间接补贴的方式减轻租房者的经济压力。在住房保障中,返回的税收一般为房产税,房产税的征税对象是房屋,计税依据一般为房屋的计税剩余值或者是房屋出租所获得的租金收入。在新冠肺炎疫情期间,新加坡政府立法规定房屋业主把所得到的房地产税回扣全额转给租户。对大部分房地产租户而言,这相当于超过一个月的租金。

(三)政府补贴房贷

在突发公共卫生事件下,一些国家会为企业,特别是为小微企业提供贷款担保。在住房保障方面,有相应的补贴房贷或延长抵押贷款支付期限的规定。如英国政府在新冠肺炎疫情期间为以租养房项目的房主提供为期三个月的抵押贷款支付暂停期限。美国政府为小微企业提供专项运营费用,小微企业在疫情期间支付员工工资、房租水电、已购买的医疗仪器贷款月供等费用有困难的可以申请特别补助。[①] 如果企业买了房子,房贷也由政府支付,这项补贴会一直持续到疫情宣布结束,企业正式开业为止。

二、突发公共卫生事件下租房补贴政策国内比较和创新

突发公共卫生事件下,我国政府针对个人及企业都会出台相应的租房补贴政策。为了保障居民的住房需求,除了增加其住房公积金提取外,还有一些针对特定人群的减免租金或增发货币补助政策。针对企业的租房补贴包括直接减免和鼓励减免两类。

(一)针对个人的住房补贴政策

对于个人或家庭承租公租房的情况,政府会在一定时期内减免全部或部分租金以减轻居民的住房经济压力。如果是领取公租房货币补贴的保障家庭,将会得

---

① 沁心.美国应对疫情总共花了多少钱? 都花在哪里了? [EB/OL]. [2020-07-11]. http://www. yiminbang.com/news/detail/52644/.

到额外的住房补贴。在个人或家庭承租商品房上,政府鼓励业主(房东)主动为租户减免租金,具体由双方协商解决。对于一些核心人才,为保障其住房需求,一些地方为入驻管辖地单位经营人才公寓的员工直接给予一定时期的租房减免,中小微企业也能获得更多的租房分配名额。另外也有一些地方对符合一定条件在外租住房屋的企业员工直接给予一定数额的租房补贴。

(二)针对微小企业的住房补贴政策

突发公共卫生事件发生后,各类企业正常经营受阻。而在停产停业期间,企业仍需给付人员工资、场地租金等固定成本,这无疑给企业,尤其是中小微企业带来巨大的生存压力。对此,中央和地方政府纷纷出台各类政策帮助企业渡过难关,稳定发展。其中,在促进中小微企业持续健康发展的一揽子措施中大多包括租房补贴。国内为缓解中小微企业在突发公共卫生事件中可能存在的现金流中断、企业倒闭等风险所出台的租房补贴政策可分为两类,一类是直接减免政策,另一类是鼓励减免政策(表13-5)。

表 13-5　新冠肺炎疫情期间部分城市住房补贴政策

城市	政策内容
武汉	受疫情影响,企业面临租客无法返汉由此带来的减租或退租有关诉求,租赁各方当事人友好协商解决方案。鼓励企业提供相关优惠方案,对得到业主租金减免支持的企业,应同步惠及租客。
深圳	对租用市、区政府以及市属、区属国有企业持有物业的非国有企业、科研机构、医疗机构和个体工商户,免除2个月租金。对承租市、区两级公租房、人才住房的非国有企业或家庭(个人),免除2个月租金。
杭州	对参与疫情防控一线的医护、环卫、公交、物业行业人员减免两个月公租房租金或增发货币补贴两个月(含主申请人和共同申请的家庭成员)。对于承租公租房实物房源的保障家庭,减免期处于正常合同期(含三个月过渡期)的保障家庭方可减免两个月房屋租金。对于领取公租房货币补贴的保障家庭,以保障家庭2020年2月实际应发补贴标准计算,增发两个月。

1. 直接减免措施

直接减免措施是针对承租国有资产、集体资产类经营用房的中小微企业免收房租或减半房租。各地根据受突发公共卫生事件影响的不同,制定不同长度的减免期。若事件对当地经济产生较大影响,需要实行较长时间的减免期,那么一般免收1—3月的租金,再设置一段时间的房租减半进行缓冲。

2. 鼓励减免政策

鼓励减免政策旨在激励除国有资产、集体资产的其他市场运营主体主动为租户减免部分租金,其中多地政策特别提到的是创业基地、文创园区、科技企业孵化器以及大型商务楼宇和商场等市场主体。在此过程中,对于主动减免租金作出突出贡献的市场主体,政府会按照一定比例给予财政补贴,或为其减免房产税、城镇土地使用税以及在之后的发展中优先予以政策扶持。另外,延迟收取租金可以与减免措施配合使用。

第四节　突发公共卫生事件下住房保障政策创新

一、突发公共卫生事件下国内外住房保障政策小结

住房不仅能提供基本的居住安全,更能给予人们心理慰藉。自中华人民共和国成立以来,我国的住房保障制度经历了自上而下的渐进式改革,其发展历程可分为完全福利分房、有计划的住房商品化、住房市场化和住房宏观调整四个阶段。当前,我国的住房保障体系主要包括廉租房、公租房、经济适用房和住房公积金制度,补贴方式涵盖了实物及货币两种。

住房公积金是具有金融特征的政策性住房制度,是解决城市居民住房问题的基本制度,在促进住房市场发展的同时也维护着社会稳定。在突发公共卫生事件下,许多国家都出台了与住房公积金制度相关的各类政策,帮助企业及其职工渡过难关。国外政府的应对策略主要是扩大公积金的使用范围,为职工提供阶段性的贷款援助和延长还贷期限。我国的住房公积金政策主要是降低公积金缴存比例降低企业及其员工经济负担、增加住房公积金的提取额度弥补职工收入减少以及通过延长缴存还贷期限、拓展服务渠道等给予职工便利。

在突发公共卫生事件下,为保障无房及中低收入群体的基本权益,许多国家也出台了一系列租房补贴政策。国外一些国家的具体措施有豁免或延迟缴纳租金、房产税返回租户和政策补贴帮助偿还房贷等。我国针对个人及中小微企业均出台了租房补贴保障措施。承租公租房的个人或家庭能够得到一定时期的租金减免,公租房货币补贴的家庭会得到额外的租金补贴。另外,符合要求的中小微企业可以享受一定时期的租金减免。

各国出台的住房公积金和租房补贴政策都旨在帮助人们渡过难关。历史经验表明,这些举措也的确在一定程度上缓解了突发公共卫生事件给人们生活和生产带来的冲击。

二、突发公共卫生事件下住房保障政策创新对策

除了现有的各类举措,本书认为还可以通过拓宽住房公积金的用途,提高公积金使用效率和加强对中低收入人群的基本保障,维护租户权益等措施进一步发挥

住房保障制度在突发公共卫生事件下的积极作用。

(一) 拓宽用途,提高公积金使用效率

1. 允许公积金用于缴纳社会保险费

与社会保险费相同,住房公积金是劳动者与用人单位共同缴纳的,具有纵向积累性和调节一生消费分配的保障基金。新加坡的公积金使用范围广泛,设置不同的账户,允许、提倡员工将公积金用于养老、医疗、教育等领域的做法值得我们借鉴。因此,对于公积金的用途还有待放宽。在突发公共卫生事件中,企业和员工可能面临现金流中断问题。对此,建立住房公积金与社会保险缴费相衔接的顶层设计,允许有需要的员工提取公积金用于缴纳养老保险费、医疗保险费等保险费用,可以减少企业和员工双方的经济负担。

2. 允许提取公积金用于生活支出

当前,我国的住房公积金使用率较低,资金结余较多,存在大量的资金沉淀。对此,十分有必要提高住房公积金的使用效率。在突发公共卫生事件下,大量企业因为停产停工无法为员工发放足额工资,员工面临收入减少的问题。对此,可以允许收入减少的员工提取住房公积金用于生活支出,渡过难关。具体操作时,可以涵盖中低收入及特殊人群、失业人员和被减额发放工资、家庭生活面临困难、现金流中断的员工。

3. 建立"大家庭户"使用模式

提高住房公积金的使用效率不仅可以通过放宽其使用范围,还可以通过放宽其使用人群。当前,我国的住房公积金一般用于缴存职工及其家庭偿还贷款本息或支付超过家庭工资收入规定比例的房租。对此,可以进一步将住房公积金的使用人群扩展至"大家庭户"成员,增强公积金的福利功能。"大家庭户"可以界定为由直系亲属甚至非直系亲属而构成的家庭户,在我国,"大家庭户"就是指父母、子女以及兄弟姐妹等亲戚所构成的家庭结构。在突发公共卫生事件下,实行"大家庭户"的使用模式,可以充分发挥公积金在家庭成员之间的支持保障功能。

4. 加强公积金省际转移接续

在突发公共卫生事件下,人口流动受到限制。但在正常的生产和生活秩序中,我国的人口流动十分活跃。这两种相反的趋势给住房公积金制度带来冲击,一是流动人口的住房公积金缴存和提取问题,二是突发公共卫生事件下流动受限人员的住房公积金异地提取问题。针对以上问题,需要加强住房公积金的全国统筹,促进住房公积金省际转移接续。具体可以借鉴社会保险制度的转移接续规定,以个人身份证号为唯一编号,允许缴存人在全国各地转移账户,各地互相承认缴存账户和缴存时间,避免因为等待满足各地规定的缴存时间而浪费购房贷款机会的情况。另外,促进住房公积金的异地提取,提高住房公积金的使用灵活性。

(二) 加强保障,维护租户基本权益

1. 扩大资金来源,提高补贴水平

加强突发公共卫生事件下的住房保障,要特别关注原本生活就较为困难的低收入家庭。对此,要扩大资金来源,提高对他们的补贴水平。可以对相关人群发放一次性困难救助,帮助其应对突发性的收入下降和生活困难。对于租住廉租房和公租房的群体,可以直接进行租金减免或给予货币补贴。资金来源方面,一是可以突出住房公积金的保障性特征,进一步盘活住房公积金资金结余,扩大住房公积金提取范围和额度;二是充分利用住房公积金增值部分作为廉租房资金来源。相应地,对于承租国有资产或集体资产房屋的各类机构及个人予以租金减免,发挥国有资产和集体资产的经济效益。

2. 发挥社会力量,保护租户权益

针对普通租客,在突发公共卫生事件下,要进一步鼓励广大业主与租客进行自主协商,尽可能地帮助受到事件影响而陷入生活困境的租客渡过难关。对于业主的主动减免行为,政府可通过给予税收减免或实行专项补贴等方式进行奖励。另外,也可积极发挥慈善公益组织的作用,鼓励住房慈善机构为支付房租有困难的群体提供帮助。在突发公共卫生事件下,政府要出台相关的强制性保护措施,保护租客的基本居住权益,不允许业主随意驱逐,但同时也需强调租客的责任和信用。

3. 重视新兴产业,援助中小企业

在生产领域,中小微企业数量众多、分布广泛、经营状况差异大、资产规模小且抗风险能力弱。因此,中小微企业在突发公共卫生事件下将会面临更大的生存困境,也会由此带来一大批失业人员。对此,要为中小微企业提供各类减免措施,降低人员和租金等固定成本,加快其复工复产,实现资金流动。在中小微企业中,要重点关注保障性企业和正在培育的新兴产业,发挥其在疫情防控和经济恢复中的重要作用。可以加大创业基地和文创园区当中相关企业的租金减免力度,同时为承租人才公寓的员工进行租金减免。

第十四章　突发公共卫生事件下公共福利与激励政策比较与创新研究

第一节　我国公共福利政策体系

一、研究目的和意义

面对突发公共卫生事件,国家要确保社会成员可以享受到一定的社会公共福利,这也是由我国社会主义制度和性质所决定的。因此,从风险视角来看,我国优越的公共福利体系实际上是对突发公共卫生事件的综合回应。那么对于丧失基本劳动能力的社会成员来说,社会公共福利使得他们的基本生活需求能够得到保障,极大地促进了社会稳定和发展,促进了社会的公平和正义。同时,这种做法也体现了我国社会主义社会制度的优越性,反过来也不断促进我国公共福利现有政策体系的完善与发展。

另一方面,我国公共福利政策也强调对广大居民基本生活的保障,例如,部分地区实施老年人在景点游玩不收费等。此外,我国优越的公共福利体系不仅可以保障当地居民社会养老,也极大地促进了当地经济发展,例如,给予烈士家属免费参观景点的待遇,以及大型考试孩子加分政策优惠等。当然,我国公共福利政策可以给予突发公共卫生事件中部分遇到生活困难的居民基本社会保障,促进社会保障政策的贯彻和实施,这也体现了我国建设和谐社会的特点。

为了研究突发公共卫生事件下公共福利与激励政策比较与创新,以下首先介绍我国公共福利现有政策体系,从宏观层面了解我国的社会保障制度与社会保障体系[①],这对于研究我国公共福利现有政策体系显得尤为关键。

二、我国公共福利政策体系的历史变迁

(一)公共福利起步阶段:1949—1957年

在中华人民共和国成立之前,我国公共福利政策体系一直是一种传统的公共福利体系。这种体系主要是基于传统儒家文化而建立起来的,儒家的民本思想在

---

① 郭勇,张海涛.新冠疫情与情报智慧:突发公共卫生事件疾控应急工作情报能力评价[J].情报科学,2020,38(03):129—136.

我国传统公共福利政策体制的建立过程中扮演了重要的角色,在很长一段时间里这种体系主要是以慈善救助为主,救助水平低下,无法有效保障被救助人员的基本生活需求,而且其救助范围十分有限,仅包括社会中最弱势的群体。其中,这类公共福利体系的主要主体是政府,如"义仓""储粮"等,民间组织或宗族乡绅是作为补充,以弥补官方的不足。但总的来说,这一时期的公共福利政策体系更多的是一种维护统治的手段,具有很大的局限性。

中华人民共和国成立之后,随着三大改造的顺利完成,社会主义制度逐步建立,我国公共福利政策体系有了较大的转变,保障范围逐步扩大,保障水平也有了进一步提升,保障形式逐渐多样化。首先是在福利实施对象方面,由于我国特有的城乡布局,所以救助对象也分为两大板块,即民政福利与职工福利。民政福利主要是指以各地民政部门为实施主体的社会福利,其对象主要是城乡孤寡老人、残疾人士等弱势群体。职工福利则主要是包括职工及其家人在内的一系列福利。其次是在福利提供主体方面,我国在传统公共福利制度的基础上,扩大了政府在公共福利制度中的作用,在中华人民共和国成立初期,我国已初步形成国家保障、单位负责的公共福利政策体系。

(二)公共福利集体化阶段:1958—1965年

在经历三大改造后,我国逐渐形成了国家保障、单位负责的公共福利政策体系。总的来说,这一时期的公共福利保障水平虽然不是很高,但是其覆盖范围和保障内容都得到了比较大的补充。在1958年"大跃进"、人民公社运动倡导的集体化运动的影响下,我国公共福利也逐渐走向集体化阶段,生产资料归集体所有,福利供给由集体统一分发给个人,其资金来源主要是从集体总收入中预先扣除一部分,用于基本医疗教育等项目。在这一时期,公共福利项目较少,水平也较低,而且由于人民公社化不良风气的影响,这一时期的公共福利并未得到很好落实。

(三)公共福利体制停滞阶段:1966—1976年

"文革"时期,我国公共福利制度受到了严重破坏,人民基本生活稳定尚且得不到保障,更不要说这类"剩余型"的公共福利,其中最严重的就是教育福利所受到的破坏,我国教育系统全面崩溃,文化事业大大倒退,各地福利机构几乎形同虚设。总之,这一阶段我国的公共福利体系纵使没有得到破坏,也处于一种停滞的阶段,没有得到发展。

(四)公共福利体制的社会化阶段:1977—1993年

1978年,我国社会发展趋于稳定,经济开始复苏。随着改革开放的深入,我国传统计划经济体制下的公共福利制度受到了挑战。首先是民政福利方面,计划经济时期民政福利的绝对主体是政府,这种政府包办的公共福利一方面给政府带来了巨大的财政压力,另一方面也导致福利资源的严重浪费,人们对福利的获得感并未有很大改善,所以亟需政府转变职能,找准定位;其次是单位福利方面,计划经济时期单位福利的绝对主体是企业,这类由企业一手包办的公共福利让企业背负沉重的财政负担和管理压力,阻碍了企业的健康发展。并且在资金来源方面,传统的公共福利制度由于其资金来源单一而导致其资金储备不足,无法应对人民日益增长的物质文化需求,保障水平也较为低下。因此,必须从多方面对公共福利政策体系进行改革,进一步扩大公共福利的覆盖范围和影响力。以1984年十二届三中全会通过的《中共中央关于经济体制改革的决定》为标志,我国着手经济体制改革,公共福利改革也随之开始,这一阶段的公共福利改革以"社会化"为特征,首先是以1983年的社会福利改革交流会为起点,会上提出要建立面向社会、多样化、多层次、筹资多渠道的社会福利,实现社会福利的开放性转变;然后是以1993年国务院颁布《社会福利业发展规划》为标志,提出要广泛动员和依靠社会力量办好社会福利事业,由此,公共福利在进一步进行社会化的同时也开始进入法治化阶段。

(五) 公共福利体制的法治化阶段:1994 年至今

这一时期是我国公共福利体制改革社会化的第三阶段,也是公共福利制度化的探索阶段。2000年,《国务院办公厅转发民政部等部门〈关于加快实现社会福利社会化意见〉的通知》,提出要建设主体多元化、对象公众化、服务多样化、队伍专业化的社会福利体系,标志着我国公共福利体制的进一步社会化,也开启了公共福利体制法治化的时代。以《中华人民共和国宪法》为依据,我国先后颁发了《中华人民共和国残疾人保障法》《中华人民共和国未成年人保护法》《中华人民共和国老年人权益保障法》等多部法律来保证社会福利的实施。发展到现在,我国有关社会福利的法律大致可分为以下两类:其一是由中央政府制定的指导性的法律法规,这一类法律法规没有规定具体化的操作方法,只是确定了一些基本原则和规范;其二是具体的社会福利法规,包括农村五保制度、伤残抚恤制度、福利彩票等,这一类法规具有较强的操作性,可以直接用于福利事务管理。以上构成了目前我国的社会福利法律体系。

三、我国公共福利现有政策体系框架

我国现有的公共福利政策体系框架主要分为两个部分,其一是覆盖全体人民的公共福利政策,其二是针对某些特殊人群的公共福利政策。首先,面向全体人民群众的公共福利是社会福利板块中不能忽视的部分,它的覆盖面最为广泛,保障内容也较为丰富,包括医疗卫生、教育等在内。正是由于这些特点,决定了此类公共福利应该也必须是由国家及政府来提高。就第一类福利而言,在新时期下,我国已经建立了相对较完善的公共福利政策体系,可以较好地保障居民的医疗、卫生和教育等。

首先是居民养老保险福利政策。我国居民养老保险福利政策覆盖范围广,且由于我国目前特有的城乡二元结构而分为城市居民养老保险和农村居民养老保险。养老保险等社会福利对人们未来生活保障具有十分重要的影响，使得广大居民未来获得基本的生活保障与补贴。正是由于这种未来的养老保险等社会福利，居民才会安心努力去工作，从而为社会创造更多的社会价值，也为企业带来更多的盈利。部分城市居民享受城市低保户的待遇，满足了人们的基本物质需求，体现了我国社会主义国家的性质，也反映了为人民服务的初心。其次是居民医保社会福利政策。在居民医保社会福利政策方面，我国非常重视这方面的资金投入，并做了大量工作来确保居民的医保福利，尤其是老年人这方面。例如，高龄老年人进入景点景区不需要自己花钱等等。当然，在居民社会公共福利政策方面，国家也出台了相关优惠便民利民政策。例如，发放折扣火车票，发放免费医疗口罩，甚至有关单位也有相应的福利政策和奖励机制。社会公共福利的有关措施还包括前线医护人员、烈士家属免费参观相关景点，孩子参加考试政策加分等等。最后是我国的教育社会福利政策与相关的奖励体系。我国实行免费的九年制义务教育，尽可能保障居民孩子正常入学接受学习和教育，为国家人才储备做了非常大的贡献。当然，这也反映了我国社会主义制度的巨大优越性。在免费九年制义务教育下，孩子的学业和教育等社会关注的问题得到解决，实现了对这些学龄儿童的社会保障，体现了我国对社会居民的关爱与政策保护。

针对某些特殊人群的公共福利也是我国社会福利板块中的重要组成部分。该类特殊人群包括职工、老年人群体、未成年儿童、妇女、残疾人、军人等，由于这些群体不同的需求特征，导致他们对福利的需求也不一致，所以对他们提供的公共福利也会有所侧重。以面向残障群体的公共福利为例，由于残疾人群体在经济、生活、政治参与、就业以及教育方面都处于比较弱势的位置，所以要求国家通过一系列手段去保护其合法权益的同时给予其更可能多的照顾和福利，让其能够参与社会生活，共享社会发展成果。1990 年我国通过《中华人民共和国残疾人保障法》，以立法形式明确规定了残疾人福利及其内容，具体包括残疾人就业、残疾人教育、残疾人医疗康复、残疾人文化等，但是就目前而言，我国的残疾人福利仍旧存在许多问题，包括保障水平较低，资金来源单一、残疾人基础设施建设不够等。

总体而言，在新时期下，我国已经建立了相对较为完善的公共福利政策体系，较好地保障了我国居民享有相应的医疗、卫生和教育等众多社会福利，从而提升我国居民的整体生活水平与生活质量。

第二节 突发公共卫生事件下公共福利政策比较和创新

一、突发公共卫生事件下公共福利政策国际比较和创新

针对突发公共卫生事件，世界各国相继出台了一系列公共福利政策。以下主

要研究对比美国、英国、新西兰、加拿大和新加坡这几个国家的相关政策。

(一) 美国出台的政策

针对此次新冠肺炎疫情,美国认为应及时采取有关治疗行动。例如,美国政府发布对欧洲国家的旅行禁令,以此来控制输入型病例的数量。美国卫生部门运用病毒检测手段,分辨病毒携带者以及与之密切接触的人群,从而防止病毒感染的大规模暴发。公共福利激励政策同样具有促进社会发展的重要意义。美国实施的公共福利激励政策通过保障社会成员所享有的医疗卫生方面的权利,从而保障居民的生命健康权,解决相应的社会医疗保障问题,进而推动整个社会的经济发展。

(二) 英国出台的政策

英国作为高福利的国家代表之一,在新冠肺炎疫情暴发期间同样推出了许多公共福利措施,以帮助国民积极应对此次疫情带来的冲击。其一,对于因疫情影响而无法正常工作的国民支付其 80%的薪水,直到疫情结束;对不能正常缴纳房租的租客进行减免或直接免除,房东的损失由政府补偿;其二,召回 6 万余名退休医护人员重回抗疫一线,以弥补医护资源不足的问题;其三,要求学校负责照看包括医务人员、政府工作人员、公共和国家安全人员等 8 类特殊家庭的孩子,缓解其家庭照护压力;其四,对于来自国外而因疫情暂留国内的人员,当其患有新冠肺炎时对其免费接诊,对非法移民者,承诺就医时不查签证。

(三) 新西兰出台的政策

自新冠肺炎疫情暴发以来,新西兰几乎是举全国之力来应对此次公共卫生危机,实施了全方位的公共福利政策。首先是对卫生系统的支持,新西兰首轮投入 5 亿新西兰元支持卫生系统的良好运转,并且有针对性地向患有新冠肺炎的病人给予1.26亿新西兰元的专项病假补贴以及鼓励其居家自我隔离;其次是保障基本收入支出,为缓解新冠肺炎疫情对人们生活的冲击,新西兰还投入 28 亿新西兰元作为对弱势群体的收入支持,以帮其渡过难关。总之,在突发公共卫生事件的冲击下,新西兰实施了价值 121 亿新西兰元的一揽子计划,包括企业援助、工资补助以及公共卫生福利建设等。

(四) 加拿大出台的政策

针对此次新冠肺炎疫情,加拿大政府接连推出合计价值 820 亿加元的财政政策以帮助国民渡过难关。

首先,对无任何保障的人士,每两周加拿大政府向其提供最多 900 加元的补助;其次,对于小商家,加拿大政府向其提供为期 3 个月的临时薪资补贴,具体金额为员工工资的 10%;再次,针对低收入和中等收入家庭增加儿童牛奶金,并且通过GST 免税额向其发放一次性特殊款额,增加其可支配收入;最后,加拿大政府还先后出台了 6 个月学生免息贷款偿还期、针对无家可归者的护理加倍计划以及企业和个人的延缓缴税计划。以上计划都为加拿大企业和国民渡过新冠肺炎疫情这次难关提供了坚实保障。

(五) 德国出台的政策

为应对此次突发公共卫生事件,德国联邦政府与各州政府达成协议,从而贯彻实施社交限制措施,控制人口区域内流动。德国政府强调要提高对病毒的检测能力,覆盖大型医院以及居民养老院等;让公共卫生系统处于一个良好的运行模式之中;努力做到居民之间始终保持一定的社交距离,并且佩戴好医疗口罩,做好防范措施,以防病毒感染的风险。

实际上,德国出台的政策是对此次国际上突发公共卫生事件的一种决策回应。当然,这也很好地体现了德国政府社会治理的整体水平。

(六) 新加坡出台的政策

面对此次新冠肺炎疫情,新加坡政府关闭了非必要服务的有关工作场所,并让广大企业员工在家通过网络线上办公。同时,新加坡政府进一步控制了区域间的人员流动范围,呼吁新加坡市民减少外出次数,从而防范新冠肺炎感染。此外,新加坡政府通过三轮财政援助措施总拨款,来帮助国民渡过此次难关。新加坡政府甚至成立了跨部门抗疫小组,由卫生部、教育部、人力部和交通部等组成。新加坡政府通过加强医疗物资的整体自给能力,来确保医疗物资供应状况基本稳定,并通过新加坡卫生部对全国医疗卫生系统,实施疫情分等级治疗救助方案,从而保障公共医疗资源正常使用。

总之,新加坡政府积极寻求应对方案,构建疫情治理方案。新加坡政府始终以积极的态度来服务广大居民,将政府治理的重点转向居民,从而保障了新加坡居民的基本生活不受疫情干扰。

二、突发公共卫生事件下公共福利国内比较和创新

面对此次突发公共卫生事件,我国各地政府相继出台了一系列政策,例如通过设计 APP 软件来发放防疫口罩、政府分阶段管制防疫口罩、复工企业发放防疫口罩等等,完成抗疫救灾目标,从而确保实现全面建成小康社会的目标。

(一) 全国性政策

自新冠肺炎疫情暴发以来,国家和政府便加紧部署全国福利机构的防疫工作。民政部在 2020 年 1 月 27 日印发《儿童福利领域服务机构新型冠状病毒感染的肺炎疫情防控工作指南(第一版)》,要求对所有的儿童福利机构进行封闭式管理,并对进出的人员进行医学观察以防止感染;而对于疫情暴发后由于监护人确认感染或因参加抗疫工作而无人照看的儿童,民政部于 2 月上旬发布《关于做好因新冠肺炎疫情影响造成监护缺失的儿童救助保护工作的通知》,要求对这部分儿童加强临

时监护责任,随后又联合国务院印发《因新冠肺炎疫情影响造成监护缺失儿童救助保护工作方案》,联合多部门进一步加强了对这类儿童的照护工作。在全国各地,如北京、上海、江西、广州等地都陆续开通了儿童救助热线,确保疫情期间儿童的健康。经民政部儿童福利司副司长倪春霞介绍:"全国目前共有1 217家儿童福利机构,集中养育孤弃儿童6.5万人;全国共有1 806家未成年人救助保护机构,一月份以来临时救助照料各类困境儿童近5 675人。所有这些机构内的儿童没有一个人感染。另外,在社会上散居孤儿17.7万人,也做到了无一人感染。"

同时,老年人因其特殊的身体原因更易受新冠肺炎疫情的侵扰,所以民政部也十分重视养老机构的疫情防控。从2020年1月28日到2月7日,国家卫健委和民政部先后印发了《养老机构疫情防控措施》《养老机构新型冠状病毒感染的肺炎疫情防控指南(第二版)》,要求全国各地养老机构做好疫情防控工作,密切关注老年人的身体健康,并对养老机构进行封闭式管理,暂停家属的探望。对于民办养老机构受疫情影响运行困难的问题,各地相关部门也出台相关政策,比如通过降低税收、减免房租等方式缓解其压力。

(二) 湖北省出台的政策

湖北省完善了生产运输通道,并通过政府分阶段管制防疫口罩,从而实现防疫抗灾的整体目标[①]。湖北省各地积极接受各省市的医疗救助项目,贯彻落实防疫抗灾精神,同时给予每名工作者一定的生活补助。

在此基础上,湖北省各地主动捐款采购有关医疗防护物资,包括设计APP软件来发放防疫口罩、政府分阶段管制防疫口罩等等。此外,湖北省进一步加大了防疫资金的注入,对受此次突发疫情影响较大的地区给予重点关注,优先输送来自各省市的医疗救助项目物资,保障湖北省广大居民的生命健康与安全。总之,湖北省政府依据疫情防控工作实际情况,正确且及时地处理了此次突发公共卫生事件中的各类问题,并以湖北省居民健康为目的,整合社会各界的医疗资源,分阶段进行医疗保障。

(三) 我国其他省份出台的政策

针对此次突发公共卫生事件,我国其他省份也开始设计APP来发放口罩,有些地方政府还采取口罩发放管制措施等,为我国广大居民健康安全带来了一定程度的保障。以下是北京、上海、广东地区的相关政策情况。

上海市为保障疫情防控期间困难家庭和流动人群的基本生活,先后下发6次紧急通知,部署本市的救助工作,截至2020年1月31日,上海市已支出救助资金

---

① 王莉.我国社会医疗保障制度的应急困境与完善路径——基于突发公共卫生事件的思考[J].江汉论坛,2020(03):16—20.

1.95 亿元①。首先,对于上海本地居民,为保障受疫情影响的居民的正常生活,上海市第一时间将临时价格补助和最低生活保障金发放落实到位,并且对感染新冠肺炎的困难群众开展临时救助:对低保、五保对象,上海市民政部直接给予其临时救助资金;对其他生活困难的群体,各街道办或乡镇办先行救助;对因患肺炎而造成生活困难的,通过"一事一议"方式加大救助力度。其次,对于受疫情影响而导致生活困难的流动人口,上海市政府明确提出对其实施临时救助,具体事项由发生地的街道办或乡镇负责。最后,对于流浪人员,上海民政部门联合公安、城管等部门对其进行闻讯劝导,加大对流浪人员的救助力度,对患病者及时将其送医就诊,保障其身体健康。

北京市政府加快审批疫情所需的防控物资,并对所捐赠的物资免征进口关税、增值税和消费税;北京市政府还建立了国内突发公共卫生事件专项资金项目;北京市政府加大对相关医护人员的补助力度,提高医护人员的工作积极性。广东省政府则大力保障疫情防控物资的供应,包括医用防护服、医疗口罩、医院药品等紧急物资。

第三节　突发公共卫生事件下奖励激励政策比较和创新

一、突发公共卫生事件下奖励激励政策国际比较和创新

(一)美国政府出台的奖励和激励政策

面对国际突发公共卫生事件,美国出台了一系列奖励和激励政策。例如,此次疫情期间,美国航空公司实施"旅客航空会员资格延期政策"。一方面,美国航空公司大幅降低 2020 年精英会员的等级标准,使得旅客可以更轻松地获取有关精英等级,从而享受到更为优质的航空服务;另一方面,美国航空公司通过减免相关里程费用,使得旅客选择旅行航班的方式更加多样和灵活。面对此次国际突发公共卫生事件,美国航空公司在政策调整与实施过程中尽可能做到了对旅客进行奖励和激励。

(二)日本政府出台的奖励和激励政策

面对国际突发公共卫生事件,日本政府也出台了一系列奖励和激励政策。例如,此次疫情期间,日本政府在促进国民经济的同时,不断大力扶持国内中小企业的生产经营。

---

① https://kuaibao.qq.com/s/20200214A0GTAU00?refer＝spider,2021-01-28 最后一次访问。

首先,日本政府扶持国内企业的再生产、再经营,保障国内中小企业资金链不断裂;其次,日本政府尽可能去完善国内经营环境,从而维护国内企业产业链条的完整;最后,在此基础上,日本政府进一步实施疫情应急政策,保护国内中小企业的正常运行和发展,最终改善国民生计问题。

面对此次国际突发公共卫生事件,日本政府在政策调整与实施过程中尽可能做到对国内中小企业进行奖励和激励,与此同时,日本政府仍然在依据疫情变化态势,不断调整政策,积极探求最佳的疫情应对方案。

(三)德国政府出台的奖励和激励政策

面对国际突发公共卫生事件,德国政府出台了一系列奖励和激励政策。德国政府非常重视企业管理层在国际突发公共卫生事件中的作用。德国部分企业已做了充分的前期工作准备,可以很好地开展生产活动。在国际突发公共卫生事件中,德国政府出台了一系列奖励和激励政策,缩小了国民之间的收入差距,最大程度实现了德国社会的公平发展,保护了德国企业的正常运行、发展,最终改善德国国民生计和社会问题。

(四)新加坡政府出台的奖励和激励政策

针对此次疫情,新加坡进行了三轮财政援助拨款以帮助国民渡过难关。新加坡政府拨出第一轮8亿新元支持抗疫工作,这一轮拨款只要是针对前线的医护人员以及医院,具体工作主要由卫生部部署。第二轮,新加坡推出关怀加援助套餐,拨款16亿新元维护社会稳定。主要做法有:对于一户家庭,最多可以享受1 300新元的补助;对于三代同堂的家庭,最多可享有1 800新元补助,以此来帮助人们应对新冠肺炎疫情带来的冲击。第三轮,新加坡推出雇佣补贴计划以缓解就业危机。此次疫情期间,新加坡政府非常重视企业中仍在工作的员工,并为他们提供了疫情期间工作的报酬和奖金。一方面补贴给各行业的员工,另一方面补贴给不同领域各类行业,同时不同部门还可以获得一个月的租金回扣。主要做法是对企业进行补助,只要企业能够继续雇佣本地员工。一般来说,企业每雇佣一名本地员工,政府会承担其8%的工资,每月限额3 600新元,最多持续3个月。同时,新加坡政府关闭了所有非必要服务的运营场所,尽可能切断邻近的感染源,从而保障新加坡居民的生命健康安全。

总之,新加坡政府通过政府财政补贴,帮扶国内企业渡过此次难关,保障社会居民收入分配更为合理,实现社会公平。

二、突发公共卫生事件下奖励激励政策国内比较和创新

(一)湖北省政府出台的奖励和激励政策

此次疫情期间,湖北省政府出台了一系列奖励和激励政策。湖北省政府对包

括医护人员在内的、作出突出贡献的人员予以适当的奖励。例如,出台新的中考加分政策,若疫情防控一线工作人员的子女参加中考,可以适当加分。在此次应对突发公共卫生事件中作出了突出贡献的人员,可以直接申报参加高一级职称评审。总之,湖北省政府出台的社会保障性政策,有助于公民基本生活的保障,进一步提升湖北省居民的生活质量和生活信心。

(二) 我国其他省份出台的奖励激励政策

我国其他省份也出台了一系列奖励和激励政策。例如,宁夏回族自治区政府出台一系列财税奖励扶持政策,促进居民消费能力提升,保障企业缓解此次疫情带来的巨大压力。此外,宁夏回族自治区政府通过财政拨款保障民生,并做到奖励每个行业企业一定数额的奖金,尽可能地覆盖到绝大多数企业员工,从而支持宁夏地区的经济发展。

再如浙江省,其一,为鼓励企业扩大医疗物资生产,一方面实行兜底政策,对企业多生产的那部分由政府兜底采购,避免企业陷入积压库存危机;另一方面对生产医疗物资的企业进行相应的财政奖励,并且主动对其进行技术改造和设备升级。其二,浙江省还对扩大融资金融机构进行奖励,尤其是对那些向小微企业发放贷款的金融机构给予奖励,帮助企业更快更好地渡过难关,复工复产。其三,通过发放消费券和对家政、文旅等行业进行扩容提质来振兴消费。其四,大力培养数字经济。浙江省充分发挥政府产业基金的作用,并且创建专项激励资金,加大对大数据、人工智能等产业的扶持力度,发展经济新热点。

广东省的奖励激励政策主要包括两方面。其一,对参加疫情防控的人员在评选政策上有所倾斜,在职称上给予奖励,并且在其中遴选杰出人才并进行特殊津贴奖励。比如,获得嘉奖的医务人员,在申报副高或正高职称时会有所倾斜,而且有突出贡献的,还可以直接申报高级职称;对于一般的医务人员,可以在一些能力考试或者基层经历考核中适当放宽标准。其二,在复工复产方面,发放援企稳岗补贴,鼓励企业组织线上职业培训工作,并对其进行补贴,对因扩大防疫物资生产而急需设备的企业,为其购置设备设置奖励额度。

第四节　突发公共卫生事件下公共福利与激励政策创新

一、运用适当的奖励方案

在此次新冠肺炎疫情期间,企业和政府部门运用适当的奖励方案是应对突发公共卫生事件的重点与核心。适当的奖励方案一方面可以在一定程度上激发人们的工作积极性,从而保证社会生产的良好运行;另一方面,适当的奖励方案还可以保障受新冠肺炎疫情冲击的居民、家庭、企业的基本生活或者基本生产,从而维护社会稳定,也能妥善解决民众应对突发公共卫生事件的恐慌问题。因此,不论企业,还是政府部门,都要制定出覆盖到绝大多数成员的应急奖励方案。

二、完善的事前准备策略

完善的事前准备策略是应对突发公共卫生事件的关键所在。例如,尽管无法预知突发公共卫生事件何时发生,但德国部分企业已做了充分的前期工作准备。完善的事前准备策略可以应对突发公共卫生事件中各种各样的问题[①]。完善的事前准备主要包括事前应急准备、事前员工方案、事前预测计划等。为有效应对突发公共卫生事件,需要企业和政府部门提出完善的事前准备策略。

三、及时灵活的应急手段

企业和政府部门不仅需要构建完善的事前准备策略、适当的奖励方案,还需要准备及时灵活的应急手段,这样才能更好地应对突发性公共卫生事件。完善的事前准备策略可减缓企业和政府部门应对突发公共卫生事件的负担和压力,及时灵活的应急机制则可以极大地改善所面临的困境,从而改善居民应对突发公共卫生事件时的心态。因此,及时灵活的应急机制对应对突发公共卫生事件是具有特殊意义的,可以提高政府治理效能和服务质量。总而言之,应对突发公共卫生事件是需要企业和政府部门都有及时灵活的应急机制的。

四、有效的事后恢复机制

所有的突发公共卫生事件都会有一个发展周期,在经历事前预警,事中及时处理之后,建立事后补偿恢复机制也尤其重要。纵观国内外在面对突发公共卫生事件时所采取的一系列措施,我们可以发现,很大部分政策安排和措施都集中在事后的补偿恢复机制上。在突发公共卫生事件持续期间,许多经济活动和社会活动停滞,但在后期,重点还是要转到正常的经济生活和日常生活当中,所以有效的事后恢复机制必不可少,这对国民经济发展和人们的正常生活具有十分重要的意义。因此,应对突发公共卫生事件需要政府以及相关部门提供有效的事后补偿恢复机制。

五、完善的事后再防御机制

公共卫生事件的防范是一个长期的过程,在短期内对公共卫生事件的应对常

---

① 李明,汪晓文.应对突发公共卫生事件的税收政策探讨[J].财政科学,2020(02):17—23.

常采用控制手段,稍有松懈可能又会暴发,尤其是突发公共卫生事件。由于对它的不熟悉,我们要用很长的时间去认识,也要用很长的时间去控制,才能做到真正根治。在面对突发公共卫生事件时,完善的事后再防御机制十分重要,这决定了以往的努力是功亏一篑还是更进一步。这也对政府及相关部门提出了更高的要求:在进行事后补偿恢复安排的同时,也要关注事后的再防御措施,以防止再次陷入"泥潭"。这两步通常是同时进行的,所以工作量很大,但确实是至关重要的一步。

第十五章　突发公共卫生事件下社会组织
参与慈善事业比较与创新研究

第一节　我国当前慈善制度以及社会组织参与慈善的情况

一、慈善事业

慈善的定义分广义和狭义。广义的慈善事业包括历史上的各类慈善活动,是一个历史范畴,在不同的社会形态下有不同的表现方式①。狭义的慈善事业是建立在社会捐献基础之上的一种民办社会救助事业②,通过社会各类成员的自发捐款,通过民间公益事业团体当作组织基础,大众集体参与是展现出的大体形式。

慈善事业不仅能有效地弥补政府基本社会保障制度的不足,而且对社会中因某些社会风险而陷入贫困无法抽离的群体充分给予社会关爱,有效地润滑社会关系,促进整个社会的安定、和谐发展。狭义的慈善事业按照举办主体的不同,又可以分为官办慈善事业和民办慈善事业。

二、慈善制度

慈善制度通常划分为正式制度、非正式制度、制度环境三个维度。

正式制度安排通常具有强制力,法律法规、政府政策及契约等都被包含在内。目前我国在慈善方面的法律法规相对较少,《中华人民共和国慈善法》《中华人民共和国红十字会法》《扶贫、慈善性捐赠物资免征进口税收的暂时办法》《中华人民共和国企业所得税暂行办法》等在一定程度上规范了我国慈善事业的发展。一些慈善税收方面的法规对于慈善事业的发展也有较大的促进作用,通过少征或免征捐赠者的税收,提倡更多的人参与到慈善事业中来。

非正式制度主要是指文化传统、伦理道德等对慈善的认识,它是在慈善文化的发展中潜移默化形成的,虽没有强制性,但是也在慈善制度中发挥着重要作用。目前,我国正处于社会转型时期,新旧道德不断碰撞,传统的道德标准趋于保守,现代

---

① 张奇林.论影响慈善事业发展的四大因素[J].经济评论,1997(06):79—85.

② 郑功成.社会保障学——理念、制度、实践与思辨[M].北京:商务印书馆,2000.

道德更加注重开放包容,整体来说,非正式制度标准的转变将带来全新的价值理念和生活方式,对于慈善制度来说,非正式制度主要来自儒家文化,"民本""仁爱"等儒家思想就是提倡人们多行善事,也是中国慈善事业的前身。慈善不仅是一种行为,更是一种价值观的体现,非正式制度不仅指导人们的慈善行为,而且也为慈善正式制度指明了方向,慈善领域必须有完备的非正式制度作为引领,才能更好地促进慈善事业的发展。

三、社会组织参与慈善的情况

目前,我国参与慈善的主要形式有社会团体、基金会以及社会服务机构。1994年,中国慈善总会成立,现在全国主要有 273 个会员单位,主要宗旨是发扬人道主义精神,能够对中华民族扶贫济困的传统美德进行弘扬,还能够对社会上不幸的个人以及困难群体提供相当的帮助,这样社会救助工作才能够进行开展。①

1904 年,中国红十字会成立,1912 年正式成为国际红十字会成员,《中华人民共和国红十字会法》是其最奉行的精神成就,充分发扬"人道、博爱、奉献"的红十字精神,身体力行地投入各项慈善工作当中。②

基金会是公益事业的主要力量,是最主要的资金提供者,在非营利组织中拥有极为特别的地位。由于不同的资金使用方式,基金会最主要的方式有"资助型""运作型"和"混合型"。③ 目前,中国活跃的基金会主要有下面五种运营模式。第一,基金会的运作相对独立,项目的设立不考虑捐赠人的直接影响;第二,依据事业单位管理基金会,跟大企业有较多的合作,兼有自主品牌和企业专项基金。"希望工程"品牌的中国青少年发展基金会等一些比较常见的慈善机构,通过购买政府服务作为主要的方式,募集的善款可以在系统本身之上进行应用;第三,通过公募权以及名号品牌开展合作的方式,还能够通过合作设立专项基金来进行运营,中华思源工程扶贫基金会是比较典型的方式;第四,股份公司捐资这样基金会的成立,通过资助以及提供平台服务作为主要的方式。大企业基金会能够作为主要的途径,通过企业出资,员工能够充当志愿者,与企业公益进行相连,腾讯公益慈善基金会、安利公益基金会等是最主要的代表形式;第五,企业家以及捐赠人对基金会进行独立设置,个人捐赠是这类组织资金的主要来源,因为机构运转和企业关系不大,所以资助其他机构也能够当作独立项目,马云基金会是其中的典型④。

---

① 中华慈善总会介绍[EB/OL].[2020-07-11]. http://www.chinacharityfederation.org/n.html? id = 87bb7adb-3906-436d-b934-3b56059962bb.

② 杨红星.抗击"非典"战役中国红十字会慈善行动简论[J].文化学刊,2007(11):70—79.

③ 霍达.慈善|我国基金会资助型项目特点[EB/OL].[2020-07-11]. http://www.chinadevelopment brief.org.cn/news-22233.html.

④ 李庆.战"疫"中资助型基金会的行动价值[N].公益时报,2020-03-03.

第二节 突发公共卫生事件下社会组织参与
慈善事业政策比较和创新

一、突发公共卫生事件下社会组织参与慈善事业政策国际比较和创新

美国的慈善行业发展较为成熟,美国慈善部门也较早就对新冠肺炎疫情做出反应。2020年1月下旬,中国暴发疫情时,赠与亚洲、盖茨基金会就立即对中国伸出援助之手;3月初,美国各类机构或主动或被动,纷纷采取行动应对新冠肺炎疫情危机,尤其是社区基金会快速响应,1周左右新设立的应急基金就超过100家①。

总之,美国慈善部门对疫情的响应分为两个阶段,第一阶段是疫情开始在外国暴发,慈善行动以国际援助为主,第二阶段是美国本土进入紧急状态后,慈善组织协同多方力量共建地方性的抗疫共同体。不论是哪种组织,其响应行动均兼顾了灵活变通和组织自身的定位与优势②。

美国有很多开展国际慈善业务的注册免税组织,它们会根据业务所在国家或地区的需求开展筹款和项目活动,对中国和全球新冠肺炎疫情暴发快速响应的组织也不少。大多数组织不仅考虑应急响应,也将疫情后社区恢复和后续研究、预防、倡导等问题纳入整体计划③。

由于疫情最早在中国暴发,赠与亚洲、盖茨基金会、福特基金会这类在中国设立了办公室的慈善组织较早支援中国抗疫。随着世界卫生组织发布申明,呼吁关注卫生系统薄弱国家,国际慈善业务领域的慈善组织开始募捐支持全球范围内可能受影响的国家"备战",比如联合国基金会、全球捐赠平台等,它们都在为新冠肺炎疫情发起专项捐助活动以帮助受影响的国家和地区④。

联合之路同时也向海外受新冠肺炎疫情影响的社区提供帮助⑤。在韩国,联

---

① 程芬.美国确诊超58万:美国慈善部门无国界紧急响应,弥补政府行动不足[EB/OL].[2020-07-11].http://www.cgpi.org.cn/content/details42_9973.html.

② 程芬.美国确诊超58万:美国慈善部门无国界紧急响应,弥补政府行动不足[EB/OL].[2020-07-11].http://www.cgpi.org.cn/content/details42_9973.html.

③ 程芬.美国确诊超58万:美国慈善部门无国界紧急响应,弥补政府行动不足[EB/OL].[2020-07-11].http://www.cgpi.org.cn/content/details42_9973.html.

④ 程芬.美国确诊超58万:美国慈善部门无国界紧急响应,弥补政府行动不足[EB/OL].[2020-07-11].http://www.cgpi.org.cn/content/details42_9973.html.

⑤ 程芬.美国确诊超58万:美国慈善部门无国界紧急响应,弥补政府行动不足[EB/OL].[2020-07-11].http://www.cgpi.org.cn/content/details42_9973.html.

合之路和韩国公益金支持前线医疗工作者、低收入家庭,并对公共设施和公共区域进行消毒①。当疫情蔓延到欧洲并日益严重后,业务范围跟欧洲有关的基金会开始为欧洲募捐,比如美国鲍杜因国王基金会主要向欧洲和非洲提供慈善捐赠②。

二、突发公共卫生事件下社会组织参与慈善事业政策国内比较和创新

(一)"非典"疫情时期

2003 年上半年,"非典"疫情大规模暴发,导致了社会震荡,全国人民面对严重的疫情,紧密地团结在一起,抗击"非典"疫情攻坚战开始打响。为了更好地控制"非典"疫情,我国各类慈善机构都积极投身于防治"非典"工作,为抗击"非典"疫情的胜利作出了巨大贡献,得到社会各界人士的肯定和国际社会的广泛赞誉。在2003 年"非典"疫情期间,中国慈善总会共收到社会各界为抗击"非典"捐赠款物合计 634 万元。中国红十字总会在"抗非"的过程当中,统领全局的作用得到了充分发扬,还能够指导地方各级红十字会的"抗非"工作;从另一方面来讲,总会根据自身的情况,通过实际行动为各级红十字会建立榜样。

1982 年 5 月 29 日,宋庆龄基金会在邓小平的倡议下在北京成立,继承以及发扬宋庆龄先生的伟大精神,创造出伟大事业是基金会的主要宗旨,通过引起民族对未来的关注,同时继续加强少年儿童方面未竟事业的培养,使得国内外友好团体人士的非营利性组织团结在一起③。在抗击"非典"的过程中,一线奋斗的医护人员用无所畏惧的勇气和救死扶伤的人道主义精神为人民的生命安全与健康提供了保障,宋庆龄基金会数次向在抗击"非典"第一线奋战的单位及医护人员表达慰问和进行转赠,向人民群众传达对他们的钦佩与祝愿。

(二)新冠肺炎疫情时期

2020 年初,新冠肺炎疫情暴发,党中央、国务院极为重视,部署和采取了各种严厉措施开展这场没有硝烟的疫情防控战。④ 同时,慈善力量积极主动响应,迅速投入抗击疫情阻击战。民政部公布的数据表明,截至 3 月 8 日 24 时,全国各级慈善组织、红十字会共收到来自社会各界爱心人士及企业捐赠的资金 292.9 亿元,物

---

① Give2Asia. COVID-19 Coronavirus Pandemic Response: South Korea[EB/OL]. [2020-07-11]. https://give2asia.org/covid-19-pandemic-response-south-korea/.

② 程芬.美国确诊超 58 万:美国慈善部门无国界紧急响应,弥补政府行动不足[EB/OL]. [2020-07-11]. http://www.cgpi.org.cn/content/details42_9973.html.

③ 王冬雪.英国皇家芭蕾舞教育惠及贫困儿童[EB/OL]. [2020-07-11]. http://sdcsgy.qianlong.com/2016/1205/1178473.shtml.

④ 友成企业家扶贫基金会."友成抗击新型肺炎联合行动"结项报告[EB/OL]. [2020-07-11]. https://dy.163.com/article/FA7NVODL0521LJMO.html.

资 5.22 亿件。① 这些捐赠,包含着对这个国家、这个世界的无限热爱。

2020 年 3 月 17 日,民政部办公厅印发《志愿服务组织和志愿者参与疫情防控指引》的通知,对积极参加抗疫及防控工作的志愿者及大量服务组织的工作进行指导,同时善意提醒大家做好防护措施。② 而志愿组织亦应当为志愿者提供贴心服务,并合理设置服务的时间和岗位的分配,防止出现苦乐不均的现象,也要防止高强度、高负荷的工作对志愿者身心健康的负面影响。此外,对于患病的志愿者必须给予贴心的照顾和治疗,并且应当规避带病工作的问题。此外,志愿组织在志愿者招募方面应当充分遵循组织化原则,提升宣传力度,进而通过不同的社区、单位对有意加入志愿团队的爱心人士进行征募,使热心人士能够通过正规渠道加入志愿服务团队。此外,在提供志愿服务时还应当根据被服务对象的实际需求,为一线医务人员、患者、老人儿童和困难群众等提供亟需的生活用品和医务诊疗帮助,同时亦应当做好他们的心理建设工作,对患者家属应当进行有效安抚,并向他们实时提供患者的最新治疗情况,避免出现恐慌情绪。另外,志愿者亦应在复工复产等活动中扮演指导者的角色,从而在社会秩序稳定和经济复苏等方面发挥重要作用。志愿组织还应当在指定接收新冠肺炎患者的隔离点和医院中实施专门的志愿服务,进而使患者能够获得及时的护理和生活照顾。此外,志愿组织亦应当对志愿者的专业资质进行筛选,将具备一定医护资质的志愿者安排到医院当中,并安排部分志愿者参与社区疫情的排查工作中,对社区居民进行定期的体温测量、入户走访和电话调查工作。而对于那些因疫情隔离在家中的残疾人、特困人员、困难儿童、未成年人及孤寡老人等,志愿组织应当安排专人上门服务,使他们能够在生活和健康方面获得及时的保障。在慈善捐赠方面,志愿组织则应当积极同红十字会和慈善组织保持联系,认真解读抗疫相关的方针政策,并根据防疫捐赠有关政策进行捐赠引导和宣传,进而充分确保捐赠工作的顺利实施③。

另外,民政部还颁行了《慈善组织、红十字会依法规范开展疫情防控慈善募捐等活动指引》,以便有效规范对红十字会和慈善组织的募捐及志愿服务,民政部要求红十字会和慈善组织必须严格遵照《慈善组织信息公开办法》《中华人民共和国公益事业捐赠法》《中华人民共和国突发事件应对法》等相关的法规条例,妥善监管募捐活动,此外,红十字会和慈善组织亦应在民政部制定的信息平台进行募捐信息的发布,同时也可在自己的官网、官方微信、微博和移动客户端等平台发布募捐信

① 朱宛玲.全国各级慈善组织等已接收社会捐赠资金近 300 亿元[EB/OL].[2020-07-11].https://baijiahao.baidu.com/s? id=1660694701521139497.

② 民政部办公厅.关于印发《志愿服务组织和志愿者参与疫情防控指引》的通知[EB/OL].[2020-07-11].http://www.gov.cn/zhengce/zhengceku/2020-03/18/content_5492740.htm.

③ 民政部办公厅.关于印发《志愿服务组织和志愿者参与疫情防控指引》的通知[EB/OL].[2020-07-11].http://www.gov.cn/zhengce/zhengceku/2020-03/18/content_5492740.htm.

息的相关链接,进而充分发挥网络在抗疫活动中的关键效用①。

此前,中国慈善总会于 2020 年 1 月 21 日正式开展抗疫宣传及动员的工作,并在 1 月 25 日在会议上制定了具体的行动方针。此后,慈善总会向全国发出对湖北疫区的《呼吁书》,并开展了"抗击新冠肺炎,我们在行动"的公益募捐活动,同时,慈善总会紧急成立了党委工作组、宣传组、资金组、物质组、募捐组、协调联络组等六个工作组,并对各组的有关职责及分工进行了明确,而各分支机构也做好了统一行动、统一指挥、各司其职的准备,积极参与到抗疫活动当中②。而慈善总会的募捐活动亦得到了社会各界人士的积极响应,很多爱心人士和企业慷慨解囊,充分发扬了他们心忧天下、爱国爱民的一腔热忱。另外,很多社会组织也积极参与到抗疫活动的一线,成为抗疫工作的中坚力量,也有效弘扬了社会正能量。

截至 2020 年 4 月的最后一天,中华慈善总会已经收到各地援助的总计 7.58 亿元的物资,另外还有 3.49 亿元的捐款,合计 11.07 亿元。目前,共有 3.4 亿元的援助款已正式发往湖北前线,这部分善款占捐助总额的 97%,而大多数受捐物资也同样已交付湖北的抗疫单位。此外,慈善总会还会以每天两次的频率在官网公示受赠物资的发放情况,这也是为了使捐助者便于了解自己所捐善款、善物的发放情况,使善款善物能够及时发往灾区,也为公众提供公正、公开的监督平台。慈善总会也采取日报、周报的方式,对善款善物的收支状况进行统计和公示,有效发挥自主监察的作用。另外,还拟定了《捐赠物资计价指引》,对善物价值进行科学评估,这也同样获得了民政部及公众的认可和好评③。

不过,社会组织并不都适合在抗疫活动中承担善款筹集和发放的职责。而基金会由于平日里经常负责资金运作的有关工作,因此在抗疫活动中发挥了更加关键的作用。此前,国内的资助型基金会数量相对较少,仅有四十余家,然而由于它们能够将资金充分应用到资助抗疫有关项目上,因此在抗疫活动中,资助型基金会发挥了尤为关键的重要作用。比如,本次抗疫活动中,千禾社区、南都公益等基金会分别创设了"千里马行动基金"和"抗击新冠疫情协作网络",进而使参与抗疫活动的志愿组织和志愿者能够领取到 3 万元以内的小额资金,也使抗疫一线的社区活动者能够获得及时的支援。正荣基金会则专门为各类社会组织发放小额资助,并开通了面向全国的绿色抗疫通道,进而为疫情防控作出了很大贡献。而招商局慈善基金会则创设了"抗击新冠疫情协作网络",并借由"灾急送"平台对全国的疫

---

① 民政部社会组织管理局,民政部慈善事业促进和社会工作司.慈善组织、红十字会依法规范开展疫情防控慈善募捐等活动指引[EB/OL].[2020-07-11].http://www.mca.gov.cn/article/xw/tzgg/202002/20200200024510.shtml.

② 宫蒲光.守望相助 共克时艰 助力打赢疫情防控阻击战[EB/OL].[2020-07-11].http://gongyi.people.com.cn/n1/2020/0304/c151132-31616776.html.

③ 宫蒲光.慈善事业:疫后反思[J].社会治理,2020(6):19.

情防控活动提供及时的物流配送和仓储服务工作。银杏基金会则设置了能提供小额资助的"银杏快速行动基金"，继而使抗疫组织能够获得灵活、及时的资助①。

第三节　突发公共卫生事件下慈善事业管理和激励政策比较和创新

一、突发公共卫生事件下慈善事业管理和激励政策国际比较和创新

作为现代社会保障体系的重要组成部分，慈善事业的发展伴随社会生产力的进步而不断推进，各类民间慈善组织的壮大为慈善事业的发展注入活力。由于慈善事业是建立在社会自发捐献的基础上，具有非官方性、非强制性、非营利性等特征，政府介入慈善事业对慈善事业自身的发展将起到十分重要的作用。纵观世界各国已有的慈善事业监管规范政策体系和配套制度，慈善事业的建设能够弥补本国社会保障制度的不足，尤其是在突发公共卫生事件发生时，社会慈善组织凭借积淀的公信力和号召力发起慈善活动，为社会困难群体提供应急物资援助和服务帮助，从而减轻突发公共卫生事件可能为社会带来的重大创伤。

（一）美国慈善事业管理和激励政策

美国慈善事业的实践主体是个人、家庭、企业和基金会。在宗教历史的影响下，美国公众将公益事业和慈善活动视为践行宗教道德观的重要方式，从普通人群到超级富豪，参与人群并不仅限于有钱人。报告显示，美国 2018 年度慈善捐赠总额为 4 277.1 亿美元，占国内生产总值的 2.1%，其中 68% 来自个人捐赠，18% 来自基金会捐赠，9% 来自遗产捐赠，6% 来自企业捐赠②。美国慈善捐赠善款流向主要是宗教、教育、公共服务、个人救助等领域。

美国并没有出台专门的慈善法律，在组织监管上主要采取分散监管的方式。政府对慈善事业的监管主要以联邦政府和州政府的层级监管为主，其中美国国内收入局（Internal Revenue Service）是负责慈善事业监管的主要联邦政府部门，IRS依据美国税收法典将慈善组织的类型分为慈善机构、教会和宗教机构、私人基金会、政治机构和其他非营利机构，从慈善机构的运作、受赠、募捐、激励等方面制定

①　李庆.战"疫"中,资助型基金会的行动价值[EB/OL].[2020-07-11].https://www.sohu.com/a/380483285_100244361.

②　Giving USA. Giving USA 2019：Americans gave＄427.71 billion to charity in 2018 amid complex year for charitable giving[EB/OL].[2020-07-11]. https://givingusa.org/giving-usa-2019-americans-gave-427-71-billion-to-charity-in-2018-amid-complex-year-for-charitable-giving/.

了专门的管理规则。

在慈善机构运作管理上,IRS 按照《联邦税收法典》对符合免税条件的慈善机构及个人实行一定周期内的免税政策,通过慈善组织提交的年度税务报表掌握各慈善组织运营状况,年度报表的内容涵盖了每一笔交易的详细记录和所筹款项的流向。如果一个慈善组织没有按要求提交报税表或逾期提交报税表,IRS 将对其进行评估和处罚,超过三年未提交报税表的慈善组织将自动失去免税资格。

在慈善机构受赠和募捐管理上,IRS 规定了慈善组织须向捐赠人提供超过 75 美元的等额普通捐赠的书面声明,目的是为捐赠人提供可以享受税收优惠的凭据,同时防止出现诈捐行为。当捐赠人捐赠的物品或服务没有实质价值或不涉及捐赠,慈善机构可以不用提供书面声明,否则未按要求提供书面声明的慈善机构将受到每笔捐款罚款 10 美元的处罚。在慈善机构的激励管理上,美国税法对基金会等慈善组织实行免征税的优惠待遇,个人捐赠也享受个人所得税优惠待遇。此外,美国的遗产税与继承税税率较高,促进了一些个人和企业进行慈善捐赠,使遗产捐赠成为美国慈善事业第二大捐赠来源。

除了联邦政府的监管外,各州的首席检察官负责监督和管理慈善组织的业务活动和财务状况,同时各州也设立了专门的慈善组织管理部门,如加州设立慈善信托登记处、慈善信托法律暨审计部,分别负责财务信息记录和资产信息审计,两部门配合州首席检察官的工作对慈善组织机构进行调查和管理。①

(二)英国慈善事业管理和激励政策

英国是国际上最早颁布慈善法律的国家,也是实行慈善组织集中监管的国家之一。2006 年《慈善法》规定了慈善组织的基本目的、义务以及具体的监管政策。2011 年重新修订《慈善法》,继而形成较为完善的慈善法律系统。英国现行的慈善辅助法还有《托管人管理法》《慈善信托法》《娱乐慈善法》等,这些法律共同构成英国慈善事业规范法律体系。

与美国等国家不同的是,英国慈善组织的经费大部分来自中央或地方财政,政府积极通过和民间的合作推动慈善事业的发展。在慈善事业的监管上,英国政府建立起一套完备的登记监督体系,由慈善委员会主管民间慈善事业的注册管理和组织运作管理。作为独立于其他政府部门的政府机构,慈善委员会只对议会负责并具有完全独立性。慈善委员会根据法律法规对慈善组织和个人进行评估和审查,以此确定能够享受税收减免政策的慈善组织。同时,慈善委员会需要定期获取、评估和公开委员会内工作信息,以此监督慈善组织运行过程中的不良和违法行为。

---

① 陈为雷,毕宪顺.美国慈善事业监管体制及其对中国的启示[J].东岳论丛,2015,36(07):29—33.

在对慈善事业的激励管理上,英国实行的税收优惠政策主要针对各类慈善组织,慈善团体基于"慈善目的"所获得收入可以享受免税政策,具体的免税收入包括税法中规定的非贸易收入等。

(三) 日本慈善事业管理和激励政策

日本政府介入慈善事业管理,溯源于 1896 年《日本民法》中对"公益法人"的管理规定,规定指出,在获得主管政府机构的许可后,公益法人需要不以营利为目的而开展与公益相关的事业。进入 20 世纪 80 年代后,日本通过了《特定非营利活动促进法》,从法律层面确定了市民团体获得法人资格的依据,简化了审批程序和政府裁量,为特定非营利法人(Non-profit Organization, NPO)的发展营造了更为宽松的法律环境。此后,《关于一般社团法人及一般财团法人法》《关于公益社团法人以及公益财团法人认定等法律》等公益法人认定和管理的相关法律先后出台,[①] NPO 成为日本所有公益性市民活动团体的统称。

对于慈善事业的监管,日本主要实行分散监管方式,在注册登记上实行宽进严出的监管政策,市民团体注册成为 NPO 法人只需按照法律规定的要求上交认证申请材料,政府将认证申请材料进行为期两个月的公示,公示期满后注册者即可获得法人资格。[②] 2008 年以来,日本经历了一系列非营利组织管理改革措施,通过成立公益认可委员会对非营利组织进行监督。公益认可委员会根据《有关公益认定操作指南》和《公益法人会计基准》在非营利组织运营不规范或出现问题时予以劝导和干预,实行的是一种问题事后处理机制。

对于慈善事业的激励,日本政府一方面设立了"市民活动促进课"来促进和扶持非营利组织的发展,具体措施包括改善非营利组织税务措施、搭建非营利组织信息公开平台、推行志愿活动项目引导公众参与等,另一方面政府广泛成立并资助非营利组织支持中心,通过政府主办加强了公益组织的活动能力。此外,日本政府也采取了多种政策资助非营利组织活动,具体内容包括以补助金形式直接资助、向非营利组织购买服务、采取税收政策鼓励企业捐赠以及允许非营利组织开展经营活动等。[③]

(四) 新加坡慈善事业管理和激励政策

新加坡慈善事业的主要供应者是各种志愿性福利组织。1985 年新加坡制定《慈善法》,规定了志愿性福利组织的公益慈善目的、登记注册、权利义务、监管机制和法律责任等。在登记注册方面,新加坡志愿性福利组织通过社团注册局(Registry of Societies)进行注册并按时提交年度报告和章程、接受社团注册局的

---

① 马昕.日本公益法人改革探析[J].社团管理研究,2008(09):42—45.
② 董礼月.中日慈善事业法律制度比较研究[D].长春理工大学,2019.
③ 王光荣.日本非营利组织管理制度改革及其启示[J].东北亚学刊,2014(02):35—39.

监督。

对于慈善事业的监管,政府并不直接对志愿性服务团体进行监管,而是通过志愿机构参与管理进行监督。新加坡社区发展体育部和社会服务民族委员会主要通过志愿性福利组织每年度提交的工作报告来把控志愿性福利组织的基金数量和基金分配,具体而言:社区发展体育部设定志愿性福利组织在资源使用、管理标准、专业水准和服务交付质量等方面的具体要求,福利组织完成服务要求后应当向社区发展体育部提交季度报告或年度报告并接受该部门的调查和评估,检查不符合标准的将无法获得资助基金;社区服务民族委员会负责监督已获得资助资源的志愿性福利组织,根据福利组织提交的工作季度报告对志愿服务的质量进行检验核对,同时根据公民投诉对志愿性福利组织进行事实调查,若投诉符合事实将对志愿性服务组织予以规劝或开除。① 2004 年新加坡全国肾脏基金会被爆出贪腐丑闻,此后新加坡政府加强对慈善组织的监管力度,于 2007 年修订《慈善法》,设立慈善理事会和慈善总监,使得慈善监管更加公开透明。②

对于慈善事业的激励,新加坡政府积极引导公益慈善活动的发展,对优质志愿服务和慈善项目给予配套资金支持,于 2014 年设立"关怀与分享基金"对接志愿福利团体的募捐资助;同时建立和完善志愿服务激励机制,对于有杰出贡献的个人志愿者给予生活、就学、就业等方面的优先考虑和优惠待遇,并颁布不同等级的志愿勋章以表彰个人志愿行动,从物质和精神双方面调动公民参与志愿服务的积极性。

(五)澳大利亚慈善事业管理和激励政策

澳大利亚政府对于慈善事业的监管,经历了从分散监管向集中监管方式的转变。澳大利亚常见的非营利组织有企业法人、慈善信托和担保有限公司三种,分别适用不同法律,从联邦到州分别有各种专门的登记机构和监管机构,分散监管的方式使得澳大利亚政府对非营利组织的监管具有不确定性和不一致性。2012 年澳大利亚通过了《澳大利亚慈善与非营利委员会法》,设立慈善与非营利委员会(ACNC)作为统一的慈善组织监管机构,其主要职责是从事慈善组织的登记与服务,通过问责制度提高慈善组织的运作透明度。③

二、突发公共卫生事件下慈善事业管理和激励政策国内比较和创新

近年来,国内慈善领域问题频出,红十字会"郭美美事件"等一系列事件降低了群众对慈善事业的信任感,我国政府在慈善事业的管理和激励方面上进一步介入,于 2016 年 3 月 16 日通过《中华人民共和国慈善法》,规定了慈善组织的募捐、捐

---

① 陈文山.新加坡志愿性福利组织研究[D].苏州科技学院,2011.
② 李义勤.新加坡的志愿服务制度[J].中国社会组织,2017(08):52—55.
③ 李政辉.慈善组织监管机构的国际比较与启示[J].北京行政学院学报,2016(01):45—53.

赠、信托和信息披露等事宜,要求从县级建立起慈善信息统计和发布制度,县级民政部门建立慈善组织评估制度并担负起慈善活动监察责任。

(一) SARS 疫情时期慈善事业管理和激励政策

SARS 疫情期间,国内大中小企业、社会团体和慈善组织纷纷助力、同舟共济抗击疫情。在疫情暴发初期,由于突发公共卫生事件的社会捐赠缺乏公开透明的捐赠机制和统一协调的捐赠规则,社会捐赠热潮也带来了捐赠混乱,尤其是在部分疫情重灾区,出现了捐赠物品匹配不到位、捐赠资金划拨不清楚、捐赠渠道不畅通等问题,进一步表明当时国内慈善事业和社会捐赠体系的不健全。

针对频频出现的捐赠问题,国务院办公厅对受捐主体身份作出规定,民政部门、卫生部门负责接受社会捐赠款物,中国红十字会总会、中华慈善总会也可接受社会捐赠,其他部门和社会组织不允许受捐,此外,对捐赠款物的使用管理、捐赠工作的监督检查等作出了详细规定,在遵从捐赠者意愿的前提下对于定向捐赠的资金和物资由接受部门和单位直接拨付,非定向捐赠的资金上缴财政专户进行统筹安排,非定向捐赠的物资专项用于医疗卫生机构防治非典型肺炎工作,以此保证将捐赠款物全部用于 SARS 疫情的防治和救助。[①] 在社会捐赠资金的管理方面,财政部于 2003 年 5 月 9 日下发有关捐赠资金管理的通知,对于捐赠资金的使用也区分为"定向捐赠资金"和"非定向捐赠资金"两类财政账户,由审计部门和监察部门加强对社会捐赠资金的跟踪检查和审计。具体的监督检查规定则是在监察部、民政部、审计署于 2003 年 5 月 14 日下发的社会捐赠款物管理监察通知中体现,要求民政部门建立举报制度并接受社会和舆论监督,接受捐赠部门则接受同级审计部门的审计,从捐赠工作责任机制、审计机制、违法违纪查处机制等方面提高疫情期间捐赠工作的有序性和透明度。

SARS 疫情时期出现社会自愿捐赠的良好氛围也缘于政府在此期间对税前扣除制度的调整,客观上起到了对慈善捐赠的激励作用。2003 年 4 月 29 日,财政部、国家税务总局下发有关纳税人税前扣除问题的通知,允许企业、个人、社会团体等在缴纳所得税前全额扣除用于防治"非典"事业的捐赠款项,该通知下发后极大鼓舞了社会各界的捐赠热情,全国收到的捐赠资金大幅度增长,北京市在 SARS 疫情暴发后的一个多月时间里就接受到社会捐赠 3.8 亿元。[②] 此前社会捐赠所享受的税收优惠仅限于应纳税所得额 3% 以内才能准予税前扣除,超过部分仍需缴纳企业所得税,这样的规定对于捐赠款项大的企业而言缺乏激励效果。而 SARS 疫情时期出台的税收优惠政策减少了企业纳税顾虑,有助于推动突发公共卫生事件发

---

① 国务院办公厅.关于防治"非典"社会捐赠款物工作通知[EB/OL].[2020-07-11].http://news.sina.com.cn/o/2003-05-04/1415104502s.shtml.

② 李芹.SARS 危机中慈善捐赠的特点与动机探析[J].河南社会科学,2004(02):55—59.

生后社会捐赠和慈善事业发挥积极作用(表 15-1)。

表 15-1　SARS 疫情时期我国慈善事业管理和激励政策

政策文本	政策文号
《财政部国家税务总局关于纳税人向防治非典型肺炎事业捐赠税前扣除问题的通知》	财税〔2003〕106 号
《国务院办公厅关于加强防治非典型肺炎社会捐赠物管理的通知》	国办发明电〔2003〕13 号
《民政部关于非典型肺炎社会捐赠的通告》	2003 年 5 月 7 日
《财政部关于加强防治非典型肺炎社会捐赠资金管理的通知》	财库〔2003〕20 号
《监察部、民政部、审计署关于加强对防治非典型肺炎社会捐赠款物管理情况监督检查的通知》	监发〔2003〕3 号

资料来源：笔者根据国务院及各部委网站文件自制

(二) 新冠肺炎疫情时期慈善事业管理和激励政策

2020 年初发生的新型冠状病毒感染的肺炎疫情对中国的慈善事业再次发起了挑战。尽管疫情事发突然且影响范围广泛,但此次疫情期间参与社会捐赠的各类企业、社会团体以及各行各业的群体数量众多,截至 2020 年 2 月 24 日,社会各界的捐赠总额达到 200.53 亿元,其中 1 774 家企业共计捐赠 187.10 亿元,占总捐赠额的 93.30%,46 家基金会直接捐赠额共计 10.91 亿元,占捐赠总额的 3.76%,360 个个人/团体捐赠,共捐赠 5.89 亿元,占捐赠总额的 2.94%[①]。

新冠肺炎疫情期间我国慈善事业管理和激励政策见表 15-2。

表 15-2　新冠肺炎疫情期间我国慈善事业管理和激励政策文本

政策文本	政策文号
《慈善组织、红十字会依法规范开展疫情防控慈善募捐等活动指引》	2020 年 2 月 14 日
《国家税务总局关于支持新型冠状病毒感染的肺炎疫情防控有关税收征收管理事项的公告》	2020 年第 4 号
《财政部海关总署税务总局关于防控新型冠状病毒感染的肺炎疫情进口物资免税政策的公告》	2020 年第 6 号
《财政部税务总局关于支持新型冠状病毒感染的肺炎疫情防控有关税收政策的公告》	2020 年第 8 号

---

① 界面新闻.中国抗击新冠肺炎疫情企业捐赠报告[EB/OL]. [2020-11-15]. https://new.qq.com/omn/20200310/20200310A0ETR700.html? Pc.

政策文本	政策文号
《财政部税务总局关于支持新型冠状病毒感染的肺炎疫情防控有关捐赠税收政策的公告》	2020 年第 9 号
《财政部关于国有金融企业积极做好疫情防控捐赠有关事项的通知》	财金函〔2020〕7 号
《民政部办公厅关于印发志愿服务组织和志愿者参与疫情防控指引的通知》	民办发〔2020〕11 号
《工业和信息化部办公厅民政部办公厅关于开展志愿服务促进中小企业发展的指导意见》	工信厅联企业〔2020〕12 号

资料来源：笔者根据国务院及各部委网站文件自制

（三）两次疫情下我国慈善事业管理和激励政策的比较

两次重大突发公共卫生事件为我国慈善事业的管理和激励提供了发展契机，考验了非常时期下我国慈善管理制度的应急服务能力和组织协调能力。比较两次疫情下我国慈善事业管理和激励政策，新冠肺炎疫情时期慈善事业管理和激励政策的进步性主要表现在：一是加强对慈善事业的支持和鼓励，从疫情期间出台的税收优惠政策来看，享受税收优惠的慈善参与主体众多且免税实施政策便捷，极大提高了公众参与慈善的积极性；二是对慈善组织的监管机制严格，针对新冠肺炎疫情前期出现的慈善丑闻，主管慈善组织的民政部部门出台了系列通知公告，担负起实施有效监督的职责；三是政府与慈善的合作更进一步，重大疫情发生时信息共享和资源调配至关重要，政府不应只是慈善组织的监管者，同时也应是慈善组织的合作者，政府通过与慈善组织的有效协作能够增强应急情况下慈善运行的有序性。

第四节　突发公共卫生事件下社会组织参与慈善事业政策创新

一、国内外社会组织参与慈善事业创新政策

相较国外发达国家的慈善事业发展状况，我国慈善事业由于起步较缓慢、基础较薄弱，尚存在一些不可忽视的重要问题，诸如慈善法律保障机制不健全、慈善机构监管机制不完善、社会参与慈善的积极性不强烈等。借鉴已有的国际经验，对于解决此类制约我国慈善事业发展的问题将大有裨益。

（一）完善统一集中的慈善法律体系

从国际经验看，对慈善组织及慈善事业的分散立法管理存在多头管理、责任不

明、界限模糊等问题,而集中立法管理能够较好地将慈善事业归并到同类部门中进行监督检查,因此各国在慈善事业的立法政策上呈现出集中统一化趋势。无论是采用集中立法的英国、新加坡等,还是采用分散立法的美国、日本等,慈善立法的重点虽有不同,但各国已有法律法规仍体现了对于慈善监管和激励政策的重视。

我国在 2016 年颁布了慈善领域首部综合性法律《慈善法》,具体规定了慈善组织的权利和义务等事宜,这一专门性法律在引导和规范我国慈善事业发展方面发挥出重要作用。但是我们仍要看到在突发公共卫生事件发生之时,慈善组织和社会团体在慈善募捐和捐赠行为中出现渠道不畅通、款物不透明、收支不公开、分配不合理等问题,这些问题在现有的慈善法律中无法得到回应,而疫情期间政府部门出台的临时性、应急性慈善管理政策能否延续并发展为慈善辅助法律,这一点同样值得思考。

(二)建立政民合作的慈善监管制度

建立符合本国国情的慈善监管体制是各国发展慈善事业的普遍做法。由于各国在市场、社会、政府之间的结合机制不同,监管制度也呈现出不同的模式,较为常见的有民间主导模式、政民合作模式、志愿参与模式、政府资助模式等。① 慈善事业的监管主体应当由内部和外部共同组成,在慈善组织和社会团体内部建立从上至下的监管规则和主体责任,能够发挥行业自律在慈善事业发展中的内部监督功能,而政府在慈善事业中承担的具体责任则体现了政府对于慈善事业的外部监管。

完善政府监管机制需要从司法和行政两方面入手:在司法方面,政府部门在监督管理慈善事业时应当依法办事,遵循"一法一办"原则根据不同的法律法规对慈善组织和慈善活动进行分类管理;在行政方面,政府部门应当遵循信息公开原则对慈善组织和慈善活动予以规范,通过构建多层级监管体系,发挥社会公众和媒体舆论的外部辅助监督作用。正常有序的民众参与监管能够对慈善事业的公平公正运行起到震慑作用,然而从疫情发生初期出现的慈善丑闻来看,我国当前的民间参与慈善事业的监管尚未形成一个行之有效的确定机制,因此从政府层面确定民间参与监管的合法地位对于促进慈善事业透明公开发展具有重要意义。为了促进有序的社会参与慈善事业监督,政府可以从鼓励媒体舆论监督、完善公众举报制度、组建专项巡视小组等方面提高社会监督的有效性。

(三)健全社会参与的慈善激励机制

观察各国慈善实践发展历程,不难看出社会参与的广泛程度与慈善发展成熟程度之间的正相关关系。从我国慈善事业发展来看,慈善参与社会治理的能力仍有待提高,原因有二,一是社会慈善氛围不足,二是慈善激励机制不完善。因此,健

---

① 任振兴,江志强.中外慈善事业发展比较分析——兼论我国慈善事业的发展思路[J].学习与实践,2007(03): 113—119.

全社会参与的慈善激励机制应当从以下三方面推进：第一，营造社会参与慈善的良好氛围，美国、英国等国家参与慈善的个人、企业、慈善团体数量巨大，相较于我国慈善事业对官方的依赖性表现而言，我国个人参与慈善的积极性不足，因此应当将全社会对慈善事业的认识和中华民族的传统美德相结合，从践行乐善好施价值观的角度营造社会参与慈善的良好氛围；第二，鼓励社会组织多样化创新发展，慈善事业作为公众服务的重要表现形式，亟需社会组织的广泛发展和参与，我国政府在社会组织参与慈善事业管理方面应当考虑提高社会治理能力对于慈善事业壮大的激励作用；第三，建立慈善事业多方激励机制，参考新加坡建立的经济精神双重激励机制，我国在建立慈善事业激励机制时应当考虑从个人到家庭、企业的慈善行为动机，针对不同群体建立分类激励政策。

二、我国社会组织参与慈善事业创新政策

我国自古以来就秉承着乐善好施、互帮互助的传统美德，因此健全社会组织参与慈善事业体系对于补充社会保障机制具有重要意义。突发公共卫生事件考验了我国慈善事业的应急能力和服务效率，而疫情期间出现的慈善领域不良行为和失范现象也反映出当前我国慈善制度体系亟需完善。从慈善制度在突发公共卫生事件中的表现来看，我国政府对于慈善制度的管理政策仍需考虑到政府介入的程度和慈善事业自身运作之间的关系、社会大众参与和慈善组织之间的关系、慈善事业发展和其他社会保障制度发展之间的关系。

（一）建立健全政府与社会慈善合作机制

突发公共卫生事件引发我们对于政府和非政府组织之间在慈善管理中合理定位的再思考。社会慈善事业的发展需要政府加强引导、促进和监督，但政府介入的程度应当对社会慈善有正确认识、考虑慈善事业发展的客观规律，政府过少或过度介入慈善事业都违背了慈善事业社会化发展的宗旨和目标。长久以来，政府与慈善组织、社会团体之间呈现了依附与支持的关系，"官办"及"半官办"性质的慈善组织承袭了传统行政管理模式，因而导致在慈善组织出现公信力问题时民众对政府问责"一片倒"现象。政府在社会慈善工作中的角色，应该是慈善组织和社会团体的合作者、协调者和监督者，政府对慈善事业的包办代替不能解决慈善事业自身公信力基础薄弱问题，慈善事业在发展过程中要获得公众的认可和信任，应当由社会慈善组织在发展慈善事业中通过慈善行为表现自然形成而得到广泛承认。因此要健全政府与社会慈善合作机制，考虑从社会氛围方面加强政府引导和鼓励、从慈善运行方面建立政府激励机制、从资源配置方面畅通政民沟通渠道，既要培养社会慈善组织的自主发展能力、保证社会慈善事业的独立性，又要处理好政府与社会慈善之间的关系、提高政府介入社会慈善事业的有效性。

（二）健全慈善组织运行监督和审计机制

在我国面临重大公共卫生事件时，慈善组织理应发挥重要作用，提高其在民众中的威望和公信力。要做到这一点，需要健全慈善组织运行监督和审计机制，首要的就是要在国家层面，按照国际成熟经验修订增补相关管理条例，强制信息公开透明，接受公众监督。具体而言，包括：一是强化民众举报制度，对社会慈善捐赠行为予以全程监督；二是及时取缔不法行为，对慈善组织运行环节进行突击检查；三是完善审计评估机制，对慈善组织定期展开发展评估和能力评价；四是建立意见反馈机制，接受来自社会民众组成的第三方监督者的意见和建议，形成慈善组织整改意见反馈与评价体系。此外，要在全国人大和全国政协层面建立具有独立性质的慈善监管委员会，全国人大侧重立法层面，修订慈善公开、调配等相关法律条文；对于怠慢、轻慢慈善拨付、拖延物资调配等行为要制定详细的惩罚方案。全国政协侧重监督层面，慈善组织的资金财务与款物信息要向慈善监管委员会即时公开。

（三）建立全社会参与慈善事业联动机制

此次新冠肺炎疫情中，企业成为社会捐赠的主要力量，体现了从小家到大家的责任感与家国情怀，慈善不再局限于个人，而是社会各界共同参与的互助范式。然而，个人、企业和慈善组织的互助与联动效率有赖于通过建立大数据系统实现慈善信息化管理，从而更好地整合各方慈善资源，以实现资源最优配置。

从"互联网＋"推动慈善事业发展来看，我国亟需建立慈善大数据中心，同时发挥大企业优势，建立专业的公益组织和慈善志愿服务团队。[①] 例如从优秀企业抽调高级别公司高管和互联网技术专家，构建大数据平台，建立供方、需方、使用方三个子系统。对全国各地捐赠物资和种类进行大数据采集和统计、全国物资需求数据采集和整理、慈善物资调拨和使用情况统计数据汇总，形成供方、需方和使用方三方"零时差"对接。需方可以在大数据平台发布详细的需求信息，供方可以根据这些需求信息提供符合要求的物资捐赠，避免供方物资不符合需求方要求的情况，避免浪费。对于使用方，具体的调配、拨付和使用规则根据地区资源需求状况分别进行安排，同时大数据库中更新的物资转运情况和调配情况也要及时向民众公开。

---

① 胡川，严雅雪，汪锋，万华.新冠肺炎疫情防控工作中不容忽视的六个问题[EB/OL].［2020-07-11］. http://www.zuel.edu.cn/2020/0225/c1236a239334/page.htm.

第十六章　基本收入－托底保障的理论逻辑与新冠肺炎疫情下的各国政策实践研究

第一节　基于权利的福利的理论逻辑

西方发达国家社会保障制度经历几个世纪的发展,福利已从恩惠变成了授权,最后变成了权利。[①] 这就是我们常说的,福利的演进经历了一个"从慈悲到正义","从恩赐到权利"的过程。[②] 作为权利的福利在保障了穷人生存的同时,也为资本主义的发展提供了一个有效、广泛的社会安全网络。如何争取让福利成为一项正式制度安排,进而成为政府的责任与义务,是当代非发达国家民权运动的组成部分。这些结论是社会保障研究已经达成的共识。

一、社会保障的本质是福利交换暴力[③]

社会保障的最基本对象是收入不足以维持生存的人,简称为贫困者。不管因何种原因陷入贫困,在没有社会保障的条件下,落入贫困的人要想生存下去(当然,落入贫困者一般不会坐以待毙),就得运用自身暴力(最初形态是身体力量)采取其他损人利己的方式来获取生存资料,例如抢劫、欺诈、偷盗等。在物竞天择的地球生物链内,暴力是所有生物永恒的本性。用暴力打败或统治同类的生物个体,能占有更多的生存资源与繁殖机会。暴力注定会受到自然选择的青睐,它已成为生物的天性。非社会性生物常独自往来,故恒以暴力解决冲突。社会性生物朝夕相处,故必凭暴力建立次序。迄今为止人类经历了三种社会结构:觅食社会、自然国家与开放社会。[④]

---

① Entitlement 是比较低级的权利,经过一般的程序便可取消。而 right 是比较高级的权利,非经特别严格的程序,如修宪、公民投票,不得取消。关于这三者之间的差别见:Lowi, Theodore. The Welfare State: Ethical Foundations and Constitutional Remedies[J]. Political Science Quarterly, 1986, 101(2): 197—220.

② Trattner, Walter I. From Poor Law to Welfare State[M]. US: The Free Press, 1989. 转引自:郑功成.社会保障学[M].北京:商务印书馆,2004: 123—124.

③ 本部分的推理详见:余飞跃《社会保障学》知识体系建构研究[J].社会保障评论,2019,3(01): 148—159.

④ 道格拉斯 C.诺思等.暴力与社会秩序——诠释有文字记载的人类历史的一个概念性框架[M].杭行,等译.上海:格致出版社,2013.

不同社会形态对应不同的社会保障制度结构与内容。觅食社会存在于数百万年至一万年前,狩猎采集是最主要的生产技术,社会成员合作觅食共享食物,没有等级制度,彼此之间仅有微小差别。平均分配与相互保障使得一个群体可能增强集体凝聚力,提高生存机会,抵御其他群体的攻击。这就是我们今天仍然憧憬的早期的社会保障。实际上,这个时期的资源分配制度与我们今天所讲的建立在生产剩余基础上的社会保障是两回事情。

自然国家兴起于 5 000 至 10 000 年前,农业种植提高了食物产量,导致人口增长与财富积累。人口众多的血亲宗族通过武力掠夺征服其他部族即可增加本部族的生存繁衍机会,因此暴力征服取代互利的保障成为农业社会的主题。随着征服范围扩大、人口持续增加,由王室、官僚组成的专业化政治精英集团依靠军事力量建立了国家。暴力就成了一个可以掠夺剩余的有价值资产的手段,拥有更多暴力者可以运用暴力将剩余资产据为己有。丛林法则支配了王朝更迭、周而复始。原始的保障陨落,孔子倾心的天下大同,柏拉图构建的理想之国,都是不可能实现的梦想。有限的保障主要应对天灾人祸如自然灾害或战争导致的数量众多的生存危机,对日常老幼病弱的扶持依赖民间的慈善或官方的恩赐。

人类再次走出猿类社会阴影得益于近 300 年来商业文明的繁荣。商业是一种通过交换促使大规模陌生人群进行合作的生产活动。法治最终取代暴力征服成为社会主题。暴力这种带来需要的有价值资源的方法是损人利己的,暴力拥有不均等时,暴力拥有少的人会被拥有暴力多的人胁迫、强制,从而产生不平等,与另一方竞夺资源时,拥有较少暴力的一方其暴力没有任何价值,为避免暴力带来的损人利己结果,对暴力进行均分,使任何人都无法拥有超过别人的暴力,保证了所有人的自由——这就是民主的真正含义,民主实质上是将暴力均分后以选票的方式等分给每个人,每个人手中拥有同等的暴力——选票,选票一方面是放弃使用暴力的承诺,另一方面是有价值的资产(代表暴力的价值),每个人拥有同等的资产去争取自己的所需,即用选票交换福利,因此,民主条件下福利交换暴力演变为福利交换选票。[①]

确实,在现实中,分配最终表现为一个政治过程,政治过程的一切影响因素不仅仅是选票都会影响分配,这导致如何分配变得极为复杂,但是,这些仍不能改变选票作为影响分配的主要因素,政治市场上力量的斗争与对比决定了能获得福利的大小,即一方暴力威胁有多大,另一方能有多大的支付能力,而这两个方面最后是通过双方谈判来达成妥协与一致。[②] 在研究了福利国家的社会保险制度后,哈耶克对其中的政治角力过程作了精练的阐述:"不是由作为多数的施与者决定应当给予作为少数的不幸者何种东西,而是由作为多数的接受者决定他们将从作为少

---

① 余飞跃.《社会保障学》知识体系建构研究[J].社会保障评论,2019,3(01):148—159.
② 余飞跃.《社会保障学》知识体系建构研究[J].社会保障评论,2019,3(01):148—159.

数的较富裕者那里取走什么东西。"①

从现代社会保障的发展史来看,福利从来都是政治市场上竞夺的结果,福利的多少取决于福利要求者的权利大小。选举权的普及,人人拥有被平均瓜分的暴力资产——选票后,理论上人人都获得同等大小的竞夺公共资源的权利。在欧美国家,社会保障制度与普选制是在 1880—1920 年间几乎同步出现的,这绝不是偶然的巧合。② Schneider 发现在 18 个西欧国家中,有没有参与机制直接影响到社会保障项目实行的早晚。③

二、基于福利的权利竞夺机制会忽视最弱势者的利益

政府征税总是有结余的,这个结余就成了公共资源,选票作为有价值的资产,每张选票会参与对政府拥有的合法暴力带来的资源进行瓜分。福利水平取决于政治市场上的角力,对公共资源的竞夺(竞夺成功即是福利)也同样取决于政治市场上的角力,只是力量的对比取决于是否能够纠集多数选票。

民主赋予了穷人争取福利的权利,然而,是否能在政治市场上竞夺到公共资源,取决于选票纠集的程度,只有能够纠集到多数,才能在角力过程中获胜。能否纠集多数由每个选票拥有者的福利需求决定。富人要求提高公共设施的福利水平,穷人要求加大基本生活的保障力度,即使是穷人群体,每个人的福利需求也不一样,老人希望提高养老金水平,失业者希望提高失业金水平,残疾人要求提高残疾津贴,贫困家庭要求提高家庭援助水平……谁能竞夺到公共资源以满足自己的群体需求取决于是否能够纠集到同样或相近福利需求者的数量,最弱势者的利益因为难以纠集多数而易被忽视。最弱势者往往是一个社会穷人中的底层,人数上并不占多数。Christian Bredemeier 研究发现,穷人收入增加会导致再分配规模缩小,他们认为自己是富人而减少对再分配的支持。④

不少国家为缓解最弱势者竞夺资源的选票劣势进行了一些调整。例如,斯堪的纳维亚国家的政党采取一种配额制度,新西兰在议会中专门为毛利人留下了若干席位,英国的工党也试图在其可以赢得的席位中安排一定比例的女性,德国专门为石荷州(Schleswig-Holstein)地区的丹麦少数民族留下了一个议会席位。⑤ 然

---

① 哈耶克.自由宪章[M].北京:中国社会科学出版社,1999:450.

② P. Flora and A. J. Heidenheimer, eds.. The Development of Welfare States in Europe and America [M]. New Brunswick, NJ: Transaction, 1981: 37-80.

③ S. K. Schneider. The Sequential Development of Social Programs in Eighteen Welfare States[J]. Comparative Social Research, Vol.5: 195-220.

④ Christian Bredemeier. Imperfect information and the Meltzer-Richard hypothesis[J]. Public Choice, Springer, 2014, 159(3-4): 561-576.

⑤ 德雷译克.协商民主及其超越:自由与批判的视角[M].北京:中央编译出版社,2006:80.

而,正如学者所批判的,仅仅拥有点缀性的代表,而不能拥有一票否决的权利,同样难以对公共政策产生影响。

第二节　协商民主——权利机制的改良及其局限

通过权利来竞夺福利受限于纠集多数,无法纠集多数的社会最弱势者的福利需求会被忽视。选举制度是选民向政客们问责以实现自身利害的道具,深刻地影响着福利分配。[1] 选举制度按照种类和特性会给选民的利害和社会性结果带来完全相反的影响,学界比较了比例代表制和简单多数制这两大典型的选举制度,分析了选举制度差异给福利社会的形态带来的影响,认为比例代表制选举的政府比多数制选举的政府更趋向于再分配。[2][3][4]

究其原因,Lijphart 研究发现,代表和影响力的不平等不是随机分布的,而是更有利于特权市民的,也就是说这种分布更有利于收入高、财产多、教育水平高的市民。[5] Iversen 和 Soskice 认为两类选举制度带来福利差异的原因是决定选举胜负的中产阶级的偏好根据选举制度而完全不同。在比例代表制中,中产阶级与劳动阶层联合、导入富裕税来分享战利品。在多数制中,中道左派与中道右派两大势力相互竞争,中产阶级支持劳动阶级,所以在中道左派执政之后会支持中道右派。中道右派政府不收富裕税却可以增加个人消费。[6] Noam Lupu 和 Jonas Pontusson (2008)探索了两类选举制度对福利分配影响的原因并不是政党的参与与支持,归根结底是选民的福利需要的差异。[7]

如何改变最弱势者难以纠集多数获取福利的现实,研究者认为可以在用选票

① 汪前元,朱光喜.西方国家选民问责政府的路径分析——兼谈西方国家选举对政府问责的影响[J]. 当代世界与社会主义,2007(05)：65—68.

② Lizzeri, A. and Persico, N. Why Did the Elites Extend the Suffrage? Democracy and the Scope of Government, with an Application to Britain's "Age of Reform"[J]. Quarterly Journal of Economics, 2004 (119)：707-765.

③ Persson, Torsten and Guido Tabellini. Political Economics：Explaining Economic Policy [M]. Cambridge, MA.：MIT Press, 2000.

④ Alesina, Alberto, and Edward L. Glaeser. Fighting Poverty in the US and Europe：A World of Difference[M]. New York：Oxford University Press, 2004.

⑤ Lijphart, A. The difficult science of electoral systems：A commentary on the critique by Alberto Penadés[J]. Electoral Studies, 1997(16)：73-77.

⑥ Iversen, Torben and David Soskice. Electoral Institutions and the Politics of Coalitions：Why Some Democracies Redistribute More Than Others[J]. American Political Science Review, 2006(2)：165-181.

⑦ Noam Lupu, Jonas Pontusson. The Structure of Inequality and the Politics of Redistribution[J]. American Political Science Review, 2011(2)：316-336.

竞夺福利之前加入一个协商的程序即协商民主(也称审议民主)。John S. Dryzek (2007)通过对协商民意调查试验,对比协商前后偏好的变化,证实了协商能够改变人们的偏好。古特曼(Amy Gutmann)和汤普森(Dennis Thompson)研究指出审议能削弱因阶级、种族和社会性别不平等带来的歧视性后果。①

弱势群体通常较少参与投票,选举代表也不足,难以在压力政治中产生影响。为改良投票民主的天然缺陷,研究者提出审议民主的改良方式。审议民主强调投票之前的审议的重要性,通过审议的程序让弱势者充分表达利益诉求,试图解决弱势群体的代表性不足的问题。"审议能削弱因阶级、种族和社会性别的不平等带来的歧视性后果","弱势群体常常在自身的社会层级中设法寻找能有力地表达他们利益和梦想的人作为特定群体的代表……道德诉求是弱者的武器……弱势群体所遭遇的种种歧视和不公正常常能激发出比各种特权群体更富有献身精神、更有远见也更具个人魅力的领袖"。②

与倡导审议民主相应的是,学界对审议民主的批判也从未停止,审议民主的挑战之一是规模难题,当参与者超出一定数量(20人)时,协商就会崩溃。③ 另一方面,利益集团的游说竞争照样是角力的过程,艾莉丝·扬(Iris Young)研究指出,协商政治仍然是一种竞争程序,参与协商的各方力图在辩论中胜出,而非与他者进行相互理解。④

现实情况是,越是弱势群体,越少利益集团代表。以美国为例,弱势群体的利益代表比例远远低于其他群体(如表16-1所示)。尤其是非农业劳动者,他们占成年人口的41%,工会入会率自1950年以来一路下滑,现在已跌至12%。英国撒切尔政府在削减福利时充分利用了这一点,英国工会(英国工会联盟,TUC)是福利国家的大力倡导者,为许多社会保障项目的扩展提供支持,因此,限制工会成为撒切尔政府的核心工作目标,工会成员在1979年后的10年内下降了1/5。劳工组织的陡降削弱工人运动重申其利益的能力。

另一方面,利益集团的游说竞争照样是角力的过程,只不过在数量竞争的基础上添加了一个更不确定的影响因素:游说权威的力量。现实中越是能影响权威者利益的越在游说中占优势,越是与权威的利益(政治前途、声誉、金钱等)无关的越处于游说的劣势。

---

① Amy Gutmann, Dennis Thompson. Why deliberative democracy? [M]. Princeton:Princeton University Press,2004.

② 古特曼,汤普森.审议民主是什么[M]//谈火生.审议民主.南京:江苏人民出版社,2007:34.

③ Goodin, R.E., Niemeyer, S. J. When does Deliberation Begin? Internal Reflection versus Public Discussion in Deliberative Democracy[J]. Political Studies, Vol.51, 2003:627-649.

④ 艾莉丝·扬.沟通及其他:超越审议民主[M]//谈火生.审议民主.南京:江苏人民出版社,2007:112—120.

表 16-1 美国利益群体与利益集团

利益群体	(A)占美国成人比重(%)	(B)占利益集团的比重(%)	B与A之差(%)
管理人员	7	71	64
专业技术人员	9	17	8
学生/教师	4	4	0
农业工人	2	1.5	-0.5
丧失劳动能力者	2	0.6	-1.4
其他非农劳动者	41	4	-37
家庭妇女	19	1.8	-17.2
退休者	12	0.8	-11.2
失业者	4	0.1	-3.9

资料来源：王绍光.民主四讲[M].北京：生活、读书、新知三联书店,2008：241

　　进一步说,审议不能抹平福利需求的差异,各方的利益难以调和。艾莉丝·扬认为,协商政治仍然是一种竞争程序。参与协商的各方力图在辩论中胜出,而非与他者进行相互理解。[1] 古特曼和汤普森在其 2004 年的著作中讲述了一个审议民主的案例。20 世纪 90 年代初期,美国俄勒冈州就有限的卫生保健资源如何在需要医疗补助的人群(弱势人群)中分配制定政策。该州卫生服务委员会开列了一个清单,包括几百个项目,每个项目都包括补助资格条件、待遇。再根据成本-收益的计算方法对这些项目排序,根据排序的结果来决定卫生保健基金的发放先后顺序。这样,那些成本-收益比较低的项目,得到资助的可能性就比较小。由于进行成本-收益考量,因此有些威胁生命的疾病因为治疗相对来说开支大而惠及的人数少,结果排名比较靠后。这项预期公民福利最大化的政策设想却激起了公众的强烈抗议,"人们质问,为什么镶牙要远远排在阑尾切除手术的前面?"为了协调每个人的福利需求的差异,委员会使用了审议民主的方法,精心组织了磋商会,要求与会者"首先将自己置于本州之一员的位置,他们共同享有保健的权利,据此来思考并表达他们的观点"。当然,经过"审议的往复",最后提出了修改过后的清单,"大多数人均认为它比原始的方案有较大的改进"。由此看来,经过福利诉求的表达,他们更易理解福利诉求的合理性与必要性,然而,没有人会愿意牺牲自己的福利需求,因此最后的结果是"当立法者最后发现在现有的预算计划下将不得不削减或砍掉某些项

---

　　① 艾莉丝·扬.沟通及其他：超越审议民主[M]//谈火生.审议民主.南京：江苏人民出版社,2007：112—120.

目时,他们就设法寻找更多的资源,以扩大针对贫困公民的卫生保健总预算"。①

第三节 基于同情的基本收入

最弱势者如何以福利的形式获取公共资源? 基于权利的较量,最弱势者较难有胜算的机会。要真正保障最弱势者的利益,必须在权利为基础的资源竞夺方式之外寻找答案。当然,这个答案也一定得在现有的社会保障制度之外寻找。

一、基本收入: 福利的获取基于同情而非竞夺

如果不需要通过角力的过程来获取福利,那么福利的获取只能是富人的自愿,并且这种自愿给予不同于现有的特定指向性的慈善,它一定是非特定指向性的。富人为什么会自愿给予非特定指向的穷人以福利呢? 其唯一的动力机制是同情。有无一种社会保障制度构想是符合当述条件的? 答案是肯定的,即无条件的基本收入(Universal Basic Income)思想。② 所谓无条件基本收入是指以全体公民为对象,按人头发放的保持基本生存的现金收入。不进行收入甄别,不用以工作为条件,这是其区别于现有社会援助制度的根本之处。

20世纪上半叶,英国经济学家米勒(Dennis Milner)提出了一个以周为支付周期的无条件收入计划,即"国家红利计划"(Scheme for a State Bonus),工程师克利福德・道格拉斯(Clifford H. Douglas)提出按月给每个家庭"国家分红"(national dividend)以保障受战争影响的英国民众的充分消费,经济学家柯尔(George D. H. Cole)和詹姆斯・米德(James E. Meade)则提出了"社会分红"(social dividend)计划,认为国民有权利从国家获得收入以维持基本生活。20世纪70年代新自由主义代表人物弗里德曼(Milton Friedmann)提出了"负所得税",被视为新形式的无条件基本收入。80年代全民基本收入被广泛知晓,在丹麦、荷兰、英国和德国等国家获得广泛讨论。1986年比利时政治经济学家菲利普・范・派瑞斯(Philippe Van Parijs)召集成立了"基本收入欧洲网络"(Basic Income European Network),随着欧洲以外的国家越来越多地参与活动,2004年将它改名为"基本收入全球网络"(Basic Income Earth Network),目前已成为推广全民基本收入的思想大本营。③

---

① 古特曼,汤普森.审议民主是什么[M]//谈火生.审议民主.南京: 江苏人民出版社,2007: 13—15.

② 本章作者与同事在2009年合作撰文,理清了公民收入的思想脉络、政策探索,并对为什么公民收入不能实现进行了解释。详见: 余飞跃,邱伟华.公民收入——福利国家改革的一种设想[J].当代世界社会主义问题,2009(04): 113—119.

③ 这里对全民基本收入思想历史发展脉络的介绍,主要引自"基本收入全球网络"网站。参见: BIEN. History of Basic Income[EB/OL]. [2020-08-05]. http://basicincome.org/basic-income/history/.

基本收入除了在思想上引起广泛注意之外,各地陆续开展了试点。

美国阿拉斯加州 1982 年的永久基金红利计划,是运行时间最长的普遍基本收入计划,该计划每年支付给该州每一名居民 2 000 美元的石油红利。① 2010 年伊朗政府决定逐步将国内石油价格提升到国际水平,为了抵消对人民,特别是穷人的生计影响,以普遍的、不需要经济调查和现金的方式分配一部分增加的石油收入。荷兰从 2017 年开始在乌得勒支(Utrecht)等多个城市进行为期两年的全民基本收入试验,以测试无条件现金援助替代"工作福利"的情况。② 2011—2013 年,印度在联合国儿童基金会的资助下进行了两项基本收入试验。③ 美国初创公司投资孵化器 YC 全球研究院(Y Combinator Research)自 2016 年开始在加州开展若干个全民基本收入试验。④⑤

基本收入可以保障最弱势者不用竞夺的方式而获得最基本的有尊严的生活保障。这也是为什么罗尔斯盛赞詹姆斯·米德的社会分红思想,⑥他在新版中说,如果让他重写一次《正义论》,他会更鲜明地将这种社会分红(公民收入)思想与福利国家区分开来,他认为福利国家虽然可以为不幸的人提供一定的保障(医疗、养老、失业、工伤),但它却对经济上的贫富悬殊视若无睹。⑦ 社会分红思想却可以保证所有公民在每一阶段的开始站在同一条起跑线上,有助于真正的社会公正与政治民主。

二、同情的培育机制

生物学研究已经有充分证据说明同情心是进化的产物。能够把自己代入受害者的角度去感受痛苦和危险,那么对于加害者就会有所警惕,从而获得更多的逃生

---

① 给个人发现金或消费券,真的管用吗?[EB/OL].[2020-11-05]. https://baijiahao.baidu.com/s? id =1661654204693496974.

② Philippe Van Parijs. The Universal Basic Income: Why Utopian Thinking Matters, and How Sociologists Can Contribute to It[J]. Politics & Society,2013(2):171-182.

③ Amy Downes and Stewart Lansley. It's Basic Income: The Global Debate[M]. Policy Press, 2018:136-140.

④ Amy Downes and Stewart Lansley. It's Basic Income: The Global Debate[M]. Policy Press, 2018:181-184;Y Combinator Research. Basic Income Project Proposal: Overview for Comments and Feedback[EB/OL]. [2020-07-11]. https://static1.squarespace.com/static/599c23b2e6f2e1aeb8d35ec6/t/59c3188c4c326da 3497c355f/1505958039366/YCR-Basic-In-come-Proposal.pdf.

⑤ Stockton, CA, US: New Details Revealed in Planned Basic Income Demonstration, 23 August 2018, Basic Income Earth Network.

⑥ 经济学家柯尔(George D. H. Cole, 1889—1959)最早提出社会分红(social dividend)这个名词。而詹姆斯·米德(James Meade, 1907—1995)对这一思想进行了详细阐述,影响最广。

⑦ 王绍光.对民主制度的反思[EB/OL].[2020-07-11]. http://www.wyzxwk.com/Article/sichao/2014/07/323450.html.

机会。对大脑的研究表明,相比于动物,人类逐步享受了更多的愉悦感,同时更多地摆脱了好斗和狂暴的情绪,随着好斗暴力行为在人类生活中的逐渐淡化,一种崭新的特质开始出现:那就是同情心。①

同情心是人类社会所有道德的开端和基础,而自由是孕育同情心的土壤。

自由是一种人己对待关系,一个人应最大程度地拥有自由,若不侵犯他人权利、不伤害他人利益,就不能随便限制或掠夺其自由。文明社会中,违背某个成员的意志对其施加强制力的前提是防止其伤害他人。自由排除了对他人的强制,更是对他人没有损人的一切行为的尊重与平等对待。尊重与平等对待是同情的基础,正如哈耶克在 1961 年所述:"自由社会不但是守法的社会,而且在现代也一直是以救助病弱和受压迫者为目标的一切伟大的人道主义运动的发祥地。另一方面,不自由的社会无一例外地产生对法律的不敬,对苦难的冷漠,甚至是对恶人的同情。"②

现有条件下如何培植同情之心呢? 可能的途径包括:其一,通过社群的纽带唤起。持社群主义观点的学者桑德尔、泰勒强调,弱势群体需经过相互认同及集体行动来获取有利于社群的政策才能唤起其同伴公民的正义感。所谓社群的纽带就是设计一个人与人相互理解的机制,即人与人相互理解并尊重各异的福利需求的机制。审议民主在投票之前的审议程序就部分包含了通过理解唤起同情的机制;其二,通过个人慈善的标杆带动。慈是指用爱护心给予众生以安乐,悲是指用怜悯心解除众生的痛苦,③慈悲之心下的救人苦难是一种不附加要求的施舍,在社会保障领域称为慈善事业。慈善事业是建立在个人的同情心之上的,而公民收入是要建立在整个社会所有人的同情心基础之上的。虽然基础不一样,但是个人慈善有榜样的力量,有示范的作用,它通过向善的行为传递一种同情的力量。

三、基本收入无法实现的政治基础

公民收入的思想自 1516 年萌芽至今已有近 500 年的历史,至今没有在任一国家真正成为政治主张实现。现有的小范围内的成功实施要么是因为丰富的石油资源带来的收入,如阿拉斯加州的永久基金红利计划,要么是短时期的小范围的试点方案。而真正作为政治主张,一直没有成功。1968 年,美国约翰逊总统成立了一个委员会专门研究当时美国福利制度的替代方案——"基本收入支持计划",尼克

---

① 约翰.C.埃克尔斯.脑的进化——自我意识的创生[M].上海:上海科教出版社,2004.
② 哈耶克.经济、科学与政治——哈耶克思想精粹[M].冯克利,译.南京:江苏人民出版社,2000.
③ 《妙法莲花经·譬喻品》:"大慈大悲,常无懈倦,恒求善事,利益一切。"成语词典对"慈"和"悲"的释义:慈是指用爱护心给予众生以安乐;悲是指用怜悯心解除众生的痛苦

松总统主张实施覆盖所有贫困人口的家庭援助计划,①70 年代,詹姆斯·托宾敦促民主党候选人在 1972 年的美国总统大选中提出基本收入政策,都因反对未能成为政治实践。

爱尔兰、德国和英国等欧洲国家也就全民基本收入进行了政治辩论。爱尔兰议会经常讨论基本收入与现在福利计划的优劣以及替代的方案。② 2017 年 3 月,德国劳动与社会事务部发布了《工作 4.0 白皮书》,建议德国考虑引入"个人职业账户",在该制度下,每一个年满 18 岁并且首次进入职场的年轻人将自动拥有一个初始金额为 2 万欧元的账户。③ 但这些政治议题并没有成为实质性的政策。2016 年 6 月 5 日,瑞士就此"无条件基本收入"进行全民公决,有 250 万瑞士人参与投票,结果以 76.9% 反对,23.1% 赞同否定了该提案。

究其原因,在现实生活中,每个人的自身状况各不相同,福利需求有所差异,都想置顶满足自己福利需求的福利项目,很难达成一致意见,因为人们都有理由表明自己的福利需求的优先性,现实社会很难出现罗尔斯建构的正义背景无知之幕,要实现财富向最弱势者的转移支付很难在全体国民内达成一致协议。④

与其他社会保障项目相比,公民收入在本质上并没有不同,都强调向穷人分配一部分社会财富,只是基本收入强调了分配的无条件性。然而,正是这种无条件性引起了争议。人们认为无条件性会带来养懒汉的后果,人们只对特定的原因落入贫困者保护同情。即使是慈善事业,也总是希望以特定的理由救助特定的对象,如对艾滋病患者的救助、对白血病儿童的救助等,而不是采取不分贫困致因对贫困者一视同仁的救助方案。

这种分别心也表现在福利削减过程中,总是首先向普遍性的福利开刀。20 世纪 80 年代,英美两国进行大规模的福利削减,皮尔逊研究发现,削减过程中,最大的输家往往是普遍性项目,例如两国的失业保险和英国的儿童津贴。因为这些项目的针对性不强。最大的赢家实际上是有特定对象的项目,例如针对工薪穷困家庭的英国"家庭救济金"(Family Credit)和美国的"劳动所得税收抵免"(the Earned Income Tax Credit)。⑤

---

① 许宝友.美国社会福利制度发展和转型的政治理念因素分析[J].科学社会主义,2009(01):141—146.

② Richard K. Caputo, ed. Basic Income Guarantee and Politics: International Experiences and Perspectives on the Viability of Income Guarantee[M]. Palgrave Macmillan, 2012: 107—124.

③ 思客.确保德国制造业的未来:对实施"工业 4.0"战略计划的建议[EB/OL]. [2020-07-11]. http://sike.news.cn/statics/sike/posts/2015/01/218803552.html.

④ 余飞跃,邱伟华.公民收入——福利国家改革的一种设想[J].当代世界社会主义问题,2009(04):113—119.

⑤ 皮尔逊.拆散福利国家[M].舒绍福,译.长春:吉林出版社,2007:134.

第四节　新冠肺炎疫情之下的临时性基本收入政策

一、新冠肺炎疫情的影响

新冠肺炎疫情从 2020 年初开始出现,如今仍在全球蔓延,现已波及 200 多个国家和地区,截至北京时间 2020 年 9 月 8 日,全球累计确诊新冠肺炎病例超 2 700 万例,累计死亡病例超 89 万例。[①] 新冠肺炎疫情有四个主要特征:一是突发性,新冠肺炎是突然、紧迫、非预期发生的,疫情出现前,预防和应对所需要的技术方法、物资设备和经费都未能有足够充分的筹备,因此人们很难以最及时和有效的手段阻止其传播;二是传染性,经呼吸道飞沫和接触可以人传人;[②]三是无统一有效且可靠的治疗手段,目前一般对症支持治疗仍是主要治疗手段;四是基础防疫措施是目前抗疫最有效的方法,新冠肺炎预防应尽量减少外出,不要到人群聚集的地方,外出一定要正确佩戴口罩,避免揉眼睛抠鼻子等不良习惯,日常勤洗手,勤消毒,多喝水,室内多开窗通风,还要注意加强营养,提高机体的抵抗力和免疫能力。

为控制疫情传播,全球多个国家和地区均采取了封城、停工、隔离等防控举措,大体上停止了除生产生活必需品之外的经济活动,全球经济按下了暂停键。欧洲央行经济学家西蒙和露西亚的研究表明,新冠肺炎疫情中断了供应链,全球贸易将收缩约 25%。[③] 疫情也对全球投资者预期产生了很大影响,国际金融市场频发"黑天鹅"事件。[④] 2020 年 5 月 15 日,亚洲开发银行的报告指出,新冠肺炎疫情导致的全球经济损失可高达 5.8 万亿至 8.8 万亿美元,相当于全球国内生产总值(GDP)的6.4%—9.7%。[⑤]此次新冠肺炎疫情将造成 20 世纪 30 年代"大萧条"以来全球最严重的经济衰退。着眼于美国,美国创下了有记录以来的最大跌幅,2020 年第二季度 GDP 年化下降32.9%。[⑥] 显而易见,此次疫情使经济遭受了极为猛烈的冲击。

疫情防控措施带来的消费需求大幅下降、投资和贸易规模骤减、企业停工减产等

①　约翰·霍普金斯大学的全球实时疫情数据。详见:https://www.arcgis.com/apps/opsdashboard/index.html#/bda7594740fd40299423467b48e9ecf6.

②　国家卫生委健康办公室.新型冠状病毒感染的肺炎诊疗方案(试行第五版)[EB/OL].[2020-07-11].https://www.chinanews.com/gn/2020/02-05/9079517.shtml.

③　Simone Cigna, Lucia Quaglietti. The great trade collapse of 2020 and the amplification role of global value chains[R]. Europe:ECB Economic Bulletin, Issue 5/2020.

④　中国人民银行货币政策分析小组.中国货币政策执行报告——2020 年第一季度[R].北京:中国人民银行,2020-05-10.

⑤　Manila. COVID-19 Economic Impact Could Reach ＄8.8 Trillion Globally — New ADB Report[R]. Japan:Asian Development Bank,2020-05-15.

⑥　吴斌."年化"暴跌 32.9%！美国二季度 GDP 创下史上最惨　更有多项数据显示美国"大事不妙"[EB/OL].[2020-11-05].http://finance.sina.com.cn/wm/2020-07-30/doc-iivhvpwx8347597.shtml.

导致的第二个后果就是失业率上升。以美国为例,新冠肺炎疫情的暴发使得美国各地被迫休假和裁员。美国劳工部数据显示,截至 2020 年 8 月初,第一次申请失业救济金的美国人已连续 20 周多于 100 万人,大约是疫情出现前的 6 倍,3 月中旬起,美国第一次申请失业救济金的人数累计有 5 500 多万人,美国 4 月失业率高达14.7%,较 3 月的 4.4%增长了两倍多,是 20 世纪 30 年代"大萧条"以来的最高值。[1]

另外,新冠肺炎疫情还会导致大量人口陷入贫困,尤其是非正规就业人员,他们没有被囊括入现有的社会保障体系之中。最近一些假设收入适度收缩的估计表明,以每天 1.90 美元的最低标准衡量,全球贫困人口总数可能因疫情增加 7 000 万至 1 亿人。[2][3][4] 虽然世界已经为应对这一流行病扩大了社会保护和援助措施,但高收入经济体占了最大的支出份额。按人均计算,低收入和中等收入国家的社会援助支出平均为 7 美元,如果加上社会保险和劳动力市场计划,则为 9.5 美元,这与高收入经济体相应的平均水平 121—123 美元形成鲜明对比。[5] 与发达经济体相比,发展中国家的装备和抵御冲击的能力较弱。首先,发展中国家 70%的工人在非正规市场谋生,[6]他们中的大多数人从事的活动和任务不太可能在家里完成,[7]因此其中一些人,特别是在城市环境中,尤其受到当前疫情遏制措施的影响。对非正规工人来说,危机的第一个月可能导致低收入和中低收入国家收入平均缩水高达 82%。第二,在面临冲击和贫困风险时,发展中国家相当一部分人口不能被认为是经济安全的。在危机之前,东亚和太平洋地区总人口的四分之一,以及其余地区总人口的一半至三分之二,不是贫困就是处于贫困的高风险之中。[8]

---

① 李跃群.美国上周首次申请失业救济人数逾 118 万,连续 20 周超百万[EB/OL].[2020-08-06]. https://m.thepaper.cn/newsDetail_forward_8609728.

② Daniel Gerszon Mahler, Christoph Lakner, R. Andres Castaneda Aguilar, Haoyu Wu. Updated Estimates of the Impact of COVID-19 on Global Poverty [EB/OL].[2020-06-08]. https://blogs.worldbank. org/opendata/updated-estimates-impact-covid-19-global-poverty.

③ Sumner, A., Ortiz-Juarez, E., and Hoy, C.. Precarity and the Pandemic. COVID-19 and Poverty Incidence, Intensity and Severity in Developing Countries[R]. WIDER Working Paper 2020/77, UNU-WIDER.

④ Valensisi, G.. COVID-19 and Global Poverty: Are LDCs Being Left Behind? [R] WIDER Working Paper 2020/73, UNU-WIDER.

⑤ Gentilini, U., Almenfi, M., Dale, P., Lopez, A.V., and Zafar, U. Social Protection and Jobs Responses to COVID-19: A Real-Time Review of Country Measures[R]. Living paper, version 12, 2020.

⑥ George Gray Molina, Eduardo Ortiz-Juarez. Temporary Basic Income: Protecting Poor and Vulnerable People in Developing Countries [R]. New York: United Nations Development Programme, 1 UN Plaza, NY 10075, 2020.

⑦ Dingel, J. and Neiman, B. How Many Jobs Can be Done at Home? [J]. Journal of Public Economics, 189, DOI: 10.1016/j.jpubeco, 2020.

⑧ George Gray Molina, Eduardo Ortiz-Juarez. Temporary Basic Income: Protecting Poor and Vulnerable People in Developing Countries [R]. New York: United Nations Development Programme, 1 UN Plaza, NY 10075, 2020.

这些既存的非正式性、贫困和脆弱性与相对薄弱的社会保护制度并存,而这些制度往往主要有利于正式工人。有数据显示,每 10 名中就有 7 名非正式员工,其中只有 1 名可以依赖基于就业的保护计划,而非洲、南亚和阿拉伯国家的投资不足尤为严重。① 在这种情况下,任何疫情遏制措施都将使绝大多数人无法获得收入。在缺乏社会保障的情况下,人们收入的突然下降在危机期间造成的冲击尤其严重,而且往往会持续到危机结束后很久才出现较低的复苏,如果人们的生产性资产很低或已被耗尽,情况就更糟了。

大规模人口陷入贫困后,很可能会引起社会紧张甚至爆发社会冲突,危及社会稳定,进一步加剧对经济的破坏。过去的危机揭示了尚未得到果断解决的根深蒂固的结构性不平等和不公正现象,而且随着当前危机对人民的生活和生计造成的直接影响,这种不平等和不公正现象可能快速加剧,对社会稳定产生不良影响。例如,新冠肺炎疫情加剧了已经广泛存在的性别不平等,因为它增加了工作母亲的护理负担,同时对女性就业相对较多的部门造成更大冲击。②③ 2020 年 5 月 25 日,反对种族歧视的示威游行在美国出现,5 月 29 日演变成了暴动事件,美联社报道称,截至当地时间 5 月 31 日晚,美国警方已逮捕 4 100 人,逾 300 个城市发生过大大小小、或暴力或和平的游行,截至当地时间 6 月 1 日上午,美国至少已有 23 个州启用了国民警卫军,40 个城市开始实施宵禁,派出平息骚乱的国民警卫军数量多达到 17 000 名。④ 这些抗议主要集中在对警察残暴对待黑人群体和种族不公正现象的愤慨上。疫情背景下,各种不平等和不公正现象无疑更为显著。就健康而言,一些风险因素,如高血压、糖尿病或肥胖症,在收入分配底层人群中更为普遍,以及室内外持续的污染、营养不良和缺乏基本服务(如干净的水和附近的卫生中心),使某些处于恶劣生存或工作环境的人特别容易受到新冠病毒的影响。⑤⑥ 毋庸置疑,新冠肺炎疫情的出现对于边缘社

① Packard, T., Gentilini, U., Grosh, M., O'Keefe, P., Palacios, R., Robalino, D., and Santos, I.. Protecting All: Risk Sharing for a Diverse and Diversifying World of Work [R]. Washington, DC: The World Bank, 2019.

② Alon, T.M., Doepke, M., Olmstead-Rumsey, J., and Tertilt, M.. The Impact of COVID-19 on Gender Equality [R]. NBER Working Paper No.26947, 2020.

③ Cowan, B.W. Short-run Effects of COVID-19 on U.S. Worker Transitions [R]. NBER Working Paper No. 27315, 2020.

④ 李彤彤,脱垚,曹俊.一个黑人的死亡如何在 8 天内引爆全美 300 多个城市的抗议活动[EB/OL]. [2020-06-30]. https://mp.weixin.qq.com/s? __biz＝MzU3NzkxNjQ5Mw＝＝&mid＝2247485103&idx＝1&sn＝c5cd85dd7df501f08ba8902bbced990d&chksm＝fd7c1d8dca0b949be917caac761468625c195543f878ed654e01727d5d13e2251d5f3b429985&scene＝4#wechat_redirect.

⑤ Alkire, S., Dirksen, J., Nogales, R., and Oldiges, C.. Multidimensional Poverty and COVID-19 Risk Factors: A Rapid Overview of Interlinked Deprivations across 5.7 Billion People [R]. OPHI Briefing 53. OPHI, University of Oxford, 2020.

⑥ Schellekens, P. and Sourrouille, D.. COVID-19 Mortality in Rich and Poor Countries: A Tale of Two Pandemics? [R]. Policy Research Working Paper 9260, The World Bank, 2020.

区和贫困社区来说影响更大——特别是有色人种生活工作的社区。环球时报综合报道称,美国密歇根州第一次公开的数据表明,这个州新冠肺炎确诊患者的35%、死亡病例的40%都是黑人,然而密歇根州的人口中黑人所占的比例仅为12%,这是密歇根州首次发布新冠肺炎患者种族构成的数据,披露了黑人受疫情影响更严重的问题。① 美联储的评估报告显示,与疫情出现之前相比,美国低水平薪资工人的就业率下降了约35%,而美国富豪们的财富却一路上扬,亚马逊、脸书等公司首席执行官的个人净资产总额增加了上千亿美元。② 此次疫情加剧了美国黑人与白人、穷人与富人间的不平等现象,扩大了经济差距,成为导致示威抗议爆发的潜在原因。

二、各国临时基本收入计划

为了应对疫情导致的经济衰退、失业问题,各国政府都推出一揽子政策,其中普遍实施了基本收入计划,但大都是临时基本收入计划(temporary basic income,TBI)。据统计,临时基本收入计划覆盖了发展中国家40%以上的贫困人口,让其得以在疫情冲击下维持基本生存,如表16-2所示。

表 16-2　针对穷人和弱势群体的 TBI 计划的区域覆盖范围(单位:100 万人)

区域	穷人	弱势人群	总数	总人口	覆盖率
发展中国家(132)	1 072.7	1 706.9	2 779.6	6 300.4	44.1%
东亚和太平洋	155.5	365.8	521.3	2 039.7	25.6%
欧洲和中亚	59.4	158.6	217.9	469.6	46.4%
拉丁美洲和加勒比地区	150.5	227.2	377.7	621.5	60.8%
中东和北非	74.5	93.9	168.4	376.2	44.8%
南亚	192.7	594.0	786.7	1 734.8	45.4%
撒哈拉以南非洲	440.2	267.4	707.6	1 058.5	66.8%

资料来源:George Gray Molina 和 Eduardo Ortiz-Juarez 根据 PovcalNet 网站 2018 年数据,在《临时基本收入:保护发展中国家的穷人和弱势群体》一文中所做的估计

同时,我们查找了自疫情在世界各国蔓延以来,各个国家采取的临时基本收入计划,具体细节见表16-3。

我国大陆地区自 2020 年 3 月疫情得到控制之后,多数省市地区开始政府财政补贴发放消费券,主要有四类:一是提振消费的适用所有商家的非指定消费券;二是针对疫情影响严重的文旅产业、餐饮行业和汽车消费指定消费券;三是针对困难

---

① 美国确诊突破 30 万! 又曝光一个惊人发现[EB/OL].[2020-06-11]. https://world.huanqiu.com/article/3xi0M7bLerJ.

② 穷人失业、富人钱包越来越鼓　疫情下的美国社会贫富差距日趋严重[EB/OL].[2020-07-31]. http://m.news.cctv.com/2020/07/31/ARTILgCv59IUPkjMR3tQlHq7200731.shtml.

表16-3 2020年疫情期间实施现金发放计划的国家或地区（部分）

时间	国家/地区	总金额	对象	资金来源	具体措施
2月13日	中国澳门	22亿澳门元	澳门居民	特区政府财政	向每位澳门居民发放3 000澳门元的电子消费券，限定3个月在餐饮、零售等行业消费。
2月18日	新加坡	16亿新元	所有在2020年满21岁或以上的新加坡人	新加坡政府财政（团结财政预算案）	根据个人收入而定，所有2020年满21岁或以上的新加坡人可获得300新币、200元新币或100元新币的现金。
			需要兼顾年幼孩子和年长父母的家庭，这些家庭必须有至少一名未超过20岁的孩子		额外发放100元新币的现金。
			50岁及以上新加坡人		发放100元新币百盛卡（Passion Card）。
			拥有5名或更多成员的大家庭		提供额外的水电费回扣特别补助金，加上前面的水电费回扣特别补助金，大家庭2020年可获得2.5倍的水电费回扣，金额高达1 000元新币。
			低收入国民		2020年和2021年每年将获得100元新币的必需品补助券，到各大超级市场购买必需品。
			符合资格的家庭		把各符合资格所享有的组屋杂费回扣时限延长一年，符合条件的屋家庭将获得1.5个月至3.5个月不等的回扣。
3月2日	韩国全州市	263万韩元	约5万名居民	市财政出资	向约5万名居民每人发放52.515 8万韩元现金，作为"抗灾期间基本收入"。
3月9日	巴基斯坦	1 440亿卢比	受疫情封锁措施影响的1 200万个贫困家庭	政府财政	每个贫困家庭可获12 000卢比（约人民币515元）现金补贴。

（续表）

时间	国家/地区	总金额	对象	资金来源	具体措施
3月12日	澳大利亚	50澳元	社会福利保障金领取群体，约650万人。包括正领取 Newstart 救济金、残障支持养老金、护工津贴、青年津贴、退伍军人补贴、享受家庭税收优惠、持有 Commonwealth seinor health 卡的老年人及退休人员	政府财政	向大约650万人发放每人750澳元的一次性现金补助，从7月13日起，继续发放第二轮的同标准补助。 福利领取者在他们现有的福利基础上，每两周可获额外550澳元的福利金，救济金翻倍。
3月13日	法国	450亿欧元	因疫情关停或减少工作的企业	政府财政	政府支付正常情况下员工缴纳社保前毛收入的70%，或净收入的84%，每月最高6 927欧元。对低工资最低工资水平及以下的员工仍足额发放100%的薪酬。（3月26日后改为最低工资4.5倍之内，政府全额补贴，超过部分企业自行负担。）
			能证明2020年3月与2019年3月同期相比，营业额损失超过70%的所有小型企业（年营业额低于100万欧元）或个体经营者		每月可以得到法国政府1 500欧元的一次性补贴，可以申请3个月，合计4 500欧元。
4月4日	韩国首尔市	3 271亿韩元	收入低于中位数的家庭	首尔市政府拨款	将向收入低于中位数的家庭支付最高50万韩元。
3月18日	希腊	4亿欧元	所有因企业关停而受影响的员工	政府财政	每人800欧元。在4月初以员工工资名义发出，并代缴税务和社保费用。对这些员工，政府还将税收暂停征税4个月。
3月20日	德国	500亿欧元	个体经营者和中小企业	政府财政	1—5人就业的小企业主、自由职业者的个体户每个月可以拿到9 000欧元（约合6.6万元人民币）的经济补贴；5—10人的中小型企业，每月可获得15 000欧元（约合11万元人民币）的经济补贴，以上补贴期限均为3个月。

（续表）

时间	国家/地区	总金额	对象	资金来源	具体措施
3 月 20 日	英国		雇员需满足两个条件：已于 2020 年 3 月 19 日或之前受雇于雇主并于 3 月 19 日前受雇主着着的 PAYE 工资表上。这意味着雇主必须在 3 月 19 日或之前向 HMRC 提交了实时信息（RTD）提交通知。向雇员付款；在 2020 年 3 月 1 日至 6 月 30 日之间的任何时间向雇主连续休假至少 3 周休假，雇主着着员工可以休假的最后一天是 6 月 10 日。	政府财政	雇主通过冠状病毒工作保留计划申请补助金，用于支付员工休假期间的工资（其薪资的 80%），每月上限为 2 500 英镑（约合 21 664 元人民币），雇主必须以金钱形式向员工支付他们所获得的全部补助金。此次纾困方案有效时间追溯至 2020 年 3 月 1 日，原定于 2020 年 6 月结束，现被延长到了 2020 年 10 月。
3 月 25 日	印度	1.7 万亿卢比	8 亿贫困人口	政府出资	免费为每人发 5 公斤小麦或大米，以及为每个低收入家庭提供 1 公斤豆类粮食。
			8 300 万贫困家庭		免费发放做饭用燃气罐。
			3 000 万老年人		一次性现金转账 13.31 美元。
			2 亿左右贫困妇女		未来 3 个月每月发放 6.65 美元。
			每位备战在一线的医疗工作人员		提供价值 500 万卢比（约合 6.7 万元）的医疗保险。
3 月 26 日	新加坡	30 亿新元	所有在 2020 年满 21 岁或以上的新加坡人	国家储备金（坚韧团结财政预算案·加强版）	根据个人收入，所有在 2020 年满 21 岁或以上的新加坡人获得的现金分别增加到 900 新元、600 新元和 300 新元。
			有至少一名未超过 20 岁孩子的家庭		额外获得的现金补贴，从 100 新元增加到 300 新元。
			50 岁及以上人群		100 新元百盛卡改成现金发放，直接存入符合条件的新加坡人的银行账户。
			住一房式或两房式租屋的新加坡人		发放必需品补助券，2020 年为 300 新元，2021 年为 100 新元，在职总平价合作社、巨人及昇菘超市使用。

（续表）

时间	国家/地区	总金额	对象	资金来源	具体措施
3月27日	马来西亚	100亿林吉特	月收入4 000林吉特以下的家庭	政府财政	将获得1 600林吉特援助金,首1 000林吉特将在4月支付,另600林吉特将在5月支付。
			月收入4 000林吉特至8 000林吉特的家庭		将获得1 000林吉特援助金,首500林吉特将在4月支付,另500林吉特将在5月支付。
			21岁以上且月薪2 000林吉特或以下的单身人士		将获得800林吉特援助金,首500林吉特将在4月支付,另300林吉特将在5月支付。
			21岁以上且月薪介于2 000林吉特至4 000林吉特的单身人士		将获得500林吉特援助金,首250林吉特在4月支付,另250林吉特在5月支付。
			高教学府学生		将在5月获得一次性200林吉特援助金,总值2.7亿林吉特。
3月27日	美国	2 500亿美元	年收入在75 000美元或以下的个人(包括社会保障计划接受者)	美国国税局(IRS)发放	每人获得1 200美元的付款。
			已婚夫妇提交联合申报表且收入不超150 000美元		每人获得2 400美元的付款。
			收入高于上水平		获得部分付款,收入超过99 000美元的个人和收入超过198 000美元的夫妇将不会获得任何付款,除非他们有孩子。
			符合条件的孩子的父母		获得每个孩子500美元的一次性付款。
3月28日	泰国	约1 500亿泰铢	临时工、自由职业者,不在社会保险体系内的人员,以及因疫情而失去收入来源(如企业停工停业)的人员等	现有资金仅支撑发放一个月;从财政部储备金中提取500亿泰铢支付第二个月,由各政府部门汇合削减的预算的中央资金池支付第三个月。	向符合条件的申领者每月发放5 000泰铢(约合1100元人民币)现金,每人可领取3个月,共1.5万泰铢。

（续表）

时间	国家/地区	总金额	对象	资金来源	具体措施
3月28日	泰国	51亿泰铢	有交过电表押金的泰国业主	政府财政	大多数一居室每户补贴2000泰铢（约合436元人民币），两居室补贴4000泰铢（约合872元人民币）补贴，补助金额取决于电表大小及住所所用电，持续至8月。
3月30日	韩国	9.1万亿韩元	收入下游70%的家，约1400万户	中央政府携手地方政府划拨9.1万亿韩元预算，政府向国会提交了第二份补充预算法案	向包括中产阶层在内的收入下游70%的家庭发放现金补助，4人户的补助标准为100万韩元（约合人民币5800元），5人以上更多,3人户的补助标准为80万韩元和1人户的补助标准分别为60万和40万韩元。
4月1日	中国澳门	71亿澳门元	澳门居民（永久性、非永久性有差别）	特区政府财政	分批向澳门特区永久性居民（68万人）发放10000澳门元现金,向非永久性居民（48万人发放6000澳门元现金。
4月1日	土耳其		因疫情而受到经济损失的211万家庭	政府财政	第一批现金补助，补助额度是1000里拉（约合人民币1020.40元）
4月19日			受疫情影响，未领取到第一批补助的230万家庭		第二批现金补助，每个家庭1000里拉。这批现金补助无需土耳其公民申请，将打入人民众在土耳其邮政开设的账户里。
4月20日			受疫情影响，不在第一批和第二批补助名单的家庭		第三批现金补助，民众可以通过电子政务网站申请现金补助，身份证尾号为0、2、4、6、8的民众,可以分别于周五周六申请,日对尾号没有限制。

（续表）

时间	国家/地区	总金额	对象	资金来源	具体措施
4月2日			没有带薪病假或无法获得就业保险（EI）津贴的加拿大人，符合以下三个条件之一可领取： （1）必须自我隔离的工人； （2）因照顾确诊新冠的家庭成员而无法工作的人； （3）因为学校关闭必须留在家里照看孩子而无法工作的父母。	加拿大紧急护理津贴100亿加元	每人每两周最多可获900加元补贴，共拿15周，总计6750加元。
4月6日	加拿大	1460亿加元	适用于工人，获得领取资格需满足4个条件： （1）居住在加拿大，年满15岁； （2）在2019年12月29日至2020年10月3日期间因与COVID-19相关的原因而停止工作或获得疾病津贴或就业保险补充津贴的人； （3）在2019年或在申请日期前的12个月内具有至少5000加元收入的人士； （4）没有自愿辞职。	政府财政大紧急应变金（CERB）	每人在4周内可收到2000加元现金，连续16周。（由于COVID-19而停止工作，或者有资格获得就业保险定期或疾病津贴，或者在2019年12月29日至2020年10月3日期间用尽了其就业保险的定期福利或就业保险的补充的人可领取24周）。提交第一个申请时，在支付的4周内，连续14天或以上的工作收入不能超过1000加元。提交后续申请时，在新支付的整个4周的就业和/或自雇收入不能获得超过1000加元的就业收入和/或自雇收入。
4月6日			满足3个条件的加拿大雇主： （1）成为合格的雇主（公共机构没有资格获得补贴，包括市政当局和地方政府、皇冠公司、公立大学、学院和学校以及医院）； （2）经历了适当当月收入减少； （3）于2020年3月15日拥有CRA工资账户。	加拿大紧急工资补贴（CEWS）	业务受到COVID-19影响的加拿大雇主有资格获得长达24周的员工工资的75%的补贴，该补贴追溯至2020年3月15日至2020年8月29日。

（续表）

时间	国家/地区	总金额	对象	资金来源	具体措施
4月9日	加拿大	1 460亿加元	低收入和中等收入家庭可获得GST退税;若满足下列一项,且是2018年的加拿大税务居民,并且报过2018年的税即可享受增加的福利: (1)有满19岁; (2)有或曾有配偶或同居伴侣; (3)是或曾是父母,并(或)曾与孩子同住。	GST退税(商品和服务税抵免额)	政府将2019—2020年度的GST抵免额加倍,通过商品和服务税抵免额为低收入和中等收入家庭提供一次性特别付款。使每个单身人士多收到400加元,每对夫妇多收到600加元,每个孩子多收到150加元。
5月7日			低收入基本工人	联邦政府出资30亿加元	临时工资补充,每个省或地区将确定哪些工人有资格获得支持,以及他们将获得多少支持。
5月15日			适用于加拿大公民或永久居民,目前注册就读于最终于获得学位、文凭和证书的高等教育课程的学生,或2019年12月及以后结束学业的人士。在海外就读的加拿大学生以及即将在未来几个月内开始高等教育课程的高中毕业生也将符合申请加拿大紧急应变福利或就业保险资格。此福利适用于不符合申请加拿大紧急应变福利或就业保险资格的学生。	加拿大紧急学生津贴(CESB)	从2020年5月至8月,CESB向符合条件的学生每4周提供1 250加元,每有受抚养人、每4周2 000加元。可以申请的资格取决于申请者是否应届毕业生、专上学生还是应届高中毕业生。在2020—2021年度,加拿大学生补助金增加一倍,最高为6 000加元;非全日制学生的最高为3 600加元;加拿大永久残障学生和受抚养学生的学生助学金增加一倍。
5月20日			每个孩子	加拿大儿童福利金(CCB)100亿加元	在2019—2020年度为每个孩子提供了额外的300加元,此福利是5月20日计划的CCB付款的一部分。

（续表）

时间	国家/地区	总金额	对象	资金来源	具体措施
6月7日	加拿大	1 460 亿加元	截至 2020 年 6 月 1 日的残障人士税收抵免(DTC)证书持有人	政府财政	一次免税支付款： (1) 持有有效 DTC 证书的加拿大人 600 加元； (2) 拥有有效 DTC 证书并符合养老金(OAS)养老金资格的加拿大人 300 加元； (3) 拥有有效 DTC 证书且有资格获得 OAS 养老金和保证收入补助(GIS)的加拿大人 100 加元。
7月6日			有资格获得养老金(OAS)或保证收入补助(GIS)的老年人	政府财政	为有资格获得养老金(OAS)的老年人提供 300 加元的一次性免税付款；为有资格获得保证收入补助(GIS)的老年人提供 200 加元的免税付款,为有资格同时获得 OAS 和 GIS 的个人提供 500 加元。并帮助他们承担因 COVID-19 造成的费用增加,将在 7 月 6 日这一周这一周发放。
4月5日	西班牙		年龄在 23 岁至 65 岁,扣除房产和贷款等后资产等后资产低于 16 614 欧元的西班牙人	政府财政	每人每月至少可领取 462 欧元的最低收入,按家庭的经济状况提供经济救援,于三个月后实施。
4月6日	新加坡	11 亿新元	所有 21 岁及以上的新加坡人	新加坡政府财政(同舟共济 财政 预算案)	这笔一次性支出为所有 21 岁及以上的新加坡人提供 600 新元现金(关怀与援助计划的 300 新元+额外的 300 新元)。
			本地家庭		为每户本地家庭提供一次性 100 新元的水电费补贴。

（续表）

时间	国家/地区	总金额	对象	资金来源	具体措施
4月7日	日本	108万亿日元	全体国民		每人发10万日元（约合人民币6 600元）现金，不设限制。
			因临时停课需照顾上小学等孩子而不得不工作的监护人		每天补贴最高8 330日元（约560元人民币）。
			领取儿童津贴的家庭		每个孩子增加1万日元的临时特别给付金。具体发放金额和条件由各地区政府自行决定。
			受疫情影响而被迫停工的个体经营和自由职业者	政府财政	2 700亿日元的2019年度剩余预备费用于给予他们（每天4 100日元（约合275元人民币）的无差别补助。
			学生		多所大学相继宣布给学生统一发放补贴。目前金额最高的是早稻田大学和独协大学，为所有在校生统一发放10万日元。后又宣布向每位贫困学生发放10万日元现金，对特别困难的学生将发放20万日元补助。
			劳动合同制人员因企业遇疫情打击无法支付工资，无薪休假1个月以上		每人每月可收到补贴180万盾，根据实际情况和疫情形势按月支付，时间从2020年4月1日算起但不得超过3个月。
			年收入低于1亿盾的个体户		每户每月获得100万盾的援助，受援时间根据实际情况和疫情形势决定，但限不超过3个月。
4月10日	越南	62万亿盾	被终止劳动合同但不具备享受失业补贴条件的劳动人员和其他无劳动合同的失业人员	政府财政	每人每月将根据实际情况和疫情形势获得100万盾的援助，适用时间自2020年4月至6月。
			正在享受抚恤待遇的革命有功人员		每人每月获得额外补贴50万盾，适用时间为3个月，自2020年4月至6月并且一次性支付。
			贫困户，相对贫困户		每人每月获得25万盾，适用时间为3个月，自2020年4月至6月，支付形式为一次性。

（续表）

时间	国家/地区	总金额	对象	资金来源	具体措施
4 月	俄罗斯	250 亿卢布	每名 3 岁以下儿童	政府财政	4 至 6 月期间，每名 3 岁以下儿童可获得每月 5 000 卢布（约合人民币 482 元）的补贴。
4 月 15 日			医务和社会工作者	政府财政	在每两周的工作中，医生将得到 4 万卢布，如果工作与新冠病毒患者接触，补贴 6 万卢布；像救护车司机等社会工作者（医疗系统的工作者）每两周将得到 25 000 卢布，如果与新冠病毒患者接触，补贴 35 000 卢布。
5 月 12 日			所有 3 至 15 岁的少年儿童所在家庭		每户发放 1 万卢布（约合人民币 965 元）的一次性补贴。补贴将于 6 月 1 日起开始发放，递交申请不应晚于 2020 年 10 月 1 日。
4 月 16 日	意大利		180 万名自由职业者，约占申请并获得领取资格者的一半，其余获批者将在本周内领到补贴。	政府财政	每人每月 600 欧元的补贴，在 5 月仍可领取。
			符合以下条件之一： (1) 持有增值税号的自由职业者，3、4 月收入比 2019 年同期减少 33% 以上； (2) 在强制养老保险的特殊管理部门注册的自雇人士，因疫情停工或 3、4 月的自雇人比 2019 年同期减少 33% 以上； (3) 持有合作、协调关系合同的合同有人员，在单独管理部门注册，合同有效期在 2020 年 12 月 31 日之前； (4) 2019 年 1 月 1 日至法案生效日期间，受疫情影响的旅游业季节性工作人员；2019 年 1 月 1 日至 2020 年 2 月 23 日停止工作的旅游业工作人员。		
5 月				政府财政	每人每月 600 欧元的补贴可增至 1 000 欧元。

（续表）

时间	国家/地区	总金额	对象	资金来源	具体措施
5月25日	新西兰		在3月1日至10月30日之间失业的新西兰居民和公民。（如果失业者已领取税前30 000纽币及以上的遣散费，或同等金额的收入保障险，或 ACC 赔付，则没有申请资格。失业者同时申领了其他主要福利，也没有资格。）	政府财政	失业的全职员工每周可获得490新西兰元的补贴金、兼职员工每周可获得250新西兰元。只要该居民每周收入低于2 000新西兰元。另外，其伴侣就也有资格申请失业补贴金。因新冠肺炎疫情而失去兼职工作的学生也有资格获得兼职失业补贴金。该计划将于6月8日开始，实施12周，补贴金是免税的。
5月26日	新加坡	330亿新元	受惠雇主	新加坡政府财政（坚毅向前财政预算案）	政府推出加强和延长雇佣补贴计划，为每名在职本地员工薪资提供的补贴比率从8%提高至25%，补贴薪资上限从3 600新元提高至4 600新元。受惠雇主在2020年5月、7月和10月，分三次收到补贴，以鼓励他们留住本地员工的工作。
			符合条件的自雇人士		成功申请后，符合条件的自雇人士能获得三笔补贴，每笔3 000新元。
6月15日	丹麦	600亿克朗	居民	政府财政	一次性发放每人1 000克朗的公共福利金。
			职工		提前发放假期津贴。此前这项津贴因为假期工资制度改革而被冻结，原本这项休假打算在人们休假期间发放。现在，被冻结假期津贴的3/5将在10月之前发放。
6月21日	中国香港		2021年3月31日或以前，年满18岁的香港永久性居民；或居住在海外的合资格港人。		派发1万港币现金，7月开始派发，政府计划按年龄组群分批进行申请，考虑长者优先。

（续表）

时间	国家/地区	总金额	对象	资金来源	具体措施
6月24日	柬埔寨	1.25亿美元（每月2500万美元）	金边市市区的贫困和弱势家庭	政府财政	（1）"1级贫困"和"2级贫困"家庭，每月获得政府发放12万瑞尔； （2）每个家庭成员各获5.2万瑞尔（2级贫困）和3.6万瑞尔（1级贫困）； （3）5岁以下儿童获得4万瑞尔（1级贫困）和2.8万瑞尔（2级贫困）； （4）残疾人每人获得4万瑞尔（1级贫困）和2.8万瑞尔（2级贫困）； （5）60岁以上老年人每人获得4万瑞尔（1级贫困）和2.8万瑞尔（2级贫困）。
			非金边市的省会贫困和弱势家庭		每个家庭成员各获5.2万瑞尔（1级贫困）和2.8万瑞尔（2级贫困）。
			农村地区的贫困和弱势家庭		（1）"1级贫困"和"2级贫困"家庭，每月获得政府发放8万瑞尔； （2）每个家庭成员各获2.4万瑞尔（1级贫困）和1.6万瑞尔（2级贫困）； （3）5岁以下儿童获得2.4万瑞尔（1级贫困）和1.6万瑞尔（2级贫困）； （4）残疾人每人获得2.4万瑞尔（1级贫困）和1.6万瑞尔（2级贫困）； （5）60岁以上老年人每人获得2.4万瑞尔（1级贫困）和1.6万瑞尔（2级贫困）； （6）艾滋病患者每人获得2.4万瑞尔（1级贫困）和1.6万瑞尔（2级贫困）。
7月15日	以色列	60亿新谢克尔	有一个孩子的家庭	政府财政	发放2000新谢克尔（约合4000元人民币）。
			有两个孩子的家庭		发放2500新谢克尔。
			三个或三个以上孩子的家庭		发放3000新谢克尔。
			18岁及以上的单身个人		发放750新谢克尔。
			以色列残疾人，长期失业人员，67岁以上老人和新移民		增加750新谢克尔（约合1500元人民币）的补贴。

表 16-4　2020 年疫情期间中国政府补贴的消费券(部分)

时间	城市/省份	对象	发放金额(元)	消费内容	资金来源渠道	发放渠道	消费规则
3 月 13 日	南京市	市民	3.18亿	餐饮、体育、图书、信息	南京市政府统筹资金,其中体育消费券资金来源于南京市级体彩公益	在"我的南京"APP上申请和摇号,在支付宝上发放	分四类。餐饮:满 150 元减 100 元;体育:30 元和 20 元两种;图书:50 元,享受至少八折优惠后金额仍在 100 元以上可使用;信息:100 元,在各通信运营商指定网点或苏宁门店购买手机使用,购买 5G 手机再降 200 元。
		困难群体		慈善超市		社区工作人员(志愿者)上门发放至对象手中,并登记《送达回执》	低保、分散供养的特困供养对象、分散供养的孤儿及困境儿童,享受国家定期抚恤补助孤儿抚恤对象按 100 元/人标准发放;低保边缘户按 100 元/户标准发放。消费方式一:由本人或家庭成员持券到慈善超市消费。消费方式二:对偏远地区或出行困难的群众,由慈善超市统一配送。
3 月 18 日	宁夏回族自治区银川市西夏区	困难群众	500 万	这 3 类消费券实名发放,在西夏区辖区各类商场、农贸市场、个体商户、餐饮、文化体育等经营场所通用。	使用慈善捐助、党建经费等资金发放的公益性消费券		困难群众消费券:特困供养对象、低保户、建档立卡户、边缘户每户 500 元;孤儿、困难党员每人 200 元。
		参与疫情防控医务工作者、社区(村)工作人员和公民人员			属奖励性消费券	联通支付	特别慰问消费券:每人 200 元。
		各级行政、事业单位工会会员		文化体育旅游、西夏区境内景区景点、乡村民宿、葡萄酒庄通用。	使用工会经费、会费资金发放的福利性消费券		工会会员消费券:每人 200 元。
		市民及来西夏区旅游的游客			用文化体育旅游等专项资金发放的普惠性消费券		文化旅游消费券:消费券额度分 10 元、20 元、50 元、100 元不等。

（续表）

时间	城市/省份	对象	发放金额（元）	消费内容	资金来源渠道	发放渠道	消费规则
3月20日	青岛市城阳区	在城阳区工作生活的市民	1 000万	餐饮、体育、图书、零售	政府出资	官方APP"爱城阳"	餐饮、零售：满100元减50元；体育、图书：消费额度40元，消费满40.01元可用。通过微信支付线下消费使用，每笔消费限用一份。
		疫情防控一线医务人员					每人定向发放200元消费券。
		区级及以上劳模				直接发放	每人定向发放100元消费券。
		特困人员和低保家庭					每人定向发放100元消费券。
3月27日	杭州市	全体在杭人员（包括外来抗人员）	16.8亿	每轮消费内容不相同，如第1轮通用，第2轮限餐饮和购物	政府发放额度为5亿元（其中4.85亿元给全体在杭人员，1 500万元在抗困难群众，商家匹配优惠额度约11.8亿元	支付宝	分6轮发放；第1、2、4、5轮：卡包价值50元，内含5张满40政府补贴10元通用消费券；第3轮：价值100元，内含1张满300抵扣45元、1张满200抵扣35元、1张满100抵扣20元券；第6轮：卡包含3张满40减10元通用消费券；还发放消费券50元政府补贴15元的爱心扶贫消费券，消费者在指定平台购买爱心扶贫定店铺的指定扶贫商品，达到使用标准后可自动核销；
		困难群众		通用			人均100元的现金消费补助，除此之外，仍可以按常规方式参与本轮电子消费券的申领和使用。

（续表）

时间	城市/省份	对象	发放金额（元）	消费内容	资金来源渠道	发放渠道	消费规则
3月31日	宣城市	全市居民	2 000万	餐饮和旅游行业	宣城市政府出资	支付宝	普通电子消费券：价值128元，内含5张通用券（每满20减8元1张、每满70减30元1张、每满100减50元1张），消费者可到宣城市域内线下参加活动的的经营单位使用消费券抵扣消费。
		困难群众				发放形式按照市政府办公室印发的发放方案由各县市区政府自行确定和基层工会确定	困难群众"爱心消费券"：每人1张，面值100元。不设门槛，限发放对象本人使用。对偏远地区或其家庭成员代为使用。出行困难的群众可由基层政府统一安排等额实物形式发放。
		工会会员					工会会员消费券（提货凭证）：由全市各基层工会按本年度职工集体福利节日慰问项目中安排每工会会员100元/人标准发放。工会会员凭工会消费券（提货凭证）到所在基层工会指定的商家消费（提货）。
4月1日	郑州市	红利性消费券：低保、低收入、特困、优抚对象	4亿	百货、餐饮、汽车、图书等	郑州市人民政府出资	通过各级民政、退役军人事务部门发放给救助对象	每人发放500元红利性消费券。
		社会消费型：（1）普惠型：所有在郑人员。（2）竞赠型：政府定向定额发，商家竞领并向消费者配赠。				郑好办APP或支付宝APP	第一期：普惠型消费券：价值50元，内含2张购物（28减5元、1张满38减20元消费券。第二期：购物、餐饮类：购物满1 000元，满200元减500元；餐饮类：满300减50元，满600减200元。购物类：满600减200元。第三期：餐饮类：满10减2元，满30减3元，满50减10元，满100减20元，满150减50元。

（续表）

时间	城市/省份	对象	发放金额（元）	消费内容	资金来源渠道	发放渠道	消费规则
4月5日	内蒙古自治区赤峰市	全体在赤人员（包括域外来赤人员）	2 600万	商场百货、餐饮、书店、旅游景区、零售	市级财政投入500万元，红山区、松山区分别投入300万元，其他10个旗县各投入150万元	支付宝、美团、大众点评	消费券面值设定为满50减10元，每人可领取1次，每次限5张。
4月7日	沈阳市	困难群众	791.9万	无条件	政府出资	以现金形式发付至每一名困难群众的银行账户上	按照每人100元标准。
		全市居民，户籍不限	3 000万	餐饮和零售		"盛事通"微信公众号	消费券分3期发放，包括2 000万元餐饮消费券和1 000万元综合消费券。每份额度为满100减50元，满50减15。
4月12日	深圳市宝安区	市民	2亿	餐饮、零售、文化旅游、健康生活、消费扶贫、购车	政府出资	"宝i企"小程序	共5类：餐饮类、零售类、文化旅游类、健康生活类及消费扶贫类。消费券面额分3种，分别是满500减150、满100减30、满50减15。自领取之日起15日内在指定门店或商家线下消费时，在最终支付环节通过微信支付抵扣使用。汽车补贴：购买"国六"标准新车、裸车价20万元以下的每辆给予5 000元的消费补贴、裸车价20万元以上（含20万元）的给予每辆车1万元的消费补贴。
4月15日	上海市（以苏宁易购和家乐福联合消费券发放为例）	在上海消费的消费者	3亿	电子、电器、母婴、百货、快消、销售后服务等全领域	政府补贴0元，苏宁和家乐福自主发放3亿元消费券（上海是由企业、电商平台、金融机构等出资）	线上苏宁易购APP，线下各业态门店；苏宁直播间、云店，小程序、订单分享，电购物车分享等离线销售渠道	1亿元为家乐福定项消费券，市民在家乐福门店购物满199元可返100元消费券（20元×5张）；2亿元为苏宁消费券，根据产品类型设置1 000、800、500、300、200、100、50、30元等不同面值，每人最多能领取5 000多元。

（续表）

时间	城市/省份	对象	发放金额（元）	消费内容	资金来源渠道	发放渠道	消费规则
4月17日	东莞市	市民	1亿	图书电影、农业观光、体育、旅游、零售、餐饮	东莞市政府投入1亿元发放电子消费券，各商家投入4亿元发放电子优惠券	支付宝、微信、云闪付APP	三个平台活动不冲突，可以同时参加。支付宝：（1）电子消费券以满减方式提供补贴，内含3张券，满25减10；乐活券用于农业观光，满100减20；乐购券用于零售业被校销50减20；（2）电子抽奖机会，即得到乐云券（用于购买华为手机及智能产品）。（3）电子优惠方式。云闪付：乐游、乐动券，可在指定旅游、体育商家使用，面值为满50减10，满250减50，满500减100。微信平台：投放满100减50餐饮券。
4月17日	武汉市	全体在汉人员（包括域外来汉人员）	5亿	餐饮、商场、超市（便利店）、文体旅游	市政府出资5亿元（其中1800万元给困难群众）	支付宝、美团、大众点评APP及微信小程序"武汉消费券"	有4类、每类券面额分为两档，用户在4类中任选一类，系统随机派发两档面额的券，分两期多档发放。餐饮：满30减10元，满60减20元，商场：满150减50，满240减80元。文体旅游：满30减10元，满60减20元。超市（便利店）：满10减5元。每人每月在同一企业平台领到的消费券不能超过100元，整个活动所有平台累计不得超过600元。
	武汉市	困难群众				由街道定向发放给低保、特困和建立卡贫困人口	专用消费券面额100元，可以直接购买消费券额100元范围内的商品，不需要专用消费券领取了专用消费的困难群众，仍可参与"武汉消费券"和平台、机构、商户消费券的抢券活动。
	武汉市	全体在汉人员（包括域外来汉人员）	18亿	各平台自行规定	相关网络平台（阿里巴巴、美团点评和腾讯）匹配18亿元与平台、机构和商户消费券	微信小程序"微信支付城市消费券"	活动规则由各平台自行制定和公布。领取的商家消费券叠加使用，享受双重优惠。

（续表）

时间	城市/省份	对象	发放金额（元）	消费内容	资金来源渠道	发放渠道	消费规则
4月18日	温州市	全市居民（包括外地籍在温人员）	18亿	餐饮、购物	全市财政投入6亿元，参与活动商家让利12亿元	支付宝	分3期发放：第一期：价值68元，含2张满20减5元、2张满50减10元券、1张满168减38元券；第二期：分为小额通用券和大额专用券。小额通用券价值88元，内含2张满20减5元、4张满50减10元、1张满168减38元券。大额专用券以抽奖方式发放，1张满888减188元券；第三期：价值68元，含2张满20减5元、2张满50减10元券、1张满168减38元券（线上线下通用）。
	贵州省	持贵州本地身份证的用户	5 000万	餐饮、购物	贵州省政府直接补贴5 000万元	云上贵州多彩宝APP	餐饮：一套4张，含满100减10元1张、满200减20元2张、满500减50元1张，在商户上使用，或8.5折的基础上使用。购物：每套在商户门的基础上政府补贴200元，满100减20元、满200减40元、满500减100元各1张。
4月18日	贵州省	在指定汽车零售企业新购置（或以旧换新）燃油乘用车，并在省内落籍（上牌）的消费者	4 000万	新购汽车加油	由政府投入3 000万元，联合汽车销售企业、成品油销售企业共计补贴4 000万元		汽车加油抵扣券：在合作汽车零售企业新购置和以旧换新、新购置燃油乘用车，并在省内落籍的普通燃油乘用车，前2万每台给予10张面值200元合计2 000元加油抵扣券。

（续表）

时间	城市/省份	对象	发放金额（元）	消费内容	资金来源渠道	发放渠道	消费规则
4月22日	合肥市	全体合肥人、包括外地来肥工作、学习、生活的人	1亿	餐饮、百货、家电、汽车购买	合肥市投入约1亿元，市级财政、各区（市）县级的财政安排不低于1000万元的财政资金，与市级消费资金共同形成促进消费的联动效应	支付宝	餐饮：价值100元，内含满300减50，满100减20、满40减10券各一张；百货：价值100元，内含2张满300减50券，家电：价值200元，内含2张满100元券；体育：价值1000元内券；汽车消费满1.6排量及以下车型，在合肥市域内对消费者在合肥市注册登记的汽车销售企业购买新车，每台车补贴1000元，补贴1.5万辆。
4月22日	北京市西城区	市民	1.5亿（其中部分资金用于发放消费券）	商业零售、餐饮、文化、旅游、体育、教育、通信	西城区政府统筹投入1.5亿元财政资金	"西城消费"微信公众号	不同企业推出的消费券不相同。如长安商场推出的礼包中包含百货100元购物券一张，超市10元购物券一张，免费停车2小时以及VIP金卡一张，天虹百货发放了"百货500元减60元"、"超市109元减10元"和"餐饮代金券"。
4月23日	福州市	全体在榕人员（包括域外来榕人员）	1.5亿	通用、汽车	资金主要由福州市筹措，福建省商务厅予以专项资金支持	支付宝	通用：价值50元，内含2张满40元满10元、1张满120元减30元券，有效期至5月5日；汽车补贴：消费者到指定门店购车，在规定时间通过支付宝相应小程序上传本地注册购买的汽车零售发票、行驶证等资料，经审核通过后，将3000元购车补贴转入用户支付宝账户，限量10000名。
4月24日	昆明市	市民	1亿	餐饮、旅游住宿、体育	昆明市委、市政府（其中出资1亿元1000万元给了困难群众）	"办事通"APP	旅游：满200元抵扣100元、满150元抵扣50元；餐饮：满100元抵扣50元；体育：满100元抵扣50元。
		困难群体				由昆明市将资金下拨到各县区，各县区通过代金券或式及时发放到以上式及时发放到以上困难人群手中	爱心消费券按80元/人的标准发放。

305

（续表）

时间	城市/省份	对象	发放金额（元）	消费内容	资金来源渠道	发放渠道	消费规则
4月28日	成都市	第一阶段：市民和外地游客	2亿	餐饮、百货（超市便利店除外）、旅游、住宿、文化、娱乐、体育	财政补贴资金	"蓉易办"和"天府健康通"服务平台、微信、云闪付、支付宝APP	价值80元，内含4张满60元减20元消费券
		第二阶段：市民和外地游客	1.6亿		财政安排补贴资金		保持总额80元，调整为2张满60元减20元、4张满30元减10元券，一共6张消费券。
4月30日	潍坊市	潍坊市常住居民	1250万	中心城区餐饮、零售	市财政设立1000万元消费券专项资金，筹集社会资金250万元	云闪付APP	分餐饮、零售券两类，设三种面值：满100元减30元、满200元减50元、满500元减100元。分三轮发放，每人每轮可领取100元、50元消费券各一张，到店消费时使用云闪付核销，有效期7天。
4月30日	东营市	全体在东营人员包括括外来东营人员	2200万	餐饮、零售、文化旅游	市财政投入800万元，河口区、东营区、垦利县、广饶县、利津县，东营经济技术开发区发放各投入300万元	支付宝APP	通用券分A、B两类：A类，价值50元，内含2张满20元减5元、2张满39元减10元、1张满79元减20元券。B类：价值50元，含1张满50元减20元、1张满199元减50元券。分三轮发放，每人每个用户最多领取1份A类券包和1份B类券。
		困难对象	400万				专项消费券发放以实际人数为准。
4月30日	濮阳市	在濮人员（包括外地来濮人员）	1亿	零售（百货、超市、药店、加油站、书店等）、住宿、餐饮、旅游、体育	政府根据企业实际收到的消费券面值给予10%补贴	"i濮阳"微信小程序或成APP	4月30日至5月9日，每天发放80万张，共计400万元。连续派发10天。5月10日至5月29日，每天发放60万张面值5元的消费券，共计300万元，连续派发20天。每人每天最多申领4张。
5月19日	浙江省	全省人民和游客	2.2亿	景区、酒店、民宿	浙江省文化和旅游厅出资	支付宝"浙里好玩"小程序、微信"浙里好玩"公众号	分两类：面额100元的全场通用型红包，以及金额不等的商家优惠促销红包。每名用户每消费一次通用红包和一次现金红包。

（续表）

时间	城市/省份	对象	发放金额（元）	消费内容	资金来源渠道	发放渠道	消费规则
6月6日	北京市	在京消费者	122亿	线上和线下餐饮和购物、线下智能产品	22亿元政企专券联发＋100亿元平台券	京东APP	线下餐饮和购物专项消费券：价值60元，内含1张满50元减10元,1张满200元减30元券。有效期14天。除上述补贴外,消费者在支付时,还可享受到商家1:1优惠配比。智能产品消费券：满2 000元,各企业各补贴10%(政府与企业各补贴5%),最高补贴400元,分为线上和线下两种。
		困难群体					
		社区工作者、一线医务人员等特定群体					
6月21日	石家庄	所有在石人员,包括外地来石消费人员	1亿	商场、餐饮、超市（便利店）、汽车加油	市政府出资1.1亿元发放消费券,带动各商业平台、商户匹配优惠额度4亿~5亿元	支付宝APP发放商场类消费券5 000万元,超市（便利店）消费券2 000万元,餐饮消费券1 000万元,银联云闪付APP发放汽车券2 000万元	分四类。商场,满200元减50元,满600元减150元;超市(便利店),满40元减10元,满80元减20元;餐饮,满80元减20元,满320元减80元;汽车加油,满200元减40元,次性发放,金额设置500元、1 000元、2 000元。在指定中石油、中石化加油,购买符合要求的车辆都能抽到一张汽车加油消费券,抽完为止。
7月15日	黄山市	全市居民和游客	1 800万	商超零售、住宿、餐饮、汽车销售	市级财政投入1 800万元	支付宝APP	分6批次投放4类消费券。每批次中,商超零售:满200元减50元;住宿:满200元减50元;餐饮:满200元减40元;餐饮:3 000元;汽车零售:各抢1张。有效期:汽车类30个自然日,住宿类15个自然日,商超零售和住宿类均7个自然日。

资料来源：笔者自制

307

家庭的现金消费券;四是针对抗疫人员的奖励性质的现金消费券,按时间顺序整理如表 16-4。其中,针对困难家庭的现金券可用于超市各类物品的消费,属于典型的临时基本收入。非指定消费券可用于满足个人基本生活所需的生活用品,也具有临时基本收入性质。部分地区如上海政府并没有进行财政补贴,仅搭建一个促进消费的平台,因此其目的也更单一,仅为提振消费。

第五节　临时性基本收入政策会长久化吗?

一、临时性基本收入政策过程中民意的变化

疫情导致原来难以实现的基本收入短时间内在全球范围成为现实的政策落地。新冠肺炎疾病的预防隔离需求与难以免疫现状,类似"无知之幕",收入中断、疾病威胁、医疗支出,成为多数工资依赖者的共同风险,"无知之幕"下,人们迅速达成共同的契约:同意发放基本收入以应对无法预期的风险。

2017 年 9 月 15 日至 10 月 10 日,盖洛普和美国东北大学对 3 297 名美国成年人进行了邮件调查。该调查涵盖了一系列与人工智能相关的话题。在此次民意调查中,48%的美国人认为全民收入计划是一个应对自动化技术发展影响到人类工作问题的积极的解决方案。虽然有将近一半的人支持,但大多数人不同意实行全民基本收入。[①] Hill-HarrisX 在 2019 年 9 月对 1 001 个注册选民的调查显示,49%的选民表示政府应该有全民基本收入。[②] 但是,其在 2020 年 8 月 2 日至 5 日之间进行的一项针对 2 850 名注册选民的在线调查显示,支持全民基本收入方案的登记选民有 55%,45%的登记选民反对,调查结果还表明全民基本收入方案在各个群体中的支持率都提高了,尤其在年轻选民和民主党选民中,年龄在 18 至 34 岁和35 至 49 岁的登记选民中,支持全民基本收入的有 69%,分别提高了 14%和 16%,老年人的支持率还没有达到多数,但在 65 岁及以上的选民中,支持率从 2019 年 2月的 21%上升到 2020 年 8 月的 34%。[③] 由此可见,疫情让所有人面临突发性的无

① Ali Breland. Gallup poll: Americans split on universal basic income for workers displaced by AI[EB/OL]. https://thehill.com/policy/technology/375587-gallup-poll-americans-split-on-giving-a-universal-basic-income-to-workers, 2018-02-26.

② AUDREY CONKLIN. POLL: 49% of registered Voters are in favor of universal basic income[EB/OL].https://dailycaller.com/2019/09/26/poll-favor-universal-basic-income/, 2019-12-26.

③ Gabriela Schulte. Poll: Majority of voters now say the government should have a universal basic income program[EB/OL]. https://thehill.com/hilltv/what-americas-thinking/512099-poll-majority-of-voters-now-say-the-government-should-have-a, 2020-08-15.

法预料的境况,导致了同意发钱的比例上升。

然而,美国两党内部在第一次高度同意发放现金后,2020 年 5 月 15 日,继续发钱的方案(《健康与经济复苏综合紧急解决方案法》这份民主党起草的救助方案,将对社会各阶层注入高达 3 万亿美元财政刺激措施,每个美国成年公民和孩子能够再次领取 1 200 美元,每个家庭能领取最多 6 000 美元,它还打算使用联邦资金对由于遭受疫情影响而出现财政资金枯竭的地方政府进行补贴)仅以 208∶199 的微弱多数获得通过,民主党内部也有 14 位议员投了反对票。[①]

在加拿大疫情形势不断好转的过程中,民调公司 Maru/Blue Public Opinion 于 2020 年 7 月 10 日至 13 日就联邦是否应该关闭加拿大紧急救济补贴(CERB)来削减支出做了一项调查,该调查是对 1 420 名以英语和法语随机选择的加拿大成年人进行的。调查结果显示,在全国范围内,有 48% 的加拿大人认为政府需要考虑结束 CERB 计划,而 52% 的人反对停止该计划。此外,63% 的人支持疫情期间联邦政府给予加拿大民众经济补助,但 74% 的受访者极为担忧国家财政赤字和债务将对他们收入产生的影响。[②] 当地时间 7 月 31 日,加拿大总理贾斯廷·特鲁多宣布,随着 2020 年秋天冠状病毒援助计划的结束,CERB 接受者将被转移到就业保险计划,9 月 26 日 CERB 计划将停止。[③]

二、叠加高福利的弊端

临时性基本收入并未改变传统社会福利计划,而是在原有福利基础上的叠加,这一方面造成财政负担居高,另一方面也让高福利广为诟病。我们以美国的失业补助与按人头发钱计划叠加为例加以说明。

2020 年 3 月下旬,美国国会通过了"2 万亿美元刺激法案",包括发放 2 500 亿美元的失业补贴,分配 3 010 亿美元给中低收入家庭,以及将 600 美元/周的联邦失业救济补贴打到多达 2 700 万人的账户。[④] 该法案 7 月 31 日结束,目前处于空白状态,共和党最初方案指出还会接着发放联邦失业救济金,但 10 月前金额变为原

---

① Marty Johnson. The 14 Democrats who broke with their party on coronavirus relief vote[EB/OL]. https://thehill. com/homenews/house/498126 - the -14-democrats-who-broke-with-their-party-on-coronavirus-relief-vote, 2020-05-16.

② Jonathan Bradley. Poll shows Canadians split on shutting down CERB, while majority concerned about government debt[EB/OL]. https://www.msn.com/en-ca/news/canada/poll-shows-canadians-split-on-shutting-down-cerb-while-majority-concerned-about-government-debt/ar-BB171zp9, 2020-07-21.

③ Beatrice Britneff. Coronavirus: Trudeau announces plans for end of CERB, transition to EI[EB/OL]. https://www. msn. com/en-ca/news/other/coronavirus-trudeau-announces-plans-for-end-of-cerb-transition-to-ei/ar-BB17pSKh, 2020-07-31.

④ 张者昂.美国重启经济新难题:失业补贴丰厚 部分人不想上班[EB/OL]. http://finance.sina.com. cn/wm/2020-05-28/doc-iirczymk4090895.shtml, 2020-05-28.

来的三分之一,也即 200 美元/周,10 月后依照申领者失业前工资的 70% 发放。共和党认为过高的失业补贴会造成一些人选择不去工作,而民主党则主张延长每周 600 美元的额外补助。① 8 月 10 日特朗普签署了行政命令,要求为失业者发放 400 美元/周的额外失业援助,为年收入低于 10 万美元的人递延工资税、保护房客的暂缓驱逐措施以及学生贷款减免。②

芝加哥大学三位经济学家 2020 年 5 月公布的研究表明,因疫情失业的群众中,有 2/3 的工资低于失业补助金,甚至有 1/5 的人原先工资只有补助款的 50%,③联邦政府定的失业补助标准高于至少 35 个州的平均工资。

就每周发放 600 美元额外失业补助金的措施而言,批评者认为,过高的失业补助金会让居民丧失重新工作的动力。④ 这种批评是有数据支撑的。美国劳工部 2019 年的数据表明,2019 年全美食品服务行业平均周薪为 500 美元,而肯塔基州的失业金补助范围为 39 美元至 552 美元/周,加上救济法案中的 600 美元补助,咖啡店员工失业后的收入比工作时更高。⑤ 摩根大通研究所在 2020 年 7 月 16 日发布的研究《COVID-19 大流行期间失业保险的消费效应》发现:在大流行的最初几个月中,就业人员的总支出下降了 10%,而失业救济金领取者的支出却增加了 10%,这种模式很可能由联邦每周 600 美元的补助金来解释。⑥ 芝加哥大学的研究指出,十分之七的失业美国人比工作时收入高。⑦ 这样一来,失业者领取救济金后的家庭财务状况甚至好于疫情暴发之前,不仅能够支付各类账单,还能额外剩下不少储蓄。过于丰厚的失业补贴导致很多美国人主动选择被解雇。美国传统基金会提出,CARES 法案提高的福利可能会增加近 1 400 万名失业者,并导致美国

① 华尔街见闻.刺激方案搞不定国会! 特朗普被迫单边行动 削减失业救济 允许薪资税延后[EB/OL]. https://baijiahao.baidu.com/s? id=1674514887143189463,2020-08-09.

② 陈霞昌.美国新一轮经济刺激没戏 特朗普签行政命令纾困续命[EB/OL]. http://finance.sina.com.cn/stock/usstock/c/2020-08-10/doc-iivhvpwy0123390.shtml? source=hfquote,2020-08-10.

③ Jose Maria Barrero, Nick Bloom, Steven J. Davis. COVID-19 Is Also a Reallocation Shock [R]. USA: National Bureau of Economic Research, 2020. No.27137.

④ 例如,美国国家经济委员会主任、白宫经济顾问拉里·库德洛在接受 CNN 采访时表示:"600 美元的额外救济金对重返工作岗位起到了一种抑制作用。我们是在花钱鼓励人们不上班,因为他们不上班拿到的钱比上班工资还高。"详见: Kelsey Tamborrino. Kudlow says $600 additional unemployment checks will end in July [EB/OL]. https://www.politico.com/states/florida/story/2020/06/14/kudlow-says-600-additional-unemployment-checks-will-end-in-july-1292933,2020-06-14.

⑤ 徐乾昂.美国复工难题:失业蹭补贴,比上班更赚钱[EB/OL]. https://www.guancha.cn/internation/2020_04_24_548111.shtml,2020-04-24.

⑥ Diana Farrell, Peter Ganong, Fiona Greig, Max Liebeskind, Pascal Noel, Joe Vavra. Consumption Effects of Unemployment Insurance during the COVID-19 Pandemic[R]. USA: JPMorgan Chase Institute, 2020.

⑦ Jose Maria Barrero, Nick Bloom, Steven J. Davis. COVID-19 Is Also a Reallocation Shock [R]. USA: National Bureau of Economic Research, 2020. No.27137.

GDP 减少 1.49 万亿美元。① 如此一来,结构性失业可能在美国出现,在很多人无法找到工作的同时,企业也招工难,许多领取失业救济的人待在家里就能有更多的钱,同时还不需要支付托儿所、幼儿园和交通等生活开销。

高福利产生的问题导致民意调查支持率下降。美国艾默生学院和 Nexstar 媒体于 2020 年 7 月 29 日至 30 日对 964 个民主党、共和党和独立选民所做的联合调查结果显示,对于每个有资格的、受到疫情影响而失业的美国人每周能够领到 600 美元的失业救济金,有将近一半(45%)的人认为这笔钱还是太多,应该减少失业金。②

支持基本收入的学术界与政界人士,希望基本收入以疫情为契机实现长期化,如果接下来福利负担过重,改革首先动刀的一定是基本收入。因为其他选择性福利更有说服的理由,以及稳定的目标人口支持。2017—2018 年,芬兰进行了一项基本收入实验,在实验过程中,共有 2 000 名 25 至 58 岁的失业者无条件地接受 560 欧元的月薪。③ 2018 年 9 月底至 10 月初,芬兰商业与政策论坛 EVA 委托市场调查公司对总共 2 007 名年龄在 18 至 70 岁之间的芬兰人进行了一项有关"全民基本收入"方案的民意调查,结果显示,有 60%左右的被调查者反对"全民基本收入"方案,只有 27%的被调查者支持,反对者认为社会福利应提供给有需要的人,发放社会保障应基于一定理由,如失业、低收入、身患病残或学习需要等,而不应毫无理由地向所有人提供,芬兰政府决定不再继续为该实验提供资金。④

　　① Greg Iacurci. It pays to stay unemployed. That might be a good thing [EB/OL]. https://www.cnbc. com/2020/05/09/it-pays-to-stay-unemployed-that-might-be-a-good-thing.html,2020-05-09.

　　② Emerson College Polling. July National Poll:Biden Maintains Lead in Presidential Race:Majority Support Nationwide Mask Mandate in Public Spaces [EB/OL]. https://emersonpolling.reportablenews.com/pr/ july-national-poll-biden-maintains-lead-in-presidential-race-majority-support-nationwide-mask-mandate-in-public-spaces,2020-10-25.

　　③ Kela. Basic income experiment [EB/OL]. https://www.kela.fi/web/en/basic-income-experiment? inheritRedirect=true,2020-05-26.

　　④ 李骥志,徐谦.民调显示多数人反对芬兰"全民基本收入"方案[EB/OL]. http://www.xinhuanet. com/2019-09/10/c_1124983355.htm,2019-09-10.

后 记

本书为华东师范大学公共政策研究中心公共政策研究蓝皮书系列丛书的第一本,也是华东师范大学人文与社会科学研究院智库成果项目"上海养老模式拓展性研究"的研究成果。本书的写作得到华东师范大学经济与管理学部的大力支持,获得华东师范大学经济与管理学部全额资助出版,在此表示衷心的感谢!

在新冠肺炎疫情暴发后,总结和分析全世界进入21世纪以来的将近20年间,从SARS到新冠肺炎疫情等突发公共卫生事件下出台的公共政策,进行细致的对比分析,总结各地区公共政策的经验和教训,并探讨公共政策的创新,具有非常重大的必要性和紧迫性。华东师范大学公共管理学院、华东师范大学公共政策研究中心、华东师范大学经济与管理学部养老保障与公共政策创新研究团队以及华东师范大学中国老龄协会老龄科研基地研究团队经历了艰苦的研究工作,撰写了本书,希望能为中国突发公共卫生事件下公共政策的创新和重构提供具有时效性和针对性的政策建议。

本丛书总主编是华东师范大学公共管理学院院长、华东师范大学公共政策研究中心主任钟仁耀教授。钟仁耀教授主持策划华东师范大学公共政策研究中心公共政策研究蓝皮书系列丛书,主持制定该丛书的系列主题,并主持了丛书第一本著作的选题和撰写方向。

华东师范大学公共政策研究中心副主任、华东师范大学经济与管理学部养老保障与公共政策创新研究团队负责人和华东师范大学中国老龄协会老龄科研基地主任助理、公共管理学院曹艳春副教授负责公共政策研究蓝皮书的具体执行。曹艳春副教授负责全书的提纲制订和框架设计,撰写第二章,负责第一章到第八章、第十三章、第十四章和第十五章的内容和结构的安排,并对第一章到第八章的内容进行了统稿和校对。

华东师范大学公共管理学院余飞跃副教授负责第九章、第十章、第十一章、第十二章和第十六章的提纲制订和框架设计,撰写第十六章,负责第九章、第十章、第十一章、第十二章和第十六章的内容和结构的安排,并对第九章到第十六章的内容进行了统稿和校对。

本书章节的撰写分工为:宋文欣撰写第一章,曹艳春撰写第二章,叶怡君撰写第三章,孙昕撰写第四章,刘玲撰写第五章,叶怡君撰写第六章,陈梦瑶和孙昕撰写

第七章(其中,孙昕负责第一节和第三节,陈梦瑶负责第二节和第四节),潘文苑撰写第八章,徐杰撰写第九章,王凯撰写第十章,陈荟宇撰写第十一章,唐腊梅撰写第十二章,陈梦瑶撰写第十三章,王磊(上海应用技术大学人文学院)与卢欢欢撰写第十四章(其中,卢欢欢负责第一节和第二节,王磊负责第三节和第四节),刘玲和叶怡君撰写第十五章(其中,刘玲负责第一节和第二节,叶怡君负责第三节和第四节),余飞跃和王静雯撰写第十六章。

王静雯和卢欢欢协助曹艳春副教授和余飞跃副教授对本书出版前的编校工作作出了很多努力,在此表示感谢。

在本书完成过程中,得到了上海远东出版社的大力支持,其编辑团队认真负责,细致耐心,和作者进行深入探讨,求证细节,对他们的辛勤付出表示衷心的感谢!

突发公共卫生事件下世界各国出台的公共政策非常丰富,研究者众多,本书力求提出一些创新性的观点和政策建议。对被引用和借鉴资料的有关部门和相关作者表示衷心的感谢! 由于时间仓促,本书错误在所难免,敬请各位读者批评指正。

作者

2021 年 5 月